AF566316

Jackie Freitag

Mein größtes Geschenk – Meine Essstörung

Jackie Freitag

MEIN GRÖSSTES GESCHENK – MEINE ESSSTÖRUNG

Wie ich nach 13 Jahren
den Kampf mit meinem Körper
und dem Essen beendete

K|V|M

Die Deutsche Nationalbibliothek verzeichnet diese Publikation in der Deutschen Nationalbibliografie; detaillierte bibliografische Daten sind im Internet über *https://dnb.ddb.de* abrufbar.

Jackie Freitag
MEIN GRÖSSTES GESCHENK — MEINE ESSSTÖRUNG
Wie ich nach 13 Jahren den Kampf
mit meinem Körper und dem Essen beendete

1. Auflage 2024
KVM-Verlag in der Quintessenz Verlags-GmbH
Postfach 42 04 52; D–12064 Berlin
Ifenpfad 2–4, D–12107 Berlin

Lektorat: Renate Mannaa, Berlin
Illustrationen: Fotos – Jackie Freitag/
Bearbeitung – Maxine Lauhoff
Abbildung S. 244 (links): Foto – Oliver Rink
Gesamtherstellung: Quintessenz Verlags-GmbH, Berlin
Druck: GZH d.o.o. (www.gzh.hr), Zagreb

Printed in Croatia
ISBN: 978-3-86867-676-1

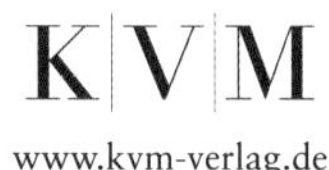

www.kvm-verlag.de

Dieses Buch widme ich
allen Betroffenen, die sich im Kampf
gegen sich selbst befinden, und
ihren Angehörigen.

Ich möchte euch mit meiner eigenen
Geschichte zeigen, dass es einen Ausweg gibt.

Dieser Weg führt über Liebe,
Verbundenheit & Vertrauen.

Denn die Antwort ist in dir.

Deine Jackie ❤

Dieses Buch handelt von dem Thema Essstörung und den expliziten Schilderungen einer ehemaligen Betroffenen. Wenn du dich ebenfalls von diesem Thema betroffen fühlen solltest, könnten dich nachfolgende Inhalte triggern. Solltest du Hilfe benötigen, kontaktiere uns gerne unter support@jackie-freitag.de.

INHALTSVERZEICHNIS

Prolog
BIN ICH DAS?

Seit Stunden sitze ich hier mit meiner Lieblingsdecke, eingekuschelt auf meinem Bett, und versuche zu lernen. Es fällt mir schwer, mich zu konzentrieren, denn meine Gedanken kreisen schon seit heute Morgen nur ums Essen. Es ist Freitagnachmittag und das bedeutet, dass es heute Abend endlich wieder so weit ist: Es ist der Tag, an dem unser Lieblingsrestaurant sein All-you-can-eat-Buffet auffährt. Ich freue mich, denn wir haben bereits letztes Wochenende beschlossen, dass wir das heute machen werden. Seitdem fiebere ich diesem Abend entgegen und kann kaum noch an etwas anderes denken. Beim Gedanken an die gebratenen Nudeln, die köstlichen Frühlingsröllchen, die überbackenen Bananen mit Honig und all die anderen kleinen Leckereien steigt ein wohliges Gefühl in mir auf. Ich kann alles schon förmlich schmecken und auch der Speichel in meinem Mund sammelt sich einzig und allein bei dem Gedanken daran. Als wäre ich jetzt schon mittendrin und gerade dabei, alles zu verschlingen! Ich muss zugeben, dass ich mich öfters dabei erwische, wie ich an all die Leckereien vom letzten Mal denke, besonders an den Nachtisch. Auch jetzt erwische ich mich wieder dabei, wie ich alles bis ins kleinste Detail durchgehe und mich gedanklich darauf vorbereite, mit welchen Vorspeisen ich wohl dieses Mal am besten starten werde.

Wie in Trance starre ich auf meine Lernunterlagen und bemerke, dass ich denselben Satz vor mir bereits zum zehnten Mal lese, ohne ihn wirklich zu verstehen. Wenn ich so weitermache, werde ich die Klausur nie bestehen oder nur ganz miserabel. Ich weiß, dass ich mich jetzt zusammenreißen muss, sonst wird das nichts mehr mit dem Lernen. Seit Stunden zwinge ich mich dazu, mich voll und ganz auf das Lernen zu konzentrieren. Doch irgendwie bringt es nichts.

Ich weiß, dass ich gerade notenmäßig nicht so gut dastehe. Dabei war ich so hochmotiviert und voller Ehrgeiz, als ich mit dem Studium begonnen hatte! Das macht mich unheimlich sauer und wütend auf mich selbst. Denn eigentlich bin ich doch intelligent genug, um diesen Stoff zu verstehen. Auch an Ehrgeiz hat es mir nie gefehlt. Dennoch gelingt es mir nicht, mich zu konzentrieren und für den Stoff zu begeistern. Die Gedanken an Essen sind einfach zu stark.

Während meine Gedanken zwischen Essen und Lernstoff hin und her springen, geht mir durch den Kopf, dass ich mich trotz aller Vorfreude heute Abend beim Buffet ein bisschen mehr zusammenreißen muss und diesmal nicht so übertreiben darf wie

bei den letzten Malen. Letztendlich lande ich doch wieder in Gedanken bei den leckeren Frühlingsröllchen.
Leicht deprimiert schaue ich mich in meiner Einzimmerwohnung um. Aufräumen müsste ich auch mal wieder. Die dreckige Wäsche, die ich Anfang der Woche waschen wollte, liegt nämlich immer noch mitten im Zimmer. Aber dafür bin ich viel zu müde. Meine Augen wandern weiter zum Esstisch, der platztechnisch gerade so in den Raum passt und kaum zu übersehen ist. Darauf liegen immer noch die leeren Chips- und Gummibärchen-Tüten meines gestrigen Fressanfalls.
Ich nehme mir schon lange vor, meine Wohnung immer sauber und ordentlich zu halten, falls ich mal Besuch bekommen sollte. Aber auch das gelingt mir nicht. Ich merke, dass mich das gerade nur noch mehr herunterzieht. Denn es kommt wieder das gewohnte Gefühl in mir hoch, versagt und mein Leben nicht im Griff zu haben. Mein Leben fühlt sich wie ein riesengroßes Chaos an. Nein, mein Leben ist ein riesengroßes Chaos, wenn ich ehrlich zu mir bin. Die Frustration und Wut in mir werden immer größer. Ich werde es wohl nie schaffen, die Dinge durchzuziehen, die ich mir vorgenommen habe!
Niedergeschlagen nehme ich die Lernunterlagen von meinen Beinen, schiebe die Decke beiseite und steige aus meinem Bett. „Was soll das heute noch bringen? Der Tag lässt sich nicht mehr retten. Ich krieg's sowieso nicht hin!" Ich kenne mich und diese Gedanken zu gut und weiß schon genau, was mir gerade bevorsteht. Ich werde mich auf die Suche nach Essen machen.
Kurze Zeit später finde ich mich in meiner winzigen Küche wieder. Ich erinnere mich noch haargenau an den Moment, als ich

mir vor ein paar Monaten die Wohnung angesehen hatte. Ich hoffte damals so sehr, sie zu bekommen. Es war kurz vor meinem achtzehnten Geburtstag und mir war eigentlich völlig egal, wie die Wohnung aussah. Ich sehnte mich nur danach, allein zu sein. Ich wollte einen Raum für mich, in dem ich mich zurückziehen und verstecken konnte. Einen Ort nur für mich, an dem mir niemand sagen konnte, was ich zu tun und zu lassen habe. Einen Ort, an dem ich selbst bestimmen konnte, wie ich mich verhalte, wie ich lebe und was ich machen möchte.

Ich blicke zum kleinen Küchenfenster und betrachte die Wassertropfen, die an der Fensterscheibe hinunterlaufen, weil es in der Wohnung kälter ist als draußen. Ich weiß, dass ich die Heizung eigentlich höher drehen müsste, aber die Angst vor einer Nachzahlung ist dann doch zu groß, denn das wäre einfach nicht drin mit meinem Kellnergehalt. Ich erinnere mich, wie viel Ärger es damals bei meinen Eltern zu Hause gab, als wir eine Nachzahlungsaufforderung bekamen. Aus dieser Lektion habe ich gelernt.

Gedankenversunken ziehe ich meinen dicken Cardigan ein Stückchen weiter zu und merke, wie es mich schüttelt und ich Gänsehaut bekomme. Dabei bemerke ich den Schimmel in der Ecke über dem Fenster und frage mich, ob er schon da war, als ich eingezogen bin, oder ob er dann doch durch die Kälte in der Wohnung entstanden ist. Ich will nicht weiter über die Konsequenzen nachdenken und beschließe stattdessen, den Kühlschrank zu öffnen. Jedes Mal, sobald ich das tue, schießen mir automatisch Gedanken meiner Stimme der Vernunft in den Kopf: „Ich brauche jetzt nichts zu essen! Wir gehen nachher doch zum All-you-can-eat-Buffet. Ich muss jetzt vernünftig sein! Wenn ich mich jetzt zusammenreiße, kann ich nochmal den Versuch starten zu lernen. Vielleicht kann ich so aus dem Tag doch noch etwas Positives machen." Doch ich weiß gleichzeitig, dass ich es sowieso nicht hinbekommen werde. Ich kenne diese Gedanken nur allzu gut, mit denen ich versuche, mir selbst etwas vorzumachen. So oft habe ich schon versucht, mir alles schön zu reden. Doch eigentlich weiß ich, dass ich mich nur selbst belüge. Ich bemerke, wie meine Gedanken noch negativer und verachtender werden:

„Es ist überhaupt NICHTS schön! Und, was ändert es schon, ob ich jetzt esse oder nicht? Am Ende des Tages kriege ich sowieso nichts geregelt! Ob ich jetzt zu viel esse oder nachher beim Buffet! Hinkriegen werde ich es sowieso NIE! Ich werde es nie schaffen, ganz normal zu essen – wie ein ganz normaler Mensch! Ich werde es nie schaffen, Essen zu genießen, anstatt es einfach nur zu verschlingen! Ich werde nie diese Leichtigkeit dabei empfinden wie all die anderen Menschen! Ich werde mich nie dabei ausgelassen unterhalten können oder frei und gelöst sein! Auch heute Abend werde ich mich nicht einfach auf ein schönes Gespräch einlassen können, ohne der nächsten Sprechpause entgegenfiebern zu müssen, damit ich mir das nächste Stück in den Mund schieben kann! Auch den heutigen Abend werde ich nicht genießen können – im Gegenteil!"

Stattdessen weiß ich jetzt schon, dass ich kaum mitbekommen werde, was mir die Person am Tisch gegenüber erzählen wird. Einfach, weil ich viel zu sehr damit beschäftigt sein werde, darüber nachzudenken, was ich als Nächstes essen könnte und wie

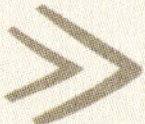

Jetzt ist eh alles egal!
Ich bin so ein Versager!
Ich bekomme nichts
auf die Reihe ...

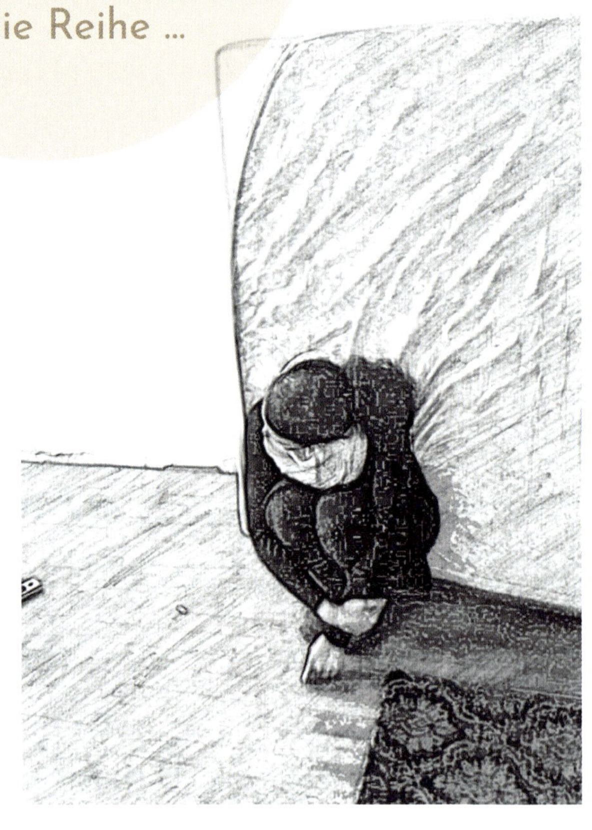

viel ich noch in meinen Magen bekommen werde, bevor ich es dann auf der Toilette zum ersten Mal an diesem Abend wieder loswerde. Ich weiß außerdem, dass meine Gedanken den ganzen Abend darum kreisen werden, wie oft ich zur Toilette gehen kann, ohne dass es dem Gegenüber auffällt. Und darum, welche Ausreden und Lügen ich am besten dafür erzählen kann.

Durch meinen Gedankenausflug zögere ich einen Moment und betrachte dabei meinen fast leeren Kühlschrank. Er ist die meiste Zeit über leer. Einzig und allein aus dem Grund, weil ich es nicht aushalten würde, etwas Leckeres oder überhaupt etwas Essbares im Haus zu haben. Es ist nicht so, dass ich nichts einkaufe. Nein, vielmehr ist es so, dass ich sofort alles verschlingen muss, sobald ich etwas dahabe. So ist es zur Gewohnheit geworden, dass ich mehrmals am Tag den Supermarkt um die Ecke aufsuche und mein komplettes Trinkgeld vom Vorabend dort lasse.

Damit ich dort nicht auffalle, habe ich mir schon lauter Ausreden und Lügen einfallen lassen. Nur für den Fall, dass mich die Verkäuferin fragend anschauen sollte, wenn ich wieder einmal mit einem Korb voller Toast, Nutella, Keksen, Gummibärchen, Limo und Chips an der Kasse stehe. Für gewöhnlich tue ich dann so, als würde ich telefonieren und für meine Freundinnen oder meinen Freund einkaufen gehen. Oft habe ich mich nicht getraut, der Verkäuferin in die Augen zu schauen, oder sogar verzweifelt nach einer Kasse gesucht, an der man mich heute noch nicht gesehen hat.

Wieder erwische ich mich dabei, wie meine Gedanken abgeschweift sind, und spüre, wie ein Gefühl der Scham, der Wut und des Versagens in mir hochkommt. Spätestens JETZT weiß ich, dass ich die letzten Reste aus meinem Kühlschrank verschlingen werde. Natürlich esse ich in diesen Momenten lieber Süßigkeiten, Fastfood oder andere leckere Sachen. Aber wenn nichts da ist, tut es auch eine Schüssel Haferflocken mit Milch und ganz viel Zucker.

Es geht mir gerade nicht darum, Essen zu genießen. Vielmehr ist es so, dass ich das Essen BRAUCHE. Ich merke, wie zittrig und nervös ich bereits bin. Ich reiße die Haferflocken aus dem Schrank, kippe sie in meine bereits benutzte Schüssel von heute Morgen und schütte sie bis zum Rand voll mit Milch. Wie praktisch, dass der Zucker von gestern noch auf meiner Ablage steht. So kann ich noch schneller eine riesige Menge in die Schüssel kippen. Dass einiges dabei daneben landet, interessiert mich nicht.

In solchen Momenten kann ich das Essen weder genießen noch mir dafür Zeit nehmen, es liebevoll zuzubereiten. Es geht einzig und allein darum, so schnell und so viel wie möglich in mich hineinzustopfen. Klar denken kann ich in diesen Momenten nicht mehr. Ich fühle mich wie ferngesteuert und alles um mich herum ist mir vollkommen egal. Vielleicht realisiere ich diesen Zustand noch, aber ändern oder stoppen kann ich ihn nicht mehr. Ich fühle mich, als sei ich nicht mehr ICH selbst. Ich bin nicht mehr bei mir. Als wäre ich zwar körperlich noch anwesend, aber geistig nicht mehr in diesem Raum oder in diesem Zimmer. Ich fühle absolut nichts mehr – außer den Drang nach Essen. Ich habe schon oft darüber nachgedacht, ob sich wohl so ein Drogenabhängiger fühlen muss. Denn es ist mir absolut nicht mehr möglich, eine bewusste Entscheidung zu treffen, wenn ich mich in diesem Zustand befinde.

Ich muss mir leider eingestehen:

- Auch wenn ich es mir noch so oft einrede und mir fast jeden Abend aufs Neue sage, dass ich ab Morgen bewusst und gesund leben und essen werde …
- Auch wenn ich mir immer wieder einrede, dass ich sofort aufhören könnte, Essen maßlos in mich hineinzustopfen, wann immer ich nur wollen würde …
- Auch wenn die Lügen mir so oft das Gefühl geben, noch irgendeine Art der Kontrolle zu haben …
- … so finde ich mich doch tagtäglich im Supermarkt, beim Essen und schließlich über der Kloschlüssel wieder.

Noch während ich auf dem Weg zu meinem Zimmer bin, habe ich schon den ersten Löffel mit gehäuftem Zucker, ein wenig Milch und einzelnen Haferflocken in meinen Mund geschoben. Mir ist leicht schwindelig und die Nervosität steigt. Ich kaue wenig und schmecke kaum etwas. Ich nehme lediglich die Süße in meinem Mund wahr und fühle mich ein klein bisschen befriedigter. Jedoch lange noch nicht befriedigt genug. Kaum habe ich den zweiten vollgehäuften Löffel in meinem Mund, denke ich schon darüber nach, ob ich nicht zufälligerweise noch einen Schokoriegel, Bonbons oder Ähnliches in irgendeiner Tasche liegen gelassen und vergessen habe.
Ich werfe mich aufs Bett und drücke auf die Fernbedienung in der Hoffnung, dass irgendetwas im Fernseher läuft, dass mir noch gute Laune machen könnte. Ich möchte gerade nicht mit meinen Gedanken und Gefühlen allein sein. Ich hoffe irgendetwas zu finden, das mich in dem Moment vergessen lässt. Wie

so oft finde ich eine Sendung, in der ich mir das Leben anderer Menschen angucken kann. Denn das gibt mir das Gefühl, mit meinen Problemen nicht allein zu sein. Ich schaue gerne diese Art von Serien, denn dadurch habe ich das Gefühl, dass es schlimmer um mich bestellt sein könnte. Sie helfen mir dabei, die Lügen aufrechtzuerhalten, die mir jeden Tag Kraft und Halt geben. Gerade rede ich mir ein, dass es mir doch eigentlich ganz gut geht. Ich schaue hinab auf meinen Schoß und realisiere, dass meine Schüssel schon wieder leer ist. Lediglich ein bisschen Zuckermilch ist noch übrig – ich lege den Kopf tief in den Nacken und gieße sie mir in den Mund.
„Was könnte ich jetzt noch essen?“ Und noch während ich den Satz denke, weiß ich, dass ich mich am Anfang eines Fressanfalls befinde. Meine Gedanken wandern in die Abstellkammer: „Gibt es nicht vielleicht in irgendeiner Tasche noch etwas, das ich vergessen haben könnte?“ Hastig stelle ich die Schüssel auf meiner Decke ab und springe aus dem Bett. Ich reiße die Tür der Abstellkammer auf und fange an, in meinen Taschen zu wühlen.

Mir kommt in den Sinn, dass ich in dieser Woche früher von der Uni nach Hause gegangen bin. Der Grund war, dass während der Vorlesung der Essensdrang und die Gedanken an Schokocroissants und Nussecken so stark aufkamen, dass es nicht mehr auszuhalten war und ich einfach gehen musste. Auch hier hatte ich wieder einmal kaum etwas von dem mitbekommen, was der Professor vorne erzählte. Und das, obwohl das Fach einmal zu meinen Lieblingsfächern gehörte und ich den Dozenten immer sehr mochte. Ich kann mich noch so gut an den Moment erinnern, als ich das Fach „Gestaltung“ am Anfang des Semesters wählte, weil ich mich so sehr darauf gefreut hatte! Von klein auf habe ich mich für alles interessiert, was mit Kunst und Kreativität zu tun hatte. Doch wenn die Gedanken ans Essen aufkommen, verliere ich komplett die Kontrolle über mich. Mir fällt es dann schwer, irgendwelchen Worten zu folgen, meine Konzentration lässt innerhalb weniger Sekunden nach und gedanklich finde ich mich in irgendeinem Supermarkt wieder. Für mich gibt es in diese Situation nur eins: die tiefe Sehnsucht, mir endlich Essen in den Mund zu stopfen. Und davon am besten so viel und so schnell wie möglich.

Nachdem ich aus der Vorlesung geflüchtet war, fand ich mich kurze Zeit später in der Uni-Kantine wieder, die dem Vorlesungssaal am nächsten war. Der Drang nach Essen war wieder so stark, dass ich es bis nach Hause nicht aushalten würde. Deshalb nahm ich mir vorsichtshalber aus der Kantine ein Salamibrötchen, ein Croissant, einen Muffin und etwas zu trinken mit auf den Weg. Das sollte doch zumindest reichen, bis ich zu Hause ankomme. Auf dem Weg zur nahen U-Bahn-Station nahm ich plötzlich den herrlichen Duft von frischen Brezeln wahr. Er kam aus dem kleinen Café, in dem wir gerne zwischen den Vorlesungen zusammensitzen, quatschen oder lernen. Der Duft war so verlockend und verführerisch, dass ich nicht anders konnte als hineinzugehen, um den Laden dann kurze Zeit später wieder mit zwei frischen Brezeln zu verlassen. Sie rochen so lecker, wodurch mein Drang nach Essen immer stärker wurde. Bepackt mit

einer weiteren Essenstüte lief ich weiter zur U-Bahn-Station und musste unbedingt dabei den Muffin probieren. Das Probieren wurde schnell zum Schlingen und endete letztendlich im Stopfen. Dabei hatte ich immer meine Umgebung im Blick. Denn ich war stets darauf bedacht, nicht gesehen oder ertappt zu werden. Schließlich hatte ich meiner Freundin erzählt, dass mir schlecht war. Und von meiner starken Sucht nach Essen wusste niemand etwas und es sollte auch niemand davon erfahren.
Als ich endlich in der U-Bahn saß, hatte ich bereits den Muffin und das halbe Croissant verschlungen. Hier musste ich ein bisschen vorsichtiger sein. Denn die Gefahr war groß, dass mich jemand sah und erkannte. Ich musste mich regelrecht dazu zwingen, die zweite Hälfte meines Croissants langsamer zu essen. So, wie ein ganz normaler Mensch eben. Ich musste nur acht Minuten Fahrt überstehen bis zur Haltestelle fast vor meiner Haustür, wo ca. 100 Meter weiter der nächste Supermarkt auf mich wartete. Also versuchte ich mich so zivilisiert und unauffällig wie möglich zu verhalten, bis ich endlich aus der Bahn aussteigen konnte. Ich konnte deutlich spüren, wie die Nervosität in mir aufstieg und wie meine Schritte immer schneller wurden. Ich wollte nur noch eins: so schnell wie möglich alles im Supermarkt besorgen, was mich glücklich macht, und mich dann endlich ungestört zu Hause zurückziehen und über alles hermachen.

Plötzlich werden meine Gedanken unterbrochen, weil mir schlagartig einfällt, dass ich die beiden Brezeln vergessen und noch nicht gegessen habe, die ich Anfang der Woche spontan in dem kleinen Uni-Café mitnahm. Ein unbeschreiblich schönes und starkes Glücksgefühl überkommt mich in diesem Moment. Nur Sekunden später finde ich mich sitzend auf dem Boden vor meiner Abstellkammer wieder, während ich mir das erste Stück harte Brezel in den Mund schiebe. Ich verschlinge die zwei Brezeln so schnell, dass mir sogar das Schlucken schwerfällt. Einfach, weil die Stücke zu groß und mittlerweile völlig trocken sind. Während ich auf dem kalten Boden sitze und die Brezeln in mich hineinstopfe, fällt mir auf, dass ich den Geschmack kaum wahrnehme. Mit Genießen hat das alles gar nichts mehr zu tun. Hauptsache Essen, denke ich mir.

Meine Gedanken sind dabei nicht mehr bei den Brezeln, sondern schon wieder einen Schritt weiter: Ich überlege nochmals, diesmal intensiver, ob ich vielleicht doch noch irgendwo etwas Essbares vergessen habe, das ich mir danach noch in den Mund stopfen kann. Außerdem beschäftigt mich das Thema, wie ich später das Essen wieder loswerde. Ich habe im Laufe der Zeit viele Techniken und Strategien entwickelt, wie ich es schaffe, das Essen nach einem Fressanfall loszuwerden. Hier bin ich mit der Zeit und natürlich mit der Erfahrung immer kreativer und erfinderisch geworden. Was zunächst mit Sporteinheiten und weniger Essen am Folgetag anfing, führte dann später zu Abführmitteln, exzessivem Sport, Hungern und letztendlich hin zum Übergeben nach dem Essen.

Ich stopfe mir das letzte Stückchen Brezel in den Mund und werde allmählich nervös. Ich weiß, dass mir das bisschen Essen natürlich nicht reichen wird. Ich brauche mehr! Denn für einen

Fressanfall war das gerade erst der Anfang und ich brauche jetzt dringend mehr, um mich einigermaßen befriedigt zu fühlen.
Für einen kurzen Moment denke ich an heute Abend. Es wäre schade, wenn ich später wieder Magen- oder Halsschmerzen hätte und den Abend nicht richtig genießen könnte. Nichtsdestotrotz ist mein Essensdrang gerade viel zu stark und, wenn ich ehrlich zu mir bin, ist es jetzt eh schon zu spät und mir völlig egal. Oh, wie oft mich dieser Gedanke heimsucht, dass jetzt alles eh egal und zu spät ist! Er ist mittlerweile zu einem ständigen Begleiter geworden und gar nicht mehr wegzudenken. Er schießt in meinen Kopf, wenn ich ein bisschen zu viel esse, wenn ich etwas Süßes esse, wenn ich Fastfood verschlinge, wenn ich zu wenig Sport mache oder der Tag generell einfach nicht gut läuft. Denn dieser Satz ist meine Entschuldigung und Ausrede dafür, wenn ich im nächsten Moment mit dem Kopf in der Einkaufstüte hänge und bestaune, was ich alles Leckeres eingekauft habe. Wenn ich zurückdenke, begleitet mich dieser Satz schon seit meiner Kindheit. Es ist immer wieder dasselbe Muster: Entweder gab es den perfekten Plan und die perfekte Ausführung oder es gab ein „Jetzt ist auch alles egal …“.
Vorwurfsvoll und fast schon selbstbestrafend ziehe ich mich an der Tür zur Abstellkammer hoch. Ich schlüpfe schnell in meine Boots, die direkt neben meiner Eingangstür stehen, reiße meine Jacke vom Kleiderhaken an der Haustür, überprüfe, ob ich genug Trinkgeld vom Vorabend eingesteckt habe, und verlasse eilig meine Wohnung, um mich dann einige wenige Minuten später im Supermarkt um die Ecke wiederzufinden, in dem ich alles einpacken werde, was ich für mein Geld bekommen kann.

WARUM ICH DIESES BUCH SCHREIBE

Seitdem ich denken kann, hat das Thema „Essen und Körper" eine so prägnante und einnehmende Rolle in meinem Leben gespielt, dass ich mehrere Bücher schreiben müsste, um all das festzuhalten und zu beschreiben. Bereits sehr früh wurde mein Körper zu meinem größten Feind und dafür hasste ich ihn abgrundtief.

Ich habe alles versucht und gegeben, um ihn mit aller Gewalt zu verändern. Ich habe wahrscheinlich jede Diät und jedes Sportprogramm getestet, das es zu der jeweiligen Zeit und Lebensphase gab. Ich habe ihn gequält, indem ich zu wenig oder zu viel aß, indem ich ihn stundenlangen Sportsessions unterzog, indem ich ihm zu wenig Nährstoffe und Kalorien gab, indem ich von ihm wollte, endlich meinen Vorstellungen zu entsprechen, indem ich alles versuchte, um das Essen wieder loszuwerden, indem ich ihm Unmengen an schädlichen Lebensmitteln gab und schließlich indem ich ihn auch noch zwang, auf der Bühne zu stehen – perfekt in Szene gesetzt mit angemalter brauner Haut und keinem Gramm Fett, um ihn von fremden Menschen bewerten zu lassen.

Insgesamt litt ich 13 Jahre unter einem gestörten Essverhalten, das sich in den verschiedensten Formen zeigte. Immer mit dem Ziel im Kopf, endlich glücklich und zufrieden in meinem Körper zu sein und meinen Körper wirklich lieben und annehmen zu können. Auch wenn ich es in den 13 Jahren mehrere Male schaffte, meine anfänglich gesetzten körperlichen Ziele zu erreichen, genügten sie mir dann doch wieder nicht. Denn was ich nie er-

reichte, war das Gefühl von Zufriedenheit, Wohlbefinden und Selbstliebe. Immer wieder dachte ich, kurz davor zu sein. Mit jedem erreichten Ziel dachte ich, dass ich es fast geschafft habe und sicherlich nur noch 7,5 oder auch nur 3 kg abnehmen müsse, um endlich wirklich zufrieden mit mir zu sein. Ich dachte, dass ich nur noch meinen Po besser trainieren, dass die Cellulite nur komplett verschwinden oder mein Bauch nur noch etwas definierter sein müsste, sodass ich endlich meinen Körper lieben könnte.
Dabei bemerkte ich nicht, dass mein Körper und das Streben nach Zufriedenheit eine so prägnante Rolle in meinem Leben einnahmen, dass ich viele andere Lebensbereiche stark vernachlässigte. Denn trotz der ganzen erbrachten Opfer wurde ich einfach nicht glücklicher – im Gegenteil – es wurde schlimmer: Wenn ich die selbst aufgebaute Kontrolle durch strenge Essens- und Sportpläne mal nicht aufrechterhalten konnte, fiel ich in tiefe Löcher und erlebte die schlimmsten Fressanfälle überhaupt, wodurch die Bulimie über lange Zeit einen festen Platz in meinem Leben einnahm.
Zusammengefasst heißt das: Ich habe sehr lange unter dem Kampf gegen meinen eigenen Körper und dem Essen gelitten. Ich musste sehr harte Zeiten durchmachen und stand oft an einem Punkt, an dem ich alle Hoffnung verloren und nicht mehr geglaubt hatte, jemals aus diesem Teufelskreis herauszukommen. Ich habe nicht mehr geglaubt, jemals wieder ein normales Essverhalten aufbauen, geschweige denn, mich und meinen Körper jemals lieben und annehmen zu können.
Ich habe so viele Jahre gebraucht, um zu verstehen, dass ich auf den falschen Wegen nach den richtigen Antworten suchte und

wieso ich sie auf den mir damals bekannten Wegen niemals finden konnte. Denn ich war besessen von dem Gedanken, dass ich mich endlich gut fühlen und glücklich sein würde, wenn ich erst einmal den in meinen Augen perfekten Körper erreicht hätte, sodass ich nicht mal auf die Idee kam, auf dem falschen Weg zu sein. Ich habe weitere Jahre gebraucht, um zu verstehen, dass ich mich in einer Sackgasse befand. Ich hatte versucht, dort einen Ausweg zu finden, obwohl es nie einen gab, bis ich mir irgendwann bitter eingestehen musste, dass dieser Weg niemals zu meinem Ziel führen würde und ich einen neuen Weg würde suchen und finden müssen.

Erst als ich bereit war, das zu begreifen und ganz tief in mir zu verinnerlichen, konnte ich einen neuen Weg einschlagen und mich von all den selbst auferlegten Ketten befreien, die mich die ganze Zeit über innerlich gefangen hielten. Seitdem beschäftige ich mich mit den tiefen inneren Gründen, wieso so viele Frauen (und auch Männer) eine gestörte Beziehung zu ihrem eigenen Körper und zum Essen entwickeln. Dabei beobachte ich überwiegend die konventionellen Wege, die die meisten versuchen zu gehen, um wieder Frieden mit sich selbst, ihrem Körper und dem Essen zu finden.

Aus meiner eigenen Erfahrung und meiner heutigen Arbeit mit vielen betroffenen Frauen kann ich bestätigen, dass keiner der klassischen, uns bekannten Wege jemals funktionieren wird. Denn genau wie ich damals befinden sich viele in der Sackgasse und suchen dort verzweifelt nach einem Ausweg.

In unserer Gesellschaft ist das Thema Essstörung leider immer noch ein zu wenig erforschtes und leider oft verrufenes

Gebiet. Häufig wird den Betroffenen eingeredet, dass ein Teil der Essstörung niemals weggehen und sie einen ein Leben lang begleiten wird, wenn man einmal damit in Berührung gekommen ist. Doch hier kann ich aus eigener Erfahrung und im Namen aller Frauen, die ich betreuen durfte, ganz klar sagen: Das ist nicht so! Denn es gibt eindeutig einen Weg raus aus der Essstörung. Hierfür bedarf es jedoch eines vollständig neuen Denkansatzes im Umgang mit uns selbst, mit unserem Körper, mit dem Essen und vor allem auch mit unserer „Seele". Wie das aussieht und was es genau bedeutet, werde ich in diesem Buch beschreiben und auf die einzelnen Punkte tiefer eingehen.

Ich bin 13 Jahre lang einen Weg gegangen und heute weiß ich, dass er mich nie an mein Ziel, ein glücklicher Mensch zu sein, hätte bringen können. Ich gab alles, bin hart und streng mit mir umgegangen und zwang mich in die Knie, habe aber niemals den Punkt erreicht, an dem ich glücklich war. Auch wenn ich noch eine Schippe draufgelegt hätte, hätte ich mich niemals akzeptieren, mich niemals in meinem Körper wohlfühlen und niemals mein Leben so führen können, wie ich es mir so sehr gewünscht hatte.

Ich wäre damals froh gewesen und hätte mir von Herzen gewünscht, ein Buch wie dieses in meinen Händen halten zu können. Denn wahrscheinlich hätte es mir sehr viele Jahre des Herumirrens und der Verzweiflung erspart. Daher möchte ich dieses Buch all den Frauen widmen, die die gleichen Wünsche, Sehnsüchte und Träume in sich tragen, die ich so viele Jahre tief in mir hatte. Wünsche, Sehnsüchte und Träume, die ich auf meinem Weg damals niemals erreichen konnte, weil ich nicht verstanden hatte, was ich falsch mache und wie es anders gehen soll. Ich möchte diesen Frauen mit meinem Buch Mut machen und Antworten auf all die quälenden und bohrenden Fragezeichen in ihren Köpfen geben. Ich möchte aufzeigen, dass es einen Weg gibt, der abseits der konventionellen Wege existiert: der einzige, mir bekannte Weg zu wahrem innerem Frieden. Dieser Weg hilft nicht nur dabei, wieder ein normales Essverhalten aufzubauen und uns in unserem Körper wieder zu Hause zu fühlen, sondern führt vor allem auch dazu, zu uns selbst zu finden und so das Leben führen zu können, das uns tief erfüllt.

Um den Inhalt dieses Buches für Dich nutzen zu können, musst du nicht unbedingt von einer Essstörung betroffen sein. Vielmehr ist dieses Buch an all diejenigen gerichtet, die das Gefühl haben, eine gestörte Beziehung zu ihrem eigenen Körper und ihrem Essverhalten entwickelt zu haben – egal in welcher Form und wie diese sich ausdrücken mag. Daher ist dieses Buch so viel mehr als nur ein Ratgeber bei Essstörungen. Denn du wirst lernen und erfahren, wie du wieder zu dir selbst zurückfinden und eine echte Beziehung aufbauen kannst.

Ich werde dir zeigen, dass dein gestörtes Verhältnis zum Essen und zu deinem Körper nur Ausdruck anderer, tiefer liegender Themen ist, die die ganze Zeit über nur gehört werden möchten. Außerdem wirst du mit jeder Zeile mehr verstehen, dass diese Themen sich in den unterschiedlichsten Arten einer „Essstörung" ausdrücken können, nämlich in Form von Fressanfällen, im Diätwahn, in ständigen Gedanken ans Essen, in dem andauernden Gefühl, abnehmen zu müssen, in Form von Bulimie oder aber auch im Sport- und Fitnesswahn.

All diese verschiedenen Formen der Essstörung habe ich durchlebt. Dabei habe ich nicht immer erkannt, dass es sich um einen Ausdruck der Essstörung handelte bzw. sich eine Form in eine andere verlagerte. Denn leider werden in unserer Gesellschaft nur einzelne Formen als Essstörung deklariert und akzeptiert und andere erscheinen uns als Normalität und werden sogar mit Ehrgeiz und Disziplin verbunden.

Meinem Inneren und meiner Seele ging es dennoch immer gleich, egal an welchem Punkt ich mich gerade befunden habe. Alle Formen waren gleich schlimm. Der Unterschied lag lediglich darin, dass ich mir unterschiedliche Schutzstrategien ausgesucht hatte, um besser damit umgehen zu können.

Ich werde dir in diesem Buch aufzeigen, wie du diese Schutzstrategien nach und nach lösen und loslassen kannst, sodass du deine eigentlichen Sehnsüchte erkennen kannst. Ich zeige dir einen Weg auf, der dich an den Punkt führt, den du dir so lange schon wünschst, und lasse dich dabei tief an meiner persönlichen Geschichte teilhaben. Ich bin mir sicher, dass du dich darin wiederfinden und dich selbst erkennen wirst. Du wirst sehen, dass auch du den Kreislauf beenden kannst! Ich bin absolut der Überzeugung, dass, wenn ich es da raus geschafft habe, es JEDER schaffen kann!

Du wirst Zeile für Zeile erkennen, dass der Weg aus der Essstörung keinen Kampf braucht, sondern viel mehr mit „Loslassen“ zu tun hat. Du wirst verstehen, wieso Kampf und Frieden widersprüchlich zueinander stehen und nebeneinander nie existieren können.

Ich bin sehr dankbar, dass ich dich auf deinem Weg begleiten darf, und erleichtert, dass du heute dieses Buch in deinen Händen

hältst. Denn ich bin mir sicher, dass ich diesen Weg damals nicht nur für mich allein gegangen bin, sondern für Tausende, vielleicht Millionen anderer Frauen durchleben durfte. Ich sehe es heute als meine Bestimmung und Berufung an, anderen Frauen dabei zu helfen, aus ihrem Kreislauf auszubrechen, um sich selbst finden und neu begegnen zu können.
Ich bin den Weg der Heilung für DICH gegangen, um ihn DIR zeigen zu können. Jetzt bist DU an der Reihe! Also lass uns unsere gemeinsame Reise beginnen …

1.
ICH HABE NIE GELERNT, MICH ZU LIEBEN

Wenn ich heute auf meine Kindheit zurückblicke, kann ich mich kaum an einen Tag erinnern, an dem ich frei von dem Gedanken war, nicht gut genug zu sein. Ich kämpfte immer schon mit den Gedanken, dass die Mädchen in meiner Klasse schöner, beliebter und schlanker waren als ich. Ich schämte mich oft für mich und meine Figur, weshalb ich mich immer versteckte und nie traute, voll und ganz „Ich“ zu sein.

Immer hatte ich das Gefühl, sehr bedacht mit meinen Worten und Auftreten umgehen zu müssen, damit man mich überhaupt mochte. Diese tiefen Selbstzweifel haben sich unterschiedlich ausgedrückt: Mal war ich der Klassenclown, der versuchte, die Unsicherheiten zu überspielen, mal war ich der Rebell, der gegen meine Eltern, meine Lehrer und jeden rebellierte, der mir das

Gefühl gab, anders und besser sein zu müssen. Genauso gab es aber auch Phasen, in denen ich mich zurückzog, versteckte und am liebsten allein war.

Ich kann mich nicht daran erinnern, dass ich jemals einen Moment hatte, an dem ich nicht dachte, jemand sein zu müssen, um geliebt und gemocht zu werden. Auch kann ich mich nicht daran erinnern, dass ich mich jemals innerlich frei fühlte, innere Leichtigkeit empfand oder das Leben einfach nur liebte.

Als Kind ist man sich nicht bewusst, was genau da in einem los ist. Genauso ist man sich nicht bewusst, wieso man sich schämte, wenn man nicht die neuesten Markenklamotten anhatte, nicht so gute Noten bekam wie die beste Freundin oder man nicht so beliebt bei den Jungs war wie die hübschen, schlanken Mädchen aus der Klasse.

Wenn wir ehrlich sind, geht es den allermeisten erwachsenen Frauen heute noch so, ohne dass sie sich dessen bewusst sind. Wenn man nämlich genauer hinsieht und hinter die Fassade schaut, kann man erkennen, dass sich heute noch so viele schämen, wertlos fühlen und alles dafür tun, um diese Gefühle nicht fühlen zu müssen. Dabei erkennen sie nicht, dass hier immer noch dieselben Muster aus ihrer Kindheit aktiv sind, die sie nie aufgearbeitet haben. Sie haben nie hinterfragt, wieso es ihnen eigentlich so wichtig ist, was andere Menschen von ihnen denken bzw. halten und wieso es sie so sehr trifft, wenn sie jemand ablehnt oder kritisiert.

Auch ich habe diese Selbstzweifel und Gefühle lange Zeit wie einen schweren Rucksack mit mir herumgetragen, ohne zu erkennen, dass ich allen und jedem versuchte, gerecht zu werden.

Anstatt im Inneren nach den Gründen zu suchen, habe auch ich versucht, die Antworten im Außen zu suchen, denn ich habe nie gelernt, mich für mein reines SEIN zu lieben.
Als Kind suchte ich die Anerkennung bei meinen Eltern, später brauchte ich sie von meinem Partner. Wollte ich als Kind noch den neuesten Schulrucksack haben, brauchte ich später die schicksten Klamotten oder Taschen. Während ich als Kind noch Angst hatte, von meinen Klassenkameradinnen nicht gemocht zu werden bzw. nicht beliebt zu sein, hatte ich die Angst später auf der Arbeit bei meinen Kolleginnen. Hatte ich als Kind noch Angst, dass der Lehrer sieht, dass ich meine Hausaufgaben nicht richtig gemacht hatte, so hatte ich als erwachsene Frau die Angst, nicht als gut und wertvoll von meinem Chef betrachtet zu werden.
Und zu guter Letzt: Während ich mich als Kind für meine Figur schämte und dachte, beliebter bei den Jungs in der Klasse zu sein, wenn ich erst einmal schlank bin, tat ich das genauso als erwachsene Frau bei den Männern. Es waren immer dieselben Gedanken, dieselbe Hoffnung und auch dieselbe mangelnde Selbstliebe.
Ist man sich dessen erst einmal bewusst, ist man schon ein ganzes Stückchen weiter. Leider ist es in unserer Gesellschaft nicht üblich, uns in unseren jungen Jahren beizubringen, was echte und wahre Selbstliebe ist oder wie wir mit Selbstzweifeln umgehen können. Deshalb möchte ich besonders tief auf diesen Punkt eingehen und das Versäumte nachholen.
Meist lernen wir, unseren Wert mit Dingen im Außen zu verknüpfen und an unserem Aussehen zu messen. So entsteht schnell das Gefühl, liebenswerter zu sein, wenn wir optisch das Beste aus

- Selbstzweifel
- Angst
- Scham
- Seelenwunden
- Selbsthass
- Gefühl, nicht wertvoll zu sein

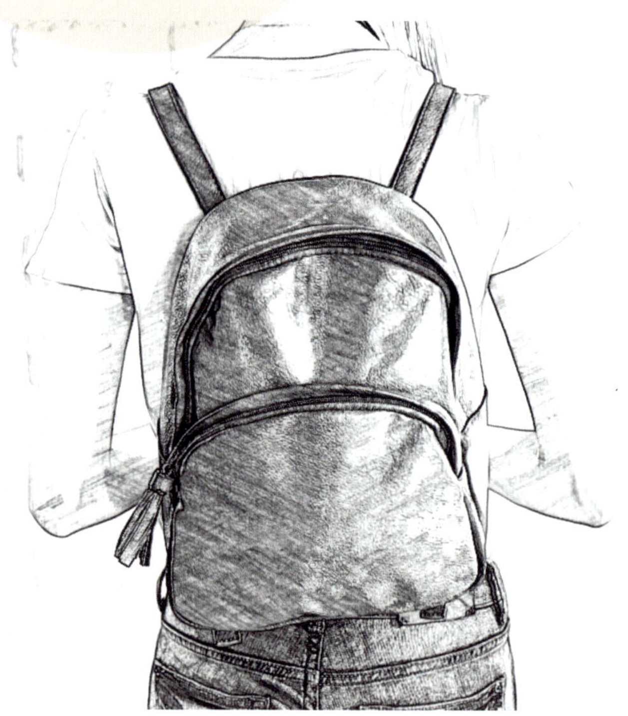

uns herausholen. Dass wir eigentlich auf der Suche nach Liebe sind, verstehen wir an diesem Punkt natürlich noch nicht. Und so rennen wir wie Blinde durchs Leben, finden uns nicht mehr zurecht und halten uns an Dingen fest, von denen wir denken, dass sie uns Halt geben könnten. Wir alle brauchen Liebe. Das liegt in unserer Natur. Aber solange wir nicht lernen, sie uns selbst zu schenken, laufen wir permanent mit einem emotionalen Loch herum, das wir dann versuchen, über äußere Dinge zu füllen.
Mein emotionales Loch war sehr groß. Deshalb war es umso schmerzhafter für mich, wenn ich diese Liebe nicht im Außen fand. Denn wenn wir uns die Liebe nicht selbst geben können, dann versuchen wir sie uns über Anerkennung, Beliebtheit und/ oder Wertschätzung zu holen. Und dafür tun wir alles. Diese Anerkennung kann man sich vorstellen wie ein Beatmungsgerät, das uns am Leben hält. Nimmt man es uns weg, dann haben wir das Gefühl, keine Luft mehr zu bekommen. Deswegen setzte ich damals alles daran, die „lebenserhaltende" Anerkennung und Aufmerksamkeit zu erlangen.

WOHER KOMMT EIN EMOTIONALES LOCH?

Ich möchte im Folgenden auf die Gründe eingehen, wieso ich nie gelernt habe, mich zu lieben. Dadurch wird verständlicher, wieso und weshalb es wohl die Wenigsten tun. Zunächst möchte ich aber erklären, wie so ein emotionales Loch überhaupt zustande kommt.

Eins vorweg: Wir alle brauchen Liebe! Und ich bin fest davon überzeugt, dass sich alles in unserem Leben darum dreht, einander Liebe zu geben und Liebe zu empfangen. Ich glaube, dass wir von Natur aus pure Liebe und reines Mitgefühl in uns tragen. Wenn wir von Anfang an erfahren und erkennen, dass Liebe das Wichtigste und Schönste auf dieser Erde ist, dann steht uns ein erfülltes Leben bevor.

Bekommen wir allerdings – besonders in unseren ersten Lebensjahren – keine oder zu wenig Liebe oder nur dann, wenn wir bestimmte Bedingungen erfüllen, dann wird uns diese Erfahrung unser ganzes Leben begleiten. Es entsteht ein emotionales Loch, das wir ein Leben lang versuchen zu füllen. Dieses emotionale Loch drückt sich in uns heute bekannten Volkskrankheiten aus: Bindungsängste, Depressionen, Angst vor dem Alleinsein, Panikattacken, Süchte und viele weitere.

Ein Experiment, das mich sehr schockiert hat, veranschaulicht sehr gut, wie wichtig es ist, dass wir in unseren frühen Jahren genug Liebe, Zuwendung und Körperkontakt bekommen:

Im 13. Jahrhundert wollte man herausfinden, was die ursprüngliche Sprache der Menschheit ist. Dafür trennte man einige Babys direkt nach der Geburt von ihren Müttern und übergab sie Betreuerinnen, die sie versorgen sollten. Diese durften die Babys nur füttern und säubern, ihnen jedoch keine Liebe und Zuwendung schenken. Außerdem durften sie sie nicht in den Arm nehmen, keine Zärtlichkeiten mit ihnen austauschen, keine liebevollen Wörter zu ihnen sagen und sie noch nicht einmal anlächeln. Das Experiment endete sehr grausam. Alle Babys starben nach kurzer Zeit.

Das zeigt eindeutig, dass wir mehr zum Leben benötigen als nur die Befriedigung unserer materiellen Grundbedürfnisse. Genauso haben wir Hunger nach Liebe und dieser Hunger muss gestillt werden.

Ich denke, dass dieses grausame Experiment sehr gut verdeutlicht, dass wir besonders in unseren ersten Lebensjahren von der Liebe unserer Eltern abhängig sind. Bekommen wir sie nicht in dem Ausmaß, wie es eigentlich normal sein sollte, dann tragen wir ein leeres und ungefülltes emotionales Loch in uns. Es lässt sich ganz gut mit einem Loch in unserem Bauch veranschaulichen, das wir von nun an mit durch unser Leben tragen. Diese innere Leere ist der Grund dafür, warum wir uns so unerfüllt fühlen und niemals das Gefühl haben, angekommen zu sein. Um die uns ständig begleitende innere Leere nicht spüren zu müssen, haben wir im Laufe unseres Lebens Schutzstrategien entwickelt. Wir versuchen, sie mit Dingen zu füllen, mit denen diese Leere einfach nicht zu füllen ist.

Sollten wir die Liebe unserer Eltern oder Bezugspersonen in vollem Maße und von Anfang an bekommen, wird es uns im Laufe unseres Lebens weniger schwerfallen, sie später für uns selbst zu entwickeln. Sollten hier dennoch Ansätze eines emotionalen Lochs entstehen, können wir es mit der selbst aufgebauten Selbstliebe auffüllen. Wir lernen so automatisch, nicht auf die Liebe von anderen angewiesen zu sein, wenn wir älter sind. Die stabile Grundlage der Selbstliebe ist der Grund, weshalb ein emotionales Loch ausbleibt.

Wenn uns diese Liebe der Eltern oder Bezugspersonen von Anfang an fehlt oder zu wenig davon vorhanden ist, entsteht schon

Ich brauche
die Liebe
und Anerkennung
der anderen.

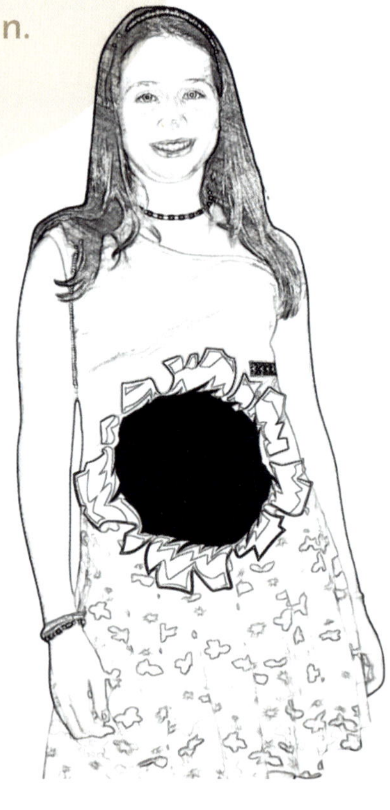

von Beginn an ein emotionales Loch. Und weil wir besonders in unseren jungen Jahren noch nicht in der Lage sind, genügend Selbstliebe aufzubauen, wird es schwierig, dieses Defizit allein aufzufangen und das entstehende Loch selbstständig zu füllen. Die Folge ist, dass wir dauerhaft in einen emotionalen Liebesmangel rutschen, der uns von dem Zeitpunkt an durch unser Leben begleiten wird – ein Zustand, der für so gut wie niemanden tragbar und aushaltbar ist.

Dabei muss es auch nicht so sein, dass wir in einer Familie aufgewachsen sind, die bösartig, emotionslos oder ignorant zu uns war. Es reicht hierfür schon, dass wir in unserer Kindheit das Gefühl bekommen, dass Liebe an Bedingungen geknüpft ist. Ein Beispiel hierfür wäre die liebevolle Mutter, die sich nur das Beste für ihr Kind wünscht und eigentlich nur möchte, dass ihr Kind in dieser Welt gut zurechtkommt. Dafür versucht sie, ihr Kind mit allen Regeln der Höflichkeit zu erziehen und bringt ihm bei, möglichst stets zuvorkommend zu sein. Wenn sie ihr Kind nun für alle befolgten Regeln mit Liebe belohnt und gleichzeitig immer dann bestraft, wenn es dies nicht tun, dann wird dieses Kind sehr wahrscheinlich schon früh fühlen, nur dann in Ordnung sein, wenn es sich so verhält, wie es eine andere Person von ihm erwartet. Ein weiteres Beispiel wäre das weinende Baby, das eine zu lange Zeit nicht gehört wurde, sei es unabsichtlich oder absichtlich aus einer erzieherischen Maßnahme heraus. Besonders Babys sind in ihrer Entwicklungsphase so hilflos, dass sie zum Überleben vollständig auf ihre Eltern und Bezugspersonen angewiesen sind. Spürt ein Baby, dass es diese Hilfe nicht bekommt, gerät es in Panik und das körpereigene Schutzsystem geht automatisch in einen Notzustand über. So erfährt es zum ersten Mal ein Ohnmachtsgefühl und das Gefühl, nicht geliebt und wichtig zu sein. Da diese Situation in unserer schnelllebigen modernen Gesellschaft nicht so unüblich war und immer noch ist, kann dieser Zustand bei vielen Menschen heute noch als nicht aufgearbeitetes Trauma in ihrem Nervensystem festhängen. Dadurch fällt es uns schwer, das notwendige Urvertrauen zu entwickeln, um uns im späteren Leben selbst und der Welt vertrauen zu können.

Ich habe bisher nur zwei Beispiele erwähnt, aber ich denke, dass dadurch schon deutlich wird, dass es für die Entstehung eines emotionalen Lochs viele unterschiedliche Gründe geben kann, die überwiegend bereits in unserer Kindheit vorkommen und den Eltern in den meisten Fällen gar nicht bewusst sind.

Es geht nicht darum, unsere Eltern für unser emotionales Loch verantwortlich zu machen oder irgendwem die Schuld zu geben. Vielmehr geht es darum zu verstehen, warum wir uns irgendwann an einem Punkt befinden, an dem wir uns selbst nicht lieben und akzeptieren können.

Es liegt allein in unserer Hand, die eigenen Themen und Aufgaben zu erkennen, um sie dann selbst bearbeiten zu können. Auch liegt es allein an uns, unser emotionales Loch endlich mit Selbstliebe zu füllen. Denn das können nur wir selbst und niemand sonst.

MEIN AUSGANGSPUNKT: ICH WEISS, ICH BIN EIN FEHLER

Aufgewachsen bin ich in einem kleinen Örtchen am Niederrhein. Dort verbrachte ich meine Kindheit und Jugend zusammen mit meinen Eltern und meinem drei Jahre jüngeren Bruder. Wenn ich heute an meine Kindheit zurückdenke, dann muss ich vor allem an eines denken: Streit. Die Situationen waren für mich oft so unerträglich, dass ich die Schuld für die Streits auf mich nahm. Das gab mir das Gefühl, etwas an den jeweiligen Situationen ändern zu können, weil man sich als Kind sonst schutzlos und machtlos fühlt. Und so redete ich mir mit jedem weiteren Streit immer wieder aufs Neue ein, dass ich nicht liebenswert und nicht gut genug wäre.

Heute als erwachsene Frau weiß ich natürlich, dass die Disharmonie in meiner Familie auf ganz anderen Gründen basierte. Die Gründe und Auslöser lagen nicht in meiner Schuld, sondern fanden ihren Ursprung in den emotionalen Verletzungen, die meine Eltern aus den Erfahrungen mit ihren Herkunftsfamilien mitnahmen und noch nicht gelöst hatten.

Wenn wir aber als Kinder denken, dass wir nicht liebenswert und nicht gut genug sind, dann versuchen wir, uns anzupassen und besser zu werden. Wir wünschen uns, dadurch die Liebe zu bekommen, nach der wir uns so sehr sehnen. Obwohl es in den wenigsten Fällen in der Macht des Kindes liegt, etwas an der allgemeinen Situation zu verändern, denkt man als Kind automatisch, dass man etwas verändern könne, wenn man doch anders oder gar nicht erst da wäre. Und genau das ist eben auch bei mir passiert. Ich habe angefangen, mich als Fehler zu sehen, der an allem schuld ist. Damit fingen auch die Gedanken an, dass ich nicht gut bin, so wie ich bin. Und bestärkt wurde dies damals noch durch Aussagen von Schlüsselpersonen, wie z. B. Familienmitgliedern oder Klassenkameraden.

Eine Situation hat sich nicht nur ins Gedächtnis, sondern auch tief in mein Unterbewusstsein eingebrannt: Ich war damals 10 Jahre alt und es war ein Sonntag. Wir verbrachten sonntags die Mittage meist bei der Mutter meiner Mutter, Oma Else, wo wir auch die Geschwister meiner Mutter trafen. Nachmittags fuhren wir dann zur Mutter meines Vaters, Oma Christel, bei der auch ihre Freundin wohnte.

Doch es gab immer eine gewisse Kälte in unserer Familie, die normal war. Ein warmer, herzlicher und liebevoller Umgang mit vielen Streicheleinheiten und lieben Worten war nicht üblich. Stattdessen waren lautstarke Diskussionen zwischen meinem Vater und den Brüdern meiner Mutter an der Tagesordnung. So habe ich die Sonntage eher anstrengend und traurig in Erinnerung, denn sie brachten meine Mutter oft zum Weinen. Deshalb war ich meist froh, wenn wir uns zu Oma Christel aufmachten, denn dort war es ruhiger. Außerdem bekamen mein Bruder und ich häufig Geschenke und jedes Mal ein Eis oder ein Überraschungsei dafür, dass wir vorbeischauten. Diese Seite meiner Familie galt als wohlhabend. Ich bekam sogar regelmäßig Geschenke von „Tante Janne“, der Freundin meiner Oma, und fühlte mich dort immer besonders und wichtig. Deshalb war es immer ein schönes Gefühl für mich, wenn wir da waren.

Doch als wir an diesem besonderen Sonntag ankamen, war eine andere Freundin meiner Oma zu Besuch. Beide saßen draußen auf der Terrasse, tranken Kaffee, aßen Kuchen und unterhielten sich. Mit meiner kindlichen Freude umarmte ich meine Oma und freute mich darauf, im Garten spielen zu können, und natürlich auch auf das zu erwartende Überraschungsei. Ich schaute die Freundin meiner Oma an und begrüßte sie. Doch ein „Hallo" von ihr blieb aus. Stattdessen begutachtete sie mich nur, schaute zu meiner Oma rüber und sagte: „Wow! Meine Nichte könnte sich ja glatt hinter ihr verstecken." Ich kann mich heute noch genau an das Gefühl erinnern, das ich in dem Moment empfand. Die Worte gingen so tief in mein Herz, dass ich ewig brauchte, um mich davon zu erholen. Sie waren an diesem Tag viel mehr als nur die Worte einer alten Frau, die mir sagte, dass ich zu dick bin. Sie bestätigten mir, dass ich nicht wertvoll und ein Fehler war – und dass ich besser werden musste, wenn ich geliebt werden wollte. Das emotionale Loch, das bis dahin nur unterbewusst in mir rumort hatte, spürte ich von diesem Tag an bewusst. Dennoch habe ich immer fest daran geglaubt, dass eines Tages alles gut werden würde. So gab ich die Hoffnung nie auf, dass sich meine Eltern irgendwann wieder lieb haben würden und dann alles friedlich und harmonisch wäre, während ich versuchte, ein besseres Kind zu sein, um endlich geliebt zu werden. Also probierte ich zu gefallen. Ich war still und ruhig, wenn es Streit gab, versuchte, immer gut in der Schule zu sein, und überraschte meine Eltern mit kleinen Geschenken und Aufmerksamkeiten. In meinen Augen habe ich einfach alles dafür getan, ein gutes Kind zu sein. Immer mit dem Wunsch, die Situationen zu Hause ruhiger und friedlicher zu gestalten! Doch das alles half natürlich nicht. Mein Verhalten trug nicht dazu bei, dass sich die Unruhe zu Hause verbesserte. Also musste ich mir eingestehen, dass ich keine Macht und Kontrolle über die Situation hatte. Die Folge dieser Hilflosigkeit war, dass ich bereits als Kind in depressive Phasen fiel. Das Leben fühlte sich furchtbar anstrengend an und erschien mir nur noch sinn- und ausweglos.

Heute weiß ich, dass ich mich damals an einem Wendepunkt befand, der überschritten wurde und so zur Ohnmacht führte. Die ausweglose Situation zwang mein System dazu, in seinen Schutzmodus umzuschalten, um diese Gefühle nicht fühlen zu müssen. Es suchte verzweifelt nach irgendeinem Halt und damit Dinge zu finden, die Kontrolle und Macht zurückbringen sollten.
An dem Sonntag, an dem ich die Worte der Freundin meiner Oma hörte, wurde mir schmerzlich bewusst und bestätigt, dass ich nicht richtig war, so wie ich war. Ich hatte es zwar bereits in meinem Unterbewusstsein, doch diese eine kurze Aussage unterstrich all meine unterbewussten Gefühle und Gedanken, mit denen ich mich bis dahin vollkommen allein herumgeschlagen hatte. In meinen Augen hatte ich die ganze Zeit über den Grund dafür übersehen, warum ich nicht liebenswert und ein Fehler war: Ich war zu dick!
Plötzlich war alles so klar und ich fühlte mich bestätigt:
Ich war ein Fehler.

»

Ich bin der Fehler!

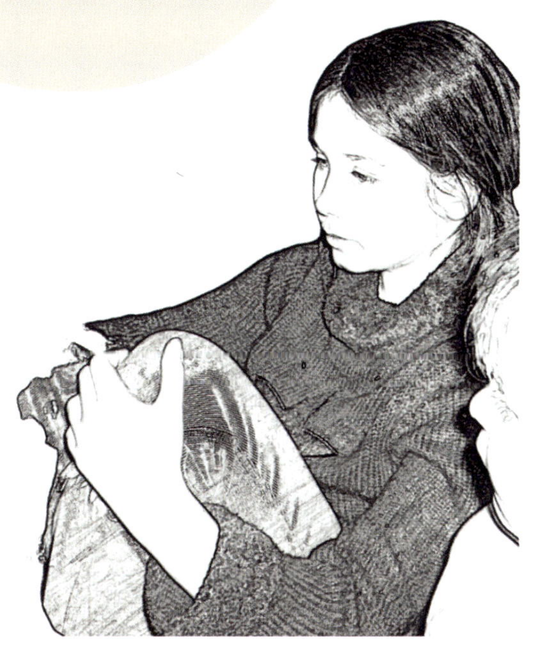

2.
MEINE ERSTE DIÄT

Das Erlebnis bei Oma Christel beeindruckte mich so sehr, dass ich etwas verändern wollte. Im Alter von 10 Jahren beschloss ich, eine Diät zu machen. Ich kann mich heute noch gut daran erinnern, wie motiviert und stark ich mich fühlte, als ich mich dazu entschied, abzunehmen und mein Leben ab sofort selbst in die Hand zu nehmen. Ich war mir sicher, dass sich nun alles ändern würde und ich endlich die Lösung gefunden hatte. Denn ich fühlte mich schon lange unwohl in meinem Körper und hatte jetzt zusätzlich noch das Gefühl, auch allen Grund dazu zu haben.

Nicht selten kam das Thema „Abnehmen" auch in meiner Familie zur Sprache, denn eine gesunde Ernährung und ein gesunder Lebensstil gehörten nicht gerade zu unserem Alltag. Meine Familie neigte nämlich zu Übergewicht. Süßigkeiten, Frittiertes, zuckerhaltige Getränke und Unmengen an Zucker standen ohnehin fest auf dem Tages- und Essensplan. Kein Wunder, dass ich ein bisschen mehr Bauch hatte als meine Klassenkameradinnen, die mich das mit kleinen Bemerkungen auch immer wieder mal spüren ließen.

Ich betrachtete mich oft im Spiegel und stellte mir dabei vor, wie viel beliebter ich wohl wäre, wenn ich schlank wäre – ein Verhalten, das eher bei Erwachsenen vorkommt und mit dem eine Zehnjährige noch gar nichts zu tun haben sollte. Wobei ich anmerken möchte, dass dies auch bei einer erwachsenen Person nicht die Norm sein sollte. Nichtsdestotrotz verlor ich mich oft in diesen Gedanken und Sehnsüchten.

Diäten schienen etwas Normales und Gutes zu sein. Denn mein Vater machte immer mal wieder eine Kohlsuppendiät. Und auch mein Onkel nahm regelmäßig ab und wieder zu. Daher fragte ich meine Eltern ganz offen, wie ich am besten abnehmen könnte. Ich erhoffte mir wertvolle Tipps von ihnen, die ich schnellstens umsetzen konnte. Doch wirklich ernst nahmen sie mich nicht. Stattdessen bekam ich zu hören, dass ich einfach weniger essen und die vielen Süßigkeiten weglassen sollte. Mit so einer Antwort war zu rechnen, denn gegenseitige Sticheleien waren ebenfalls an der Tagesordnung. Da ich hier nicht weiterkam, musste ich woanders Antworten finden. Daher fasste ich einen Entschluss: Ich beschloss, mein Leben selbst in die Hand zu nehmen und einen Weg zu finden, mit dem ich abnehmen würde. Auch wenn ich nicht wirklich wusste wie …

In solchen Situationen fand ich meist Rat in meinen Büchern. Ich liebte es zu lesen. Bücher bedeuteten mir viel. Seitdem ich lesen konnte, verlor ich mich in den wunderbaren Geschichten. Außerdem fand ich dort Zuflucht und Antworten auf all die Fragen, die meine Neugierde stillten. Durch die Bücher konnte ich mich in eine andere Welt zurückziehen und meinen tristen Alltag für eine Weile vergessen.

Als Kind ging ich sehr gerne in die Bücherei und wenn mein Vater mich dort hinbrachte, zählte das zu den Highlights meiner Woche. An jenem Tag sollte es aber kein gewöhnlicher Besuch werden, bei dem ich mich wie sonst in meine Lieblingsabteilung zurückzog, denn ich wollte eine ganz besondere Antwort. Also ging ich schnurstracks auf die Abteilung mit Büchern zum Thema „Abnehmen" zu und suchte nach Büchern über „Diäten". Mir fiel auch direkt ein Buch in die Hand. Ein Buch, das die Geschichte eines Mädchens erzählte, das tief in die Magersucht fiel. Ich blätterte ein wenig darin herum und meine Aufmerksamkeit blieb dabei in dem Kapitel hängen, in dem sie beschrieb, dass sie täglich joggte und alle Lebensmittel aus ihrem Leben strich, die zu viele Kalorien hatten. Ihre Geschichte fesselte mich sofort – das war das Buch, nach dem ich suchte! Außerdem fühlte ich mich direkt mit ihr verbunden und magisch zu ihr hingezogen. Dieses Mädchen (ich nenne sie Melissa) fühlte sich genauso wie ich mich. Und deshalb war ich mir absolut sicher, dass sie mir in ihrem Buch verraten würde, wie auch ich es schaffen konnte, endlich abzunehmen. Denn sie war diesen Weg ja bereits gegangen und musste offensichtlich den Weg gefunden haben, um aus dem Gefühl des Unwohlseins herauszukommen. Melissa machte einen so starken und ehrgeizigen Eindruck auf mich!

Genau SO wollte ich auch sein! Ich wollte sein wie Melissa!

Ich drückte das Buch fest an mich und konnte es kaum erwarten, endlich mit dem Lesen zu beginnen. Und so fing ich bereits im Auto an, die ersten Seiten aufzusaugen. Von da an verkrümelte ich mich, so oft es ging, in meinem Zimmer und verschlang Seite für Seite. Obwohl das Buch eigentlich ihren Leidensweg aufzeigte, nahm ich es damals komplett anders auf. Zu groß war meine Bewunderung für Melissa. Sie war all das, was ich nicht war. Entschlossen, ehrgeizig und willensstark. Sie machte ihr Ding, konzentrierte sich auf sich und war außerdem schlank. Sie wurde zu meinem großen Vorbild. Genau SO stark wollte ich auch werden.

Also zögerte ich nicht lange und schmiedete einen Plan, um die ersten Punkte umzusetzen. Ich nahm mir vor, bereits am nächsten Morgen joggen zu gehen. Das musste aber geschehen, bevor meine Eltern wach waren, denn auch Melissa machte es so. Sie beschrieb, dass sie immer „auf leeren Magen" joggen ging. Denn so verbrannte sie mehr Kalorien und nahm mehr ab. Genau SO wollte ich es auch machen, denn wenn ich eins wollte, dann so schnell wie möglich abnehmen. Je mehr ich mich mit dem Thema befasste, desto bewusster wurde mir, wie schrecklich ich aussah. Ich fühlte mich mittlerweile sehr unwohl in meinem Körper.

Der Wecker ging früh, doch das störte mich nicht. Im Gegenteil, voller Ehrgeiz packte ich meinen gelben Walkman ein und rannte in den nächstgelegenen Park. Da es das erste Mal war, dass ich joggen ging, merkte ich schnell die ersten Seitenstiche. Zeitgleich fing außerdem mein Kreislauf an, verrückt zu spielen. Ich fühlte mich hundeelend und fragte mich, wie ich das denn jemals schaffen sollte. Doch ich dachte an Melissas Worte, mit denen sie beschrieb, dass sie manchmal mehrere Stunden laufen ging und so unheimlich viele Kalorien verbrannte. Das gab mir wieder Antrieb und ich beschloss, nicht direkt aufzugeben. Also gönnte ich mir eine kurze Gehpause und joggte danach weiter. Nach ca. einer halben Stunde musste ich mir jedoch eingestehen, dass ich völlig am Ende war. Erschöpft, deprimiert und wütend machte ich mich auf den Weg nach Hause.

Als ich dort ankam, deckte meine Mutter bereits den Frühstückstisch. Traurig und schuldbewusst ging ich auf mein Zimmer und redete mir ein, dass ich so mein Ziel nie erreichen würde. Während ich auf meinem Bett lag, überkam mich ein Gefühlsausbruch. Ich wusste nicht, wohin mit all meiner Wut auf mich selbst und wohin mit all der Verzweiflung, dass ich mein Ziel vielleicht niemals erreichen würde. Ich wollte schlank sein! Denn das war die Lösung für mich, endlich so viel glücklicher werden. Ich griff zu meinem neuen heiligen Buch und hoffte, dort meine Antworten zu finden. Gleichzeitig war ich dankbar dafür, dass es mir gerade in solch einem Moment Halt gab. Ich war davon überzeugt, dass mich jetzt niemand ernst nehmen oder verstehen würde – außer Melissa. Sie wusste ganz genau, wie ich mich gerade fühlte und wie es mir ging.

Aufgeben wollte ich auf keinen Fall! Also schöpfte ich neuen Mut und las weiter. Meine Aufmerksamkeit verschob sich auf das Thema „Essen“. Sie schrieb viel darüber. Vor allem darüber, dass sie nur noch Lebensmittel aß, die sehr wenige Kalorien hatten. Besonders begeistert war ich, als ich erfuhr, dass diese Lebensmittel sie fast nicht dick machen konnten. In meinen Gedanken ging ich sorgfältig durch, welche Lebensmittel bei uns zu Hause mich wohl dick machten und welche nicht. Das Erste,

was mir in den Sinn kam, waren die Süßigkeiten, die ich so gerne aß. Die Schokolade, die Gummibärchen, die Chips, das Eis und natürlich auch das Überraschungsei, das ich jeden Sonntag bei Oma bekam. Wenig begeistert war ich daher, als mir klar wurde, dass ich all die Leckereien ab sofort streichen musste. Doch wie sah es mit anderen Lebensmitteln aus? Welche machten mich denn noch dick? Wie war es mit Milch, Brot, Eiern? Wie sollte ich denn herausfinden, ob diese Lebensmittel gut oder schlecht für mich waren? Ich las weiter und einige Seiten später sollte ich auf meine Fragen auch schon Antworten bekommen. Ich liebte dieses Buch einfach! Melissa beschrieb nämlich, dass sie gerne zur Bücherei ging und dort nach Büchern suchte, die genau aufzeigten, welche Lebensmittel viele und welche wenige Kalorien hatten. Ich fühlte mich ihr noch mehr verbunden. Ich fühlte, wie sie fühlte, und bewunderte sie zudem dafür, dass sie allein zur Bücherei lief. Ich war bisher immer nur mit Papa zusammen dort hingefahren. Demnach sind wir auch wieder gegangen, sobald er keine Lust mehr hatte. Melissa erschien mir so stark, ehrgeizig, reif und auch selbstbestimmt. Genau SO wollte ich auch sein!
Sie schrieb, dass sie extra lief, obwohl die Entfernung von ihrem Zuhause zur Bücherei recht weit war. Doch damit schlug sie zwei Fliegen mit einer Klappe. Denn auf dem Weg zur Bücherei verbrannte sie durch das Laufen bereits Kalorien. Ich wurde unterbrochen durch das laute Schreien meiner Mutter. Sie war sauer, denn ihre Stimme war hysterisch und gleichzeitig genervt. Sie hatte wohl schon öfter nach mir gerufen. Davon mitbekommen hatte ich aber nichts, denn ich war vollkommen in meiner eigenen Welt und der von Melissa versunken.

Ich hatte tierischen Hunger, doch essen wollte ich nicht. Zudem wusste ich doch noch nicht, wie viele Kalorien die Lebensmittel hatten, die meine Mutter für das Frühstück verwendete. Ich wusste aber auch, dass ich keine Wahl hatte, denn sonst wären alle böse auf mich, vor allem Papa. Wenn ich nichts äße, gäbe es höchstwahrscheinlich Ärger und Streit. Widerwillig machte ich mich auf den Weg nach unten. Dabei nahm ich mir schon mal fest vor, das Überraschungsei heute Nachmittag bei Oma wegzulassen. Kaum saß ich am Tisch, betrachtete ich die ganzen Lebensmittel. Wie jeden Sonntag gab es aufgebackene Brötchen, Eier, Aufschnitt, Marmelade, Nussnougatcreme und Butter. Ich fragte mich, welche Lebensmittel davon wohl dick machen würden. Nussnougatcreme und Butter gehörten definitiv dazu. Dass sie schlecht für mein Ziele waren, dachte ich mir schon. Aber was war mit der Wurst, dem Käse und den Brötchen?
Eines war klar, ich wollte nichts mehr essen, was dafür sorgte, dass ich zunahm. Deswegen war ich bereit zu verzichten. Auch wenn mir das alles so sehr schmeckte, ich war stärker als all meine Gelüste! Ich schaute zu Mama rüber und beobachtete, was sie aß: ein Brötchen mit Butter und Marmelade. Dann wanderte mein Blick zu Papas Teller. Er hatte sich ein Brötchen genommen, das er mit Butter und Wurst belegte. Ich schaute zu meinem kleinen Bruder rüber und sah, wie er bereits genüsslich in sein Nussnougatbrötchen biss. Das Fragezeichen in meinem Kopf wurde immer größer und im nächsten Moment platzen meine Gedanken förmlich aus mir raus: „Was davon kann ich essen, das mich nicht dick macht?“ Meine Eltern schauten etwas irritiert zu mir herüber. Meine Mutter, die heute morgen schon

mitbekommen hatte, dass ich joggen war, versuchte sofort zu beschwichtigen. Sie versicherte mir abermals, dass es vollkommen reiche, wenn ich einfach die Süßigkeiten weglassen würde. Mein Vater aber fand meinen Ehrgeiz, abnehmen zu wollen, gut. Er verriet mir, dass ich am besten die Marmelade und das Nussnougat weglassen sollte. Ich vernahm das als Interesse und freute mich über seine Aufmerksamkeit. Also fragte ich ihn, was denn mit Milch wäre. Er erklärte mir, dass die Milch nicht so schlimm wäre. Aber wie auch meine Mutter war er der Meinung, dass ich einfach nur die süßen Lebensmittel weglassen sollte. Ich nahm das erstmal so an, griff freudig nach einem Brötchen und belegte es mit einer Scheibe Wurst. Die Butter ließ ich weg. Außerdem beschloss ich, nur ein halbes Brötchen zu essen anstatt wie üblich zwei.

Die erste Hälfte des Brötchens war purer Genuss und tat mir unfassbar gut. Ich versuchte, sie ganz langsam zu essen, denn auch Melissa machte das so. Sie schrieb in ihrem Buch, dass sie mit dieser Technik schneller satt wurde. Zudem versuchte ich, ganz oft zu kauen. Auch dieser Tipp kam von ihr. Die Betonung lag dennoch auf „versuchen“, denn es fiel mir schwer. Es klappte nicht so, wie ich es mir vorgenommen hatte. Ich war so hungrig durch das Joggen, das mich viel Energie gekostet hatte. Die Brötchenhälfte war dann schneller weg als gedacht. Doch was sollte ich nun machen? Ich hatte immer noch Hunger. Notgedrungen beschloss ich, doch noch die andere Hälfte zu essen. Ich war heute Morgen ja joggen gewesen und musste erst einmal langsam mit allem anfangen. Außerdem wäre das eine Brötchen nur die Hälfte von dem, was ich sonst zum Frühstück

Ich muss diszipliniert bleiben und darf nicht zu viel essen!

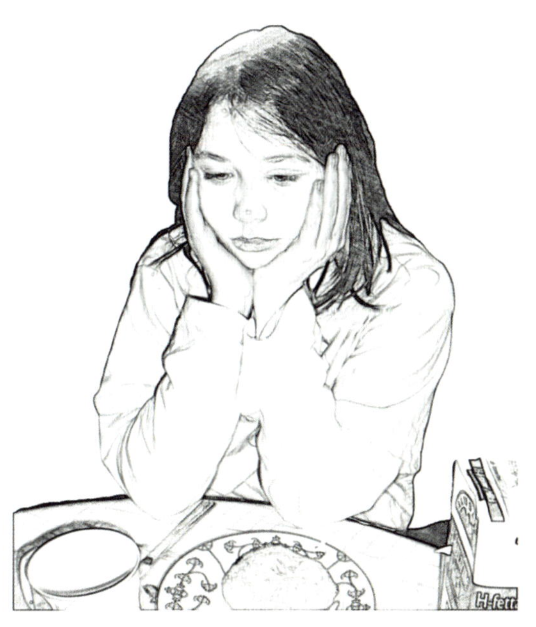

aß. Heute Mittag würde ich das Überraschungsei weglassen. Das hörte sich für mich in dem Moment nach einem guten Plan an. Ich schnappte mir noch eine Scheibe Salami und legte sie auf meine zweite Brötchenhälfte. Dieses Mal würde ich sie langsamer essen, nahm ich mir vor.

Noch beim Essen fing mein Vater an, mit meinem Bruder zu diskutieren. Er wollte, dass er direkt nach dem Frühstück und noch bevor wir zu Oma fuhren, sein Zimmer aufräumte. Mein Bruder, der letzten Monat 7 Jahre alt geworden war, war nicht einverstanden. Seinen Protest drückte er aus, indem er anfing, mit seinem Brötchen herumzuspielen, und dabei quengelte. Mein Vater wurde daraufhin furchtbar wütend. Man konnte die Wut förmlich von seinen Gesichtszügen ablesen. Er machte laut und deutlich klar, dass ihm egal wäre, was mein Bruder möchte. Er hätte das Sagen und es gäbe deswegen nichts zu diskutieren. Danach war Ruhe am Tisch. Ich versuchte, ganz still zu sein, um bloß nicht aufzufallen. Ich wusste aus Erfahrung, dass manchmal ein falsches Wort reichte, um die Situation eskalieren zu lassen. Vor lauter Anspannung hatte ich nicht einmal bemerkt, dass ich bereits die zweite Brötchenhälfte aufgegessen hatte. Also hatte ich mein Vorhaben wieder mal nicht umgesetzt. Sofort sprangen meine Gedanken zu Melissa. Ich fühlte mich in diesem Moment so unglaublich schwach und klein, was schnell in pure Enttäuschung und riesengroße Wut auf mich selbst umschlug.

Wie sollte ich so jemals meine Ziele erreichen? Wie sollte ich so endlich so schlank und stark wie Melissa werden? Außerdem wollte ich doch unbedingt die erstaunten Blicke der Mädchen aus meiner Klasse sehen, die mich sonst gerne ärgerten! Endlich würden sie sehen, dass auch ich stark war! Endlich würden sie mich mögen und vielleicht sogar zu mir aufschauen! Mir wurde in dem Moment bewusst, dass ich mit jedem Bissen in mein Brötchen mein Leben gegen die Wand fuhr.

Und das nur, weil ich nicht stark genug war?! Oder nur, weil ich nicht diszipliniert genug war?!

Ich musste aufmerksamer werden! Und ich musste meine Vorhaben umsetzen, wenn ich wirklich glücklich werden wollte. Nur dann würden alle sehen, was wirklich in mir steckte.

Als ich aus meinen Gedanken wieder ins Hier und Jetzt zurückkam, nahm ich wahr, dass mein Bruder auf sein Zimmer geschickt wurde. Mein Vater schrie ihm noch hinterher, dass er dort erst wieder rauskommen dürfe, wenn sein Zimmer picobello aufgeräumt wäre. Ich beschloss ebenfalls nach oben zu gehen, um endlich einen richtigen Plan auszuarbeiten. Oben angekommen, schmiss ich mich direkt aufs Bett und schnappte mir mein Buch. Ich hatte es so satt, die Dinge nicht richtig durchzuziehen, die ich mir vornahm. Dem wollte ich nun ein Ende setzen. Ab jetzt musste ein richtiger Plan her! Ein guter Plan, an den ich mich exakt halten würde. Das musste doch die Lösung sein, die alles veränderte. Eins war sicher: Nie wieder sollte sich die Situation von eben beim Frühstück wiederholen!

Ich fühlte immer noch diese unglaubliche Wut auf mich selbst. Ich konnte absolut nicht verstehen, wie mir das eben passieren konnte. Wie konnte es sein, dass ich so viel aß, obwohl ich doch an Melissa genau sehen konnte, wie stark und diszipliniert man sein konnte. Ich ärgerte mich aber auch über meinen Bruder und meinen Vater. Wieso musste Papa immer so sauer werden? Und

wieso konnte Dominique nicht einfach hören? Wenn die beiden nicht wieder so einen Ärger gemacht hätten, wäre mir das Ganze wahrscheinlich nie passiert! Ich hätte mit Sicherheit genauer darauf geachtet, wie viel ich aß, und es nicht einfach vergessen. DAS durfte mir nicht noch einmal passieren! Melissa hätte sich durch solche Situationen mit Sicherheit nicht davon abbringen lassen, sich auf ihr Ziel zu konzentrieren … Ja, genau das war der Grund, wieso sie es schaffte und ich bisher noch nicht! Denn sie nahm sich etwas vor und zog es dann auch durch. Egal, was in ihrem Leben passierte. Egal, ob sich jemand stritt oder ob jemand ihr vorschrieb, was sie essen sollte.
Melissa beschrieb in ihrem Buch öfters, wie ihre Mutter versuchte, sie zum Essen zu zwingen, und wie sie sich dagegen wehrte. Sie überlegte sich notfalls sogar Lügen. Man spürte einfach, wie sehr sie ihr Ziel erreichen wollte, und das konnte man bei mir bisher nicht erkennen. Ich war einfach zu schwach und ließ mich zu schnell von meinem Ziel abbringen.
So war es eigentlich in all meinen Lebensbereichen. Ich nahm mir sehr oft vor, in der Schule besser zu werden und mich mehr anzustrengen. Doch lange hielt dieses Vorhaben nie an. Meistens landete ich dann doch wieder vorm Fernseher oder war mit meinen Gedanken ganz woanders. Am nächsten Tag ärgerte ich mich dann darüber, wenn ich wieder mal die Hausaufgaben abschreiben musste, obwohl ich mir doch vorgenommen hatte, fleißiger zu sein. Ich nahm mir auch ständig vor, mein Zimmer ordentlich zu halten. Auch das klappte selten und ich räumte immer erst dann auf, wenn meine Eltern sauer wurden. Wieso war ich so? Wieso konnte ich die Dinge nicht durchziehen, die ich mir vor-

nahm? Das war wahrscheinlich der Grund dafür, dass man mich eher ein bisschen belächelte, als dass man mir viel zutraute.
Als ich aufs Gymnasium gekommen war, hatte meine Grundschullehrerin gesagt, dass ich es nicht schaffen würde. Mein Onkel, meine Oma und auch meine Eltern hatten ebenfalls so ihre Zweifel daran. Ich spürte es. Dennoch war ich fest davon überzeugt, dass ich es schaffen würde. Ich nahm mir vor, es allen zu zeigen und gute Noten zu schreiben. Ich schwor mir, dass ich immer meine Hausaufgaben machen, meine Vokabeln lernen und keinen Quatsch mehr in der Schule machen würde. Ich hatte es mir fest vorgenommen. Und was war jetzt? Ein halbes Jahr später? Ich hatte nichts von all dem umgesetzt. Mir fehlte einfach die Motivation, mich mittags an meine Hausaufgaben zu setzen, Vokabeln zu lernen oder überhaupt etwas für die Schule zu tun. Kein Wunder, dass niemand zu mir aufsah! Und zudem war ich auch noch dick. Wenn man mich und Sarah aus meiner Klasse nebeneinanderstellte, war ersichtlich, wieso sie so beliebt war und ich nicht. Sarah war hübsch, schlank und gut in der Schule. Ich wusste außerdem, dass ihre Eltern Geld hatten. Ich bewunderte so oft ihre schönen Klamotten. Ich beneidete sie für ihre Kleidung, ihre Schultasche, ihre Jacke und sogar für ihre Hefte und Stifte. Alles wirkte hochwertig und sauber. Weil wir uns das nicht leisten konnten, schämte ich mich oft dafür. Wie schön es doch sein musste, einfach mal in einen Klamottenladen reinzugehen und sich all die Teile auszusuchen, die einem gefielen.
Ich fühlte mich schrecklich. Mir wurde immer klarer, wieso ich nicht so beliebt war wie Sarah. ICH war nicht gut in der Schule. Wahrscheinlich dachten sogar alle, dass ich dumm war.

ICH hatte keine schönen Klamotten und war auch noch dick. Wieso sollte man etwas mit mir zu tun haben wollen? Ich selbst hätte nichts mit mir zu tun haben wollen, denn schließlich fand ich mich selbst überhaupt nicht toll, sondern schlecht, so wie ich war. Aber ich war bereit, dafür zu kämpfen, besser zu werden. Ein weiteres Mal nahm ich mir fest vor, genauso stark wie Melissa zu werden. Diesmal würde ich mein Ziel erreichen. Ganz bestimmt! Ich schwor es mir. Diesmal wird mich niemand davon abhalten können und vor allem nicht ich selbst. Mir wurde bewusst, dass allein ich entscheiden konnte, ob ich mich endlich wohl in meinem Körper fühlen würde oder ob ich mich weiterhin schämte und nie zeigen konnte, was eigentlich in mir steckt.

Ich war mir sicher, dass alle mich bewundern würden, wenn ich mein Ziel erstmal erreicht hätte …

WAS IST WIRKLICH PASSIERT?

In der Regel beginnen wir eine Diät zu einem Zeitpunkt in unserem Leben, in dem es uns NICHT gut geht. Häufig ist uns der Zusammenhang nicht direkt bewusst. Auch mir ging es so. Wenn du schon einmal eine Diät gemacht haben solltest – und davon gehe ich aus –, dann denke mal zurück an den Zeitpunkt, an dem du deine erste Diät gestartet hast. Ging es dir zu dieser Zeit wirklich gut? Hast du dich glücklich und zufrieden gefühlt? Hattest du das Gefühl, dein Leben im Griff zu haben und dass alles perfekt lief?

Ich bin mir sicher, dass du mit einem klaren NEIN antworten wirst. Denn wir starten Diäten in der Regel nicht nur, um ein paar Pfund abzunehmen. Nein! Eine Diät läuft immer auch auf der unterbewussten und emotionalen Ebene ab. Das bedeutet, dass dahinter ein tieferer Grund steckt, der uns oft nicht bewusst ist. Wenn wir eine Diät starten, erwarten wir, dass irgendwann ein Tag X kommt, an dem es uns besser gehen wird. Der eine Tag, an dem wir wirklich zufrieden mit uns sein werden. Der eine Tag, an dem wir von anderen für unsere Stärke und Disziplin bewundert werden. Der eine Tag, an dem wir uns endlich so richtig pudelwohl in unserer Haut fühlen werden. Der eine Tag, an dem alles anders sein wird. Der eine Tag, an dem wir endlich glücklich sein werden.

Ich möchte an dieser Stelle, dass du für einen Moment in deinen Gedanken zu dem Zeitpunkt zurückgehst, an dem du deine allererste Diät begonnen hast. Wenn du in dich hineinhörst und ehrlich zu dir bist: Hattest du damals nicht auch diese Gedanken im Kopf? Dachtest du nicht auch daran, dass es dir so viel besser gehen wird, wenn du dieses Ziel erreicht haben wirst? Dachtest du in diesem Moment nicht auch an die Menschen, die dich dann endlich sehen und bemerken werden? Die Menschen, die sich ärgern werden, weil sie früher vielleicht nicht so nett zu dir waren, wie du es dir gewünscht hattest? Dachtest du vielleicht nicht auch an die Menschen, die dich bewundern und endlich sehen werden, was eigentlich in dir steckt? Und dass du endlich durchziehst, was du dir vorgenommen hattest?

Auf der emotionalen Ebene starten wir Diäten vor allem aus zwei Gründen: zum einen, weil wir uns zu dem Zeitpunkt selbst nicht gut und nicht wertvoll genug fühlen aufgrund des emotionalen Lochs, das wir schon seit Längerem durch unser Leben schleppen, zum anderen, weil wir auf die Bestätigung und Liebe von Menschen und Dingen im Außen angewiesen sind. Wir hängen häufig in der Illusion fest, dass wir erst dann geliebt und geschätzt werden, wenn andere erst einmal sehen, wie gut wir aussehen oder wie stark und diszipliniert wir unsere Ziele durchziehen.

Da ich als Kind schon sehr früh das Gefühl hatte, ein Fehler zu sein, und mich nicht für mein pures Sein geliebt und angenommen gefühlt hatte, musste ich im Außen einen Weg finden, diesen Gefühlszustand zu erreichen. Die Sehnsucht danach, endlich angenommen und geliebt zu werden, war unheimlich groß. Diese Sehnsucht haben wir alle in uns. Vor allem dann, wenn wir uns selbst nicht lieben können und diesen Zustand nie erfahren haben. Meine erste Diät entstand also aus dem tiefen Wunsch heraus, beliebt zu sein und geliebt zu werden. Ich erhoffte mir, endlich gesehen zu werden, wenn ich erst einmal schlank war. Ich wollte, dass jeder erkannte, dass ich stark und diszipliniert war. Ich dachte, dass ich dadurch Bewunderung bekommen und man so zu mir aufsehen würde. Ich wollte nicht mehr länger die Person sein, die man belächelte, weil sie doch wieder die Dinge nicht durchzog, die sie sich vorgenommen hatte. Ich wollte endlich keine Enttäuschung mehr sein!

Ein weiterer wesentlicher Punkt, der zu Beginn einer strengen Diät hinzukommt, ist der absolute Kontrollverlust. Meistens haben wir zu dem Zeitpunkt das Gefühl, die Kontrolle über eine oder mehrere Situationen verloren zu haben. Wir befinden uns in einer Art Ohnmachtssituation, in der wir das Gefühl haben, dass uns die Hände gebunden sind. Diese Situation und der Schmerz, der dabei entsteht, sind für uns oft kaum aushaltbar, sodass wir uns eine Situation erschaffen müssen, über die wir wieder die Kontrolle zurückerlangen.

Ich bin in einer Familie aufgewachsen, in der es sehr oft Streit gab. Ich hatte immer versucht, ein braves und artiges Mädchen zu sein. Doch irgendwann erkannte ich, wenn auch auf unterbewusster Ebene, dass ich einfach keine Kontrolle über die Situation ausüben konnte. Egal, was ich machte, es gab trotzdem Streit und Ärger zu Hause. Das ließ mich häufig in eine Ohnmachtssituation fallen, in der ich einfach nur hoffte, dass das alles bald ein Ende haben würde. Ich wusste, dass ich nichts an der Situation verändern konnte. Deshalb war ich oft sehr traurig und beneidete andere Familien für ihre Harmonie und Liebe. Aus diesem Grund musste ich mir damals eine Situation erschaffen, über die ich selbst die Kontrolle hatte und über deren Verlauf ich allein bestimmen konnte. Eine Situation, in der ich selbst entschied, ob ich glücklich sein würde oder nicht. Und wenn ich doch nicht glücklich war, wusste ich aber, dass ich jederzeit entscheiden konnte, ob ICH etwas an der Situation ändern wollte. Dadurch befand sich nämlich plötzlich alles wieder in meinen Händen. Das gab mir das Gefühl, vom Kontrollverlust zurück in die Kontrolle zu kommen. Umso wütender war ich allerdings auf mich, wenn ich nicht stark genug war, die Kontrolle aufrechtzuerhalten.

An dieser Stelle möchte ich noch einmal, dass du tief in dich gehst und dich fragst, in welchen Situationen du dich in deiner Vergangenheit in einem Kontrollverlust befunden hast oder ob du dich vielleicht gerade in solch einer Situation befindest. Frage dich außerdem, ob du deine Diät/Diäten zu einem Zeitpunkt begonnen hast, an dem du dich in deinem Leben machtlos fühltest. Das Gefühl der Ohnmacht kann sich dabei auf verschiedensten Ebenen ausdrücken.

Neben dem Wunsch nach Aufmerksamkeit und Liebe sowie dem Thema des Kontrollverlusts kommt noch ein weiterer Punkt hinzu. Durch mein neues großes Ziel des Abnehmens erschuf ich mir nämlich ein neues Thema, das mich von meinem eigentlichen Kummer ablenkte. Somit wurde aus einer Situation, der ich hilflos und wie gelähmt ausgeliefert war, eine Situation, die mich in Bewegung setzte und sehr viel Zeit und Fokus von mir verlangte. Ich hatte keine Zeit mehr dafür, mich den ganzen Tag nur mit meinem Kummer und meiner Trauer zu beschäftigen. Stattdessen baute ich mir ein Thema auf, mit dem ich mich den ganzen Tag beschäftigen konnte. Ich las plötzlich dauernd in meinen Büchern, lernte Kalorientabellen auswendig, plante mein Essen bis ins Detail, wog mich ständig, ging öfter joggen, dachte darüber nach, wie ich noch besser werden konnte, und überlegte natürlich auch, wie ich mein Essen bestmöglich wieder verbrennen konnte.

Auch wenn es von außen zunächst den Anschein haben mag, dass ich zu jener Zeit in ein großes Unglück gerannt bin, ist das ganz und gar nicht der Fall. Denn durch diese Fokusverschiebung habe ich mich damals tatsächlich emotional gerettet. Anders hätte ich den großen Schmerz in meinem Herzen wahrscheinlich nicht ausgehalten. Ich habe die Fokusverschiebung gebraucht, um innerlich nicht zu zerbrechen.

Blicke an dieser Stelle gerne zurück auf dein Leben und denke darüber nach, ob auch du dich von Themen abgelenkt hast, die eigentlich deine Aufmerksamkeit gebraucht hätten? Kann es sein, dass du dich in einer Lebenssituation befunden hast, in der du einen großen inneren Kummer erlitten hattest und nicht wusstest, wie du damit umgehen solltest? Es ist für uns nämlich einfacher, uns von emotionalen Verletzungen abzulenken, indem wir ein neues Thema oder ein neues Problem erschaffen, über das wir plötzlich Kontrolle und Macht haben.

> *An dieser Stelle ist es wichtig, dass wir uns eine Sache bewusst machen:*
> *Das Problem mit unserem Körper und dem Essen ist nicht von selbst entstanden. Wir allein haben es erschaffen. Wir haben lediglich unseren Fokus verschoben, der eigentlich unseren emotionalen Verletzungen galt, die einen anderen Ursprung haben.*

Meine Situation zu Hause bestand natürlich weiter und ich litt auch immer noch darunter. Jedoch hatte ich mir meinen Tag X erschaffen, an dem gedanklich alles besser sein würde. Das hat mir Halt gegeben und mir das Gefühl, dass ICH allein für mein Glück verantwortlich bin. Gleichzeitig hatte ich mir ein Thema erschaffen, mit dem ich mich auch gerne den lieben langen Tag beschäftigen konnte.
Meine erste Diät rettete mich zum damaligen Zeitpunkt aus meinem äußeren Gefängnis, aus einem abgeschlossenen Raum, für den ich bis dahin keinen Schlüssel hatte. Zwar hatte ich mich

daraus befreit, doch was ich damals noch nicht wusste – damit sperrte ich mich direkt in das nächste Gefängnis, mein eigenes inneres Gefängnis. Ein Gefängnis, für das ICH jetzt zwar den Schlüssel besaß, aber dennoch jahrelang vergaß, wie ich die Tür zur Freiheit wieder öffnen konnte.

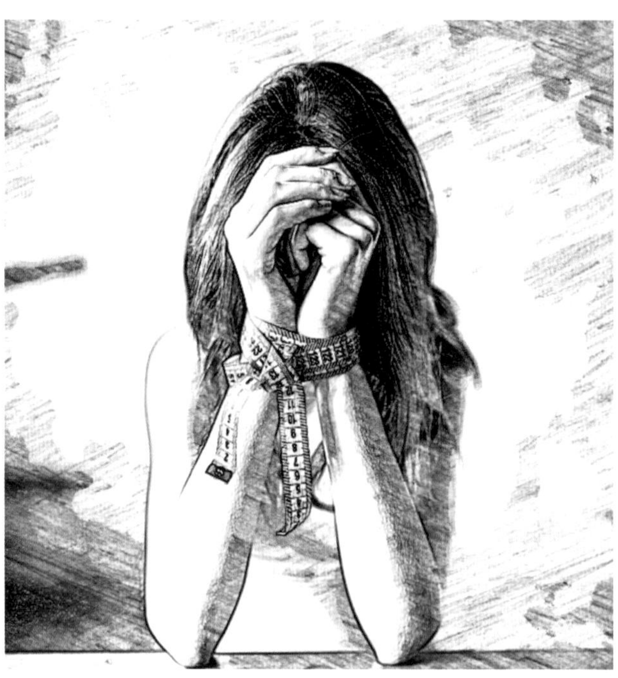

3.
ESSEN WIRD MEIN FEIND

Ich hätte niemals erahnen können, wie sehr sich mein Leben verändern würde, einzig und allein durch die beiden Entscheidungen, die ich damals in der Bücherei und am Frühstückstisch traf. Sie veränderten einfach ALLES und beeinflussten mein späteres Leben komplett und nachhaltig. Anfangs war es nur ein Gedanke und das Vorhaben, so wie Melissa zu werden, kurze Zeit später meine eigene Realität.

Ich stand an diesem Tag bereits zum zehnten Mal auf der Waage, um mein Gewicht zu überprüfen. Zu meiner Freude hatte ich bereits zwei Kilogramm abgenommen. Und das innerhalb von nur einer Woche! Ich betrachtete die Anzeige und fand mich in einer absoluten Gefühlsachterbahn wieder. Auf der einen Seite war ich unheimlich stolz auf mich. Ich hatte es durchgezogen. Ich hatte es geschafft. Ich hatte mich tatsächlich jeden Tag früh morgens

und noch vor dem Unterricht zum Joggen in den Park gequält. Ich aß nur noch das Nötigste. Und das, obwohl die Gelüste oft so stark waren, dass ich kaum klare Gedanken fassen konnte. Und doch schaffte ich es, weil ich mich immer und immer wieder auf meine Vorhaben konzentrierte. Das Buch von Melissa hatte ich mittlerweile komplett gelesen und trotzdem konnte ich meine Finger nicht davon ablassen. Ich las immer mal wieder einzelne Kapitel und lernte noch dazu. Meine Bewunderung für dieses so starke Mädchen war sehr groß. Dass Melissa am Ende des Buches um ihr Leben kämpfte, interessierte mich zum damaligen Zeitpunkt nicht. Diesen Teil des Buches überlas ich irgendwie bzw. wollte ihn einfach überlesen. Die Bewunderung für ihre Disziplin war stärker als alles andere.
Wow, ich war so stark gewesen in dieser Woche. Ich hatte es genossen, meinen Mitschülerinnen und Freundinnen zuzusehen, wie sie ihre Butterbrote und Croissants aßen, und belächelte sie innerlich. Sie waren in meinen Augen schwach und es fühlte so sich an, als hätte ich mein eigenes kleines Geheimnis. Ein Geheimnis, das mir niemand nehmen konnte. Ich fühlte mich so viel stärker als sie, denn sie wussten nicht, was sie sich da an Kalorien reinstopften. Ich wusste, dass sie später alle dick und rund werden würden.
Mein Wissen über Ernährung wuchs enorm, denn ich hatte alles genauso wie Melissa gemacht. Eines Mittags hatte ich mich nach der Schule direkt auf den Weg zur Bücherei gemacht. Obwohl mein Fahrrad vor der Tür stand, ließ ich es stehen. Einfach, weil ich alles exakt so wie Melissa machen wollte. Ich wollte die komplette Strecke laufen, denn so konnte ich auf dem Weg bereits ei-

nige Kalorien mehr verbrennen. Dennoch wollte ich unbedingt herausfinden, wie ich noch schneller und noch mehr Kalorien verbrennen konnte. So viele Kalorien wie möglich zu verbrennen und das am liebsten zu jeder Zeit, sollte ein fester Grundsatz in meinem Leben werden. Mein altes Ich freute sich noch darüber, wenn ich morgens mal zu spät dran war und Mama mich eben mit dem Auto zur Schule brachte. Früher empfand ich dabei Freude, wenn ich nicht mit dem Fahrrad fahren musste. Für mein neues Ich kam das jetzt nicht mehr infrage, denn ich wollte jede Gelegenheit nutzen, um weitere Kalorien zu verbrennen.
Melissa berichtete in ihrem Buch, dass man mehr Kalorien verbrannte, wenn man fror. Mein altes Ich hatte die Kälte noch nie gemocht. Im Gegenteil, ich packte mich immer gerne warm ein, lies mein Fenster im Winter zu und drehte die Heizung bis zum Anschlag auf. Ich hatte am liebsten die Fenster geschlossen und die Gardinen zu, was meiner Mutter gar nicht gefiel. Ständig endete das in Diskussionen, weil sie wollte, dass ich regelmäßig lüftete. Doch ich mochte meine Höhle, denn ich fühlte mich dort geschützter und behüteter. Nachdem ich aber von Melissa erfahren hatte, dass es gut wäre zu frieren, wusste ich, dass ich all das nun aufgeben und ändern musste. Mein neues Ich freute sich darüber, morgens auf dem Weg zur Schule zu frieren, mich ans Fenster in der Schule zu setzen und mein Zimmerfenster aufzulassen. Ich genoss es mittlerweile, Gänsehaut zu bekommen. Denn ich dachte und stellte mir vor, dass so mein ganzes Fett erfrieren würde. Leicht bekleidet hatte ich mich also auf den Weg zur Bücherei gemacht. Dort angekommen, suchte ich ein Buch, das mir verriet, wie viel Kalorien die einzelnen Lebensmittel ha-

ben. Ich wollte unbedingt die Abhängigkeit loswerden, andere fragen zu müssen, welche Lebensmittel mich dick machen würden, denn oft hatte ich hinterfragt, ob deren Aussagen überhaupt stimmten. Das sollte jetzt aufhören.

Auch das bewunderte ich sehr an Melissa. Sie wusste immer, wie viele Kalorien ein Lebensmittel hat, und obendrein natürlich auch, wie sie diese Kalorien wieder bestmöglich verbrannte. Ich wollte genauso viel wissen wie sie. Denn so war ich von niemandem mehr abhängig, konnte einfach in meinem Buch nachschlagen und mich entscheiden, welche Lebensmittel ich aß und welche nicht mehr. Zu dem Thema fand ich zahlreiche Bücher. Alle beinhalteten Kalorien- und Nährstofftabellen. Das wirkte anfangs sehr verwirrend auf mich und die Angaben sahen aus wie Hieroglyphen. Doch davon ließ ich mich nicht abschrecken. Ich hatte mir vorgenommen, all das zu verstehen und zu entschlüsseln. Ich blieb den halben Nachmittag in der Bücherei und genoss die Zeit dort. Es fühlte sich an, als wäre ich unabhängig und selbstständig. Ich kämpfte für meine Ziele und tat endlich wirklich etwas dafür. Außerdem liebte ich meine Besuche in der Bücherei. Dort schien alles so ruhig und friedlich. Es gab lauter Bücher mit glücklichen Geschichten, die mir ein Leben zeigten, das ich nicht kannte. Das gab mir die Hoffnung, dass auch ich irgendwann glücklich werden würde. Dafür war ich bereit zu kämpfen.

Einige Stunden und etliche Buchseiten später hatte ich einen ersten groben Überblick über alles. Meine Entscheidung fiel auf ein Buch, das ich mir auslieh und mit dem ich mich auf den Weg nach Hause machte. Es war bereits dämmrig und etwas kühler geworden. Früher hätte ich wahrscheinlich Mama angerufen

und sie gefragt, ob sie mich mit dem Auto abholen könnte. Aber das wollte ich nicht mehr. Diese Zeiten waren vorbei. Ich war jetzt selbstständig. Zudem erinnerte ich mich daran, dass die Kälte mir dabei helfen würde, mehr Kalorien zu verbrennen.
Was für ein gelungener Tag! Ich hatte nur ein halbes Brötchen gefrühstückt, halb so viel zu Mittag gegessen wie sonst, war dann noch den ganzen Weg zur Bücherei gelaufen und auch wieder zurück, wobei ich Kalorien verbrennen konnte.
Auf dem Weg zurück nach Hause spürte ich, wie leer mein Magen war. Im selben Moment fing er an zu knurren. Noch vor zwei Wochen wäre ich zum Bäcker nebenan gerannt und hätte mir ein belegtes Brötchen und etwas Süßes gekauft. Doch jetzt war ich schon so viel weiter. Das brachte mich zum Lächeln. Melissa hatte mir beigebracht, dass Hunger immer bedeutet, dass meine Fettpölsterchen schrien, weil sie starben. JA! Genau das wollte ich bezwecken! Auch wenn es sich in dem Moment nicht schön anfühlte, versuchte ich das Gefühl zu genießen. Es zeigte mir, wie stark ich war und dass mein Leben bald besser werden würde.
Ein heftiges Klopfen gegen die Badezimmertür riss mich aus meinen Gedanken. Ich stand immer noch auf der Waage. Splitterfasernackt und mittlerweile mit Gänsehaut am ganzen Körper. Es war Mama, die heftig an die Tür klopfte und schimpfte: „Jacqueline, was machst du da schon wieder so ewig im Badezimmer? Komm da jetzt endlich raus! Ich habe echt die Nase voll davon! Auch andere müssen mal auf die Toilette! In zwei Minuten bist du draußen, sonst kannst du direkt ins Bett gehen!" Ich hasste es, wenn sie so rumschrie, doch in dem Moment war mir das egal. Ich blickte noch einmal auf die Anzeige und

genoss das Gefühl, zwei Kilo abgenommen zu haben. Mit einem Lächeln im Gesicht stieg ich von der Waage. Zwar konnte ich es immer noch nicht ertragen, meinen Bauch zu sehen, wenn ich hinunterblickte, aber ich war mir sicher, dass das bald anders aussehen würde, wenn ich so weitermachte. Ich zog mich an und spürte, wie hungrig ich war. Doch inzwischen war ich sicherer im Umgang damit, denn die Hungergefühle hatten nicht mehr dieselbe Macht und Kontrolle über mich wie früher. Ich fühlte mich stark, während mir Gedanken in den Kopf flogen: „Ich war so stark und so diszipliniert die Woche. Ich habe jeden Tag Sport gemacht und viel weniger gegessen. Ist es dann nicht auch wichtig, sich nach so einer harten Woche zu belohnen? Wenn ich jetzt ein Milchbrötchen mit Streuseln essen würde, würde mir das mit Sicherheit überhaupt nichts ausmachen. Im Gegenteil, das könnte mich doch eigentlich nur noch mehr motivieren, in der nächsten Woche weiter mein Ziel zu verfolgen." Meine Mutter hämmerte jetzt gegen die Tür. Sie war inzwischen ausgesprochen sauer und ich wusste, dass ich mich jetzt wirklich beeilen sollte. Ich zog noch schnell meinen Pulli an, verließ das Bad und ging schnurstracks in die Küche. „Ja, ich denke, es ist wichtig, dass man sich nach so viel Disziplin auch einmal belohnt. Ich werde auch nur ein Milchbrötchen essen und nicht wie sonst drei oder sogar mehr. Außerdem werde ich morgen früh vor der Schule eine extra Runde joggen gehen und ich bin mir sicher, dass mich das alles nur noch mehr motivieren wird."

Schon öffnete ich den Brotschrank und zog die Milchbrötchentüte heraus. Mir lief bereits das Wasser im Mund zusammen und ich wurde immer nervöser. Ich hörte meinen Magen laut knurren und konnte es kaum abwarten, in dieses Milchbrötchen zu beißen. Ich wollte mir viel Zeit nehmen und es Stückchen für Stückchen genießen. Ich holte mir nur ein Milchbrötchen aus der Tüte und verschloss sie wieder, bevor ich sie zurück in den Schrank legte. Nervös rannte ich zum Kühlschrank, öffnete ihn und suchte die Butter, die ich unter die Streusel schmieren wollte. Mit dem Brötchen, der Butter und den Streuseln in der Hand ging ich zum Küchentisch und begann, das Milchbrötchen zu schmieren. Ich klappte es zu und drückte es noch ein bisschen fester zusammen, so wie ich es am meisten liebte. Als ich in mein Brötchen biss, war es der Himmel auf Erden für mich. Noch nie zuvor hatte ein Milchbrötchen so gut geschmeckt. Ich hatte das Gefühl, dass meine Geschmacksnerven explodierten. Wow, war das lecker! Die ersten zwei Bissen konnte ich noch bewusst wahrnehmen, doch kurze Zeit später war das Milchbrötchen einfach weg. Ich hatte es viel zu schnell gegessen und auf meinem Teller lagen nur noch ein paar von den leckeren Streuselkrümeln. Erst jetzt realisierte ich, was ich getan hatte. Ich hatte plötzlich das Gefühl, aus einer Art Trance aufzuwachen. Was war passiert? Wieso hatte ich denn jetzt dieses Milchbrötchen gegessen? Kaum war ich mal eine Woche stark und diszipliniert und schon hatte ich alles wieder vergessen. Alles, was ich mir vorgenommen hatte, und all meine Vorhaben hatte ich soeben über Bord geworfen. Dafür hasste ich mich und mir stiegen Tränen in die Augen.

„So etwas wird mir nicht nochmal passieren!“ Ich schwor mir erneut, dass ich ab jetzt noch strenger und noch disziplinierter sein und so etwas nicht nochmal vorkommen würde. Doch allein dieses Vorhaben reichte nicht aus, um mein schlechtes Gewissen verschwinden zu lassen. Ich war viel zu wütend auf mich selbst und es fühlte sich an, als wären die letzten Tage komplett umsonst gewesen. Es fühlte sich an, als hätte ich mich betrogen und alles vergessen, was mir wichtig war. Außerdem fühlte es sich an, als hätte ich wieder bitterlich versagt, und ich spürte plötzlich wieder das Gefühl der Wertlosigkeit. Ich wollte mich doch nie wieder wie eine Versagerin fühlen! Ich wollte es doch allen beweisen! Ich wollte doch allen beweisen, wie stark ich bin und dass ich besser bin, als sie dachten!

Aber ich hatte mich selbst betrogen und mir bewiesen, dass die anderen im Recht waren. Sie hatten recht damit, dass ich es nie schaffen würde. Mama und Oma hatten mir schon oft gesagt, dass ich nicht dafür gemacht wäre, schlank und zierlich zu sein. Sie sagten, mein Körper sei von Natur aus einfach schon breiter und die ganze Familie nicht schlank. Es läge also von Anfang an in meiner Genetik. Doch ich wollte diese Worte nicht hören, denn ich wollte einfach nicht daran glauben. Ich wollte schlank sein, dünne Beine und Arme, eine schmale Hüfte haben und leicht sein. Mama hatte mir oft gesagt, dass ich nicht so schlank und schmal sein konnte wie Sarah aus der Schule. Wahrscheinlich wollte sie mir damit helfen und sagen, dass ich meine Figur akzeptieren solle, um mir Ärger und Trauer zu ersparen. Aber das konnte ich nicht: „Wenn ich immer so aussehen werde, werde ich mich immer hassen." Ich wusste, dass ich mich so nie akzeptieren konnte. Daher war ich mir sicher, dass alle unrecht hatten und ich irgendwann schlank sein würde.

Doch all das würde niemals eintreffen, wenn ich immer wieder schwach werden und Milchbrötchen essen würde. Diese

Schwäche machte mein Glück und Wohlbefinden kaputt. Nein, viel mehr als das! Sie entschied darüber, ob Menschen in Zukunft Respekt vor mir hatten oder nicht. Und auch, ob sie mich mochten und Zeit mit mir verbringen wollten. Sie machte einfach alles kaputt! „Wenn ich nicht schlank werde, werde ich nie einen Freund haben – so, wie schon ein paar Mädchen aus meiner Klasse einen hatten, die schlank sind."

Den Schmerz konnte ich tief in meiner Brust spüren. Ich war so sauer auf mich, dass ich es kaum in Worte fassen konnte. Die einzige Frage, die mir durch den Kopf ging, war: „Wie kann ich das Ganze ungeschehen machen?" Die beste Lösung, die mir in dem Moment einfiel, war die, dass ich morgen noch weniger essen und zusätzlich noch mehr Sport machen musste. Ich wusste zwar, dass das sehr hart werden würde, weil ich auch jetzt schon oft an meine körperlichen und emotionalen Grenzen kam, aber anders wusste ich mir nicht zu helfen. Wenn ich das Ganze schleifen ließe, würde ich nie den Punkt erreichen, an dem ich schlank und dadurch glücklich wäre.

Mama war inzwischen beim Wäschebügeln. Diese Gelegenheit nutzte ich aus, um wieder ins Badezimmer zu huschen. Innerhalb weniger Sekunden riss ich mir die Kleidung vom Leib und stellte mich auf die Waage. Ich schaute auf die Zahl, die mir angezeigt wurde. Mir schossen die Tränen in die Augen. Das durfte nicht wahr sein! Von den zwei Kilos, auf die ich so stolz war, war nun fast ein Kilo wieder drauf. Das Gefühl des Stolzes, das ich vorhin noch hatte, verschwand spätestens jetzt komplett. Ich hasste mich so sehr für das, was ich getan hatte, dass mich die Gefühle übermannten. Mir liefen die Tränen über die Wangen. Ich war die Woche doch so stark und diszipliniert gewesen! Ich hatte doch so gekämpft! Ich hatte doch so oft unglaublichen Hunger und Appetit! Ich hatte doch so oft gefroren! Und die Hälfte davon sollte jetzt einfach umsonst gewesen sein? Ich hätte mir den langen Weg zur Bücherei sparen können und auch die frühen Joggingrunden vor der Schule. Es fiel mir so schwer, morgens aus dem Bett zu kommen, und doch hatte ich mich bei der Kälte nach draußen gequält und war meine Runde gelaufen. Doch all das sollte jetzt umsonst gewesen sein? Stattdessen hätte ich auch einfach zu Hause sitzen bleiben und meine Milchbrötchen essen können. Weitere Tränen liefen mir übers Gesicht. Ich hatte bitterlich versagt. Ich fühlte mich hundeelend.

Zu diesem Zeitpunkt konnte ich nicht wissen, dass ich nicht ein Kilo zugenommen hatte, sondern das Gewicht vom unverdauten Milchbrötchen und dem Wasser in meinem Magen herrührte. Für mich fühlte es sich in dem Moment wie eine riesengroße Schande an. Ich hatte versagt.

Während ich tränenüberströmt und enttäuscht auf die Waage schaute, klopfte Mama gegen die Tür. Sie schrie: „Das darf doch nicht wahr sein, Jacqueline! Was machst du denn schon wieder im Bad? Andere im Haus müssen auch auf Toilette! Komm da jetzt sofort raus!“ Ich stieg von der Waage, zog mich schnell an und öffnete die Tür. Mama stand immer noch da, schaute und patzte mich an. Sie machte mir unmissverständlich klar, dass das Bad nicht mir allein gehörte und ich es deshalb nicht vereinnahmen durfte. Ihre Worte konnte ich kaum ertragen, weil man mir gerade noch mehr Fehler aufzeigte. Ich wünschte mir so oft, dass man mir mal sagte, wie toll ich wäre und dass man mich einfach lieb hatte. Doch stattdessen hatte ich das Gefühl, sowieso nur alles falsch zu machen. Ich hielt das nicht aus, rannte an Mama vorbei, die Treppe hinauf und direkt in mein kleines Zimmer. Viel mehr als ein Bett, ein Kleiderschrank und ein Schreibtisch befand sich darin nicht. Ich warf mich aufs Bett, drückte mein Gesicht ins Kissen und weinte. Nachdem ich eine Weile einfach so dalag, kam ich irgendwann ein wenig zur Ruhe. Ich setzte mich hin und betrachtete das Chaos in meinem Zimmer. Alles lag kreuz und quer auf dem Boden, meinem Schreibtisch oder war in irgendwelche Ecken gestopft. Spielzeug gab es nicht mehr. Das hatte ich bereits mit neun Jahren auf den Dachboden verbannt, weil ich beschlossen hatte, dass ich zu alt dafür war. Ich wollte erwachsen sein. Deswegen waren die Wände mit Postern behangen und meine Klamotten lagen verstreut auf dem Boden – ebenso wie meine Bücher, Schuhe und all der Krimskrams.

Ich schaute mich um und mein Blick blieb bei meinem „Melissa-Buch“ hängen. Ich griff danach und fühlte direkt, wie es mir Halt gab. Melissa machte mir immer wieder Mut und erinnerte mich daran, was wirklich wichtig war. Ich blätterte zu der Stelle, an der Melissa von ihren starken Gelüsten und Verlangen nach Essen berichtet hatte. Sie war jedoch stolz darauf, diesen Gelüsten nicht nachzugeben. Anfangs schien es ihr ebenfalls schwergefallen zu sein, am Mittagstisch nichts mitzuessen und nach der Schule am Kiosk keine Tüte mit Süßigkeiten zu kaufen. Das zu lesen, brachte mir meine Motivation zurück. Melissa fiel die Umstellung anscheinend auch nicht gerade leicht! Das Wichtigste war jedoch, dass man sich immer wieder darauf konzentrierte, was man erreichen wollte, nicht aufgab und immer

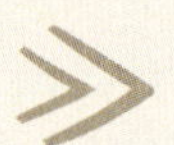

Warum sagt mir niemand, dass er mich lieb hat. Ich bin so eine Versagerin!

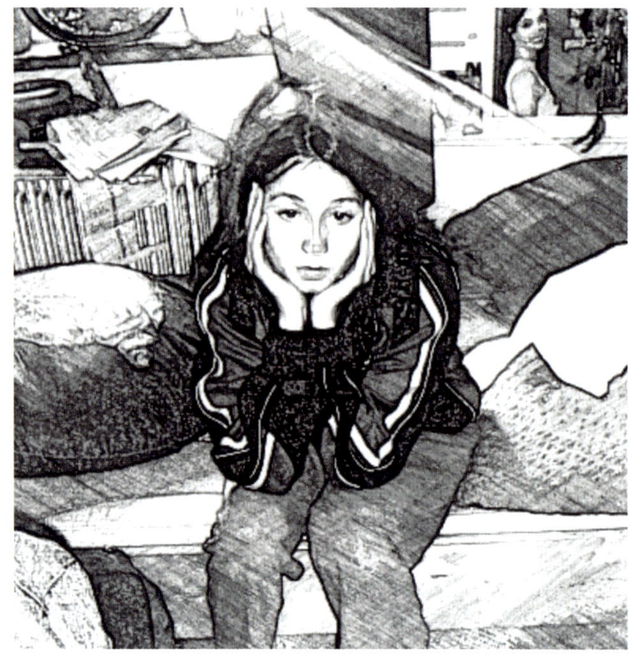

weitermachte. „JA! Das ist es! Ab jetzt werde ich stärker sein und weiter eifrig mein Ziel verfolgen! Ich werde morgen noch ein bisschen eher aufstehen, damit ich zwei Runden joggen kann! Auch wenn es mit Sicherheit sehr schwer und sehr anstrengend werden wird. Aber ich werde kämpfen bis zum Schluss! Ich werde es schaffen, komme, was wolle! Außerdem werde ich morgen das Frühstück auslassen!“ Auch wenn ich schon wusste, dass Mama das nicht akzeptieren würde. Aber auch dafür hatte ich bereits einen Plan. Ich würde Mama einfach erzählen, dass wir in der Kunststunde morgen gemeinsam frühstücken. Diese Tricks hatte ich von Melissa gelernt. Sie berichtete oft davon, wie sie den Diskussionen aus dem Weg ging, indem sie sich Geschichten und Ausreden einfallen ließ. Mal hat sie in der Schule gegessen oder eben bei einer Freundin. „Ja, das war eine sehr gute Idee! Ich werde morgen das Frühstück weglassen und eine zusätzliche Runde laufen gehen.“

Ich war mir sicher, dass ich mit diesem Plan schnell dieses eine Kilogramm wieder loswerden würde, das ich durch das Milchbrötchen zugenommen hatte. In dem Moment musste ich darüber sogar ein bisschen lächeln. Denn ich fühlte mich gerade viel stärker als meine alten Gelüste. Vielleicht hatten sie mich dieses eine Mal um den Finger gewickelt, aber das würde mit Sicherheit nicht nochmal so schnell passieren. Denn ich war stärker! Ab morgen würde ich es allen zeigen! Die alten Gelüste würden mich nie mehr so schwach machen wie heute Abend.

Was Melissa schaffte, würde ich auch schaffen. Ich war so dankbar für dieses heilige Buch! Denn jedes Mal gab mir Melissa Halt, wenn ich mich schwach fühlte oder es mir nicht gut ging.

Sie war zu meiner besten Freundin geworden – und das, obwohl wir uns noch nie gesehen hatten. Ich fragte mich, ob wir vielleicht auch im echten Leben irgendwann Freundinnen werden würden.
In der darauffolgenden Nacht träumte ich davon, wie Melissa und ich gemeinsam durch den Park joggten, und davon, wie sie mich weiter motivierte. Jedes Mal, wenn ich Seitenstiche bekam, nahm sie meine Hand und zog mich einfach weiter. Meine Seitenstiche verschwanden dadurch und das Laufen fühlte sich immer leichter an. Ich hatte das Gefühl zu schweben, obwohl mir das Joggen eigentlich sehr schwerfiel. Hand in Hand rannten wir durch den Park und lachten dabei. Niemand konnte uns sagen, was wir tun oder lassen sollen. „Niemand wird jemals wieder denken, dass wir schwach sind.“ Wir waren so viel schlauer und stärker als alle anderen und wir hatten vor allem eines: UNS. Wir rannten an meinen Klassenkameraden vorbei, die uns hinterherschauten und bewunderten, wie schnell wir liefen. Sarah versuchte noch, uns hinterherzurennen, doch nach kurzer Zeit musste sie stehen bleiben, weil sie Seitenstiche und zu wenig Luft bekam. Melissa und ich schauten uns an und mussten lachen. Wir lachten so laut und stark, dass wir uns kaum wieder beruhigen konnten …

Mein Kampf gegen das Essen wurde jetzt härter. Essen wurde mit dem starken Gefühl verknüpft, dass es eine Niederlage war. Ich war bereit, alles zu geben, um mein Ziel zu erreichen. Mein Leben wurde zu einem riesengroßen Kampf. Alles drehte sich nur noch um das Abnehmen und darum, möglichst viele Kalorien zu verbrennen. Ich entwickelte Techniken, Ausreden und Tricks, um nicht essen zu müssen, und meine Lügen, Ausreden und Geschichten wurden immer kreativer. Das bestärkte mich auch in dem Gefühl, stark und unabhängig zu sein. Denn ich allein hatte die Kontrolle über die Situation.

Ich nahm weiter ab. Das Wiegen war zur täglichen Routine geworden. Oft sogar mehrmals am Tag. Zeigte die Waage mal etwas mehr an als das Mal davor, dann konnte ich mit dem Gefühlsausbruch kaum umgehen. Ich wurde panisch und Angst durchströmte meinen Körper. Ich verbrachte viel Zeit im Badezimmer meiner Oma Christel, weil dort die Waage genauer war als die zu Hause. Wenn die Waage bei Oma Christel allerdings mal mehr anzeigte als die bei meinen Eltern, dann brach eine Welt für mich zusammen! Das Gefühl, das mich dann durchfuhr, ist schwer in Worte zu fassen! Eine Mischung aus purer Hilflosigkeit, Angst, Wut und Trauer, mit der ich überhaupt nicht klarkam. Und das alles oft nur für 200 g mehr auf der Waage! „Hatte ich mich selbst betrogen? Dachte ich, schon weiter zu sein, als ich es eigentlich war? Ich hatte doch mein Gewicht penibel genau in meinem Tagebuch aufgeschrieben. Sollte ich meinen Fortschritt durchstreichen?“ Diese albernen 200 Gramm lösten so viel Stress in mir aus und ich konnte nicht tatenlos zusehen, ohne Gegenmaßnahmen zu ergreifen.

Wenn ich im Badezimmer meiner Oma sah, dass die Zahl höher war als die, die ich sehen wollte, versuchte ich alles, um sie wieder runterzubekommen. Ich wollte mir auf keinen Fall eine Niederlage eingestehen müssen, die meinen hart erkämpften Erfolg schmälerte. Ich versuchte sogar, durch einen extralan-

Die ganze Anstrengung war komplett umsonst!

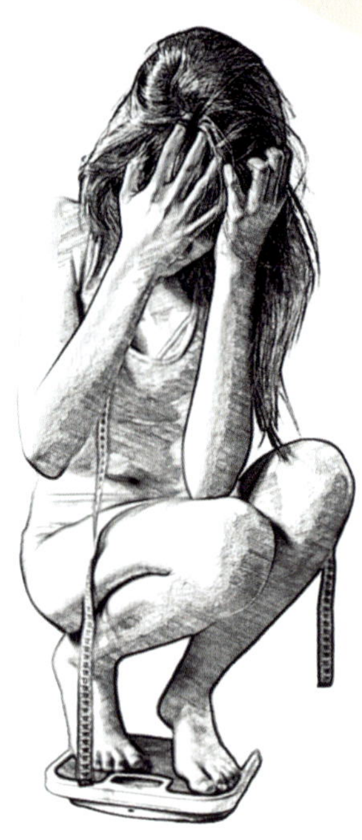

gen Gang zur Toilette Gewicht zu verlieren. Es gab Versuche, Gewicht zu verlieren, indem ich hunderte Male hintereinander ins Waschbecken spuckte. Das wohl Skurrilste war, dass ich mir ein Stück meiner Haare abschnitt. Meinen Speck hätte ich mir am liebsten auch weggeschnitten. Oft fasste ich ihn an und überlegte, was passieren würde, wenn ich ihn einfach mit einer Schere wegschneiden würde. Wenn wir bei Oma zu Besuch waren, verbrachte ich quasi die ganze Zeit auf der Toilette und damit, die Zahl auf der Waage irgendwie schrumpfen zu lassen. Das Gute war, dass mich niemand richtig vermisste. Alle saßen im Wohnzimmer oder draußen zusammen und unterhielten sich. Außerdem gab es zwei Bäder. Wenn dann doch jemand fragte, was ich so lange auf der Toilette machte, antwortete ich einfach, dass ich die Schminke von Tante Janne testete. Damit gaben sie sich meistens zufrieden. Durch Melissas Buch kam mir eines Tages eine „geniale" Idee. Sie beschrieb darin, dass sie sich Abführmittel aus der Apotheke besorgte. Das hatte ich mich bisher nicht getraut, aber ich konnte mir sehr gut vorstellen, dass Oma welche hatte. Also durchsuchte ich den Medizinschrank im kleinen Bad und fand auch tatsächlich welche. Das löste Freude und Erleichterung in mir aus, denn es fühlte sich so an, als wäre ich damit meinem Ziel und auch Melissa noch ein Stückchen nähergekommen. Ich hatte keine Ahnung, wie es sich anfühlen würde, das Abführmittel zu nehmen, aber ich wollte es herauszufinden. Noch bei Oma schmiss ich mir die erste Tablette ein und wartete ungeduldig ab. Ich konnte es kaum erwarten, dass etwas passierte. Dadurch sollte doch endlich die Zahl auf der Waage wieder sinken. Der durchschlagende Effekt kam erst, als wir zu Hause waren, und von nun an hatte ich ein neues Geheimnis, das nur ich allein kannte und das mir niemand wegnehmen konnte. Wenn ich zu viel gegessen hatte, nahm ich ab sofort einfach eine Tablette. Dennoch musste ich sparsam damit umgehen, denn ich konnte bei Oma immer nur ein paar davon mitnehmen. Ansonsten wäre es zu auffällig geworden, ich traute mich ja nicht, allein in die Apotheke zu gehen. Zusammen mit meiner Disziplin, dem Joggen und den Tabletten hatte ich nun das Gefühl, dass mich niemand mehr aufhalten konnte.

Essen löste mittlerweile Panik in mir aus. Daher wollte ich auch nicht mehr mit meinen Eltern am Tisch zusammensitzen. Ich wusste, dass sie mich beobachteten. Mit Papa war nicht zu spaßen. Und wenn er der Meinung war, dass ich zu wenig aß, dann würde er sehr sauer werden. Er würde bestimmt niemals versuchen, mich zu verstehen. Daher vermied ich das gemeinsame Essen, so gut es ging, indem ich mir Lügen und Ausreden einfallen ließ. Mal war mir schlecht, mal war ich krank, mal hatte ich bereits in der Schule gegessen, indem ich eine Essensmarke von einer Freundin bekommen hatte. Natürlich kam ich damit nicht immer durch und nicht selten gab es deswegen Streit am Tisch. Ich wusste aber auch immer, dass mir niemand etwas anhaben konnte. Denn selbst wenn ich mal zu viel essen sollte, würde ich danach einfach meine Abführtablette nehmen. Niemand hatte mehr Kontrolle über mich und ich wollte das auch nie wieder zulassen. Ich war fest entschlossen, mein Ziel zu erreichen – komme, was wolle! Dafür war ich bereit, jeden anzulügen und mich von jenen zu distanzieren, die sich mir in den Weg stellen wollten. Verstehen würde mich sowieso niemand. Außer Melissa.

WAS IST WIRKLICH PASSIERT?

Für einen Außenstehenden, der nicht selbst betroffen ist, ist das alles wahrscheinlich sehr schwer zu verstehen. Man fragt sich schnell: Wieso tut man sich all das an? Wie kann es so weit kommen, dass in unserer westlichen Gesellschaft jemand hungert, der eigentlich in einer absoluten Fülle lebt? Wie kann es sein, dass Menschen mit den Folgen einer Unterversorgung leben? Wie kann es sein, dass Menschen sogar künstlich ernährt werden müssen? Wieso fangen Menschen nicht an zu essen, wenn ihre Organe bereits an den Folgen ihrer Essstörung versagen?

Ich habe vor Kurzem ein Video einer jungen Frau gesehen, die nur noch ca. 30 kg wog. Sie erzählte von ihrer Krankheit und ihrem Leidensweg und ihrem größten Wunsch, endlich wieder gesund zu werden. Dieses Video wurde von vielen Menschen angesehen und ich bin mir sicher, dass die meisten dachten: „Ja, dann iss doch einfach!" Doch so leicht ist das leider nicht! Wenn man sich in diesem Kreislauf befindet, geht es schon lange nicht mehr ums Essen oder Hungern. Es geht vielmehr um das Gefühl, dass das Hungern in einem auslöst. Aber natürlich auch um das Gefühl, dass das Essen auslöst. Denn Hungern und Essen sind beide stark mit Emotionen verknüpft. Sie allein bestimmen, ob du dich entweder stark und erhaben oder schwach und minderwertig fühlst. Natürlich wusste auch das Mädchen in dem Video, dass sie sich selbst kaputt macht und ihr Leben gefährdet. Doch das Gefühl, minderwertig zu sein, ist subjektiv viel schlimmer, als krank zu sein.

Ich habe oben beschrieben, wie es dazu kam, dass ich nach und nach zu hungern begann. In meinem Kopf habe ich mir diesen einen Tag erschaffen, an dem ich endlich glücklich sein und mich endlich annehmen könnte. Ich verband mit „Schlanksein“ das Gefühl, „wertvoll zu sein“. Außerdem war ich fest davon überzeugt, dass ich beliebt sein und man mich bewundern würde, wenn es endlich so weit wäre.

Zu Beginn eines gestörten Essverhaltens ist das Bedürfnis nach Anerkennung unglaublich stark, sodass es das eigene Verhalten dominiert und steuert. Daher fallen viele Frauen in Essstörungen, die zuvor eine gewisse Ablehnung erfahren haben. Diese kann in der Familie, der Schule, durch den Partner, die erste große Liebe oder aber auch in Form von Mobbing auf der Arbeit auftreten. Der Wunsch nach Anerkennung ließ auf meinem Leidensweg niemals nach. Ebenso wenig wie die Sehnsucht, endlich geliebt und bewundert zu werden, die immerzu in meinem Kopf präsent war.

Ein Gefühl kam jedoch neu hinzu: die Kontrolle, stärker sein zu wollen als alle anderen. Dieses Verlangen dominierte von Beginn an in meinem Kopf und ich wollte mir nicht mehr vorstellen, es loszulassen. Das Hungern bescherte mir nämlich das Gefühl, überlegen und erhaben zu sein. Davor hatte ich mich sehr schwach und klein gefühlt. Ich habe immer zu anderen aufgesehen. Doch durch das Hungern habe ich das Ganze auf der emotionalen Ebene gedreht und mich über die Personen gestellt, die ich sonst bewunderte. Ich beobachtete sie oft dabei, wie sie Süßigkeiten aßen und belächelte sie innerlich. Dadurch fühlte ich mich überlegen und stärker als alle anderen. Das Gefühl der

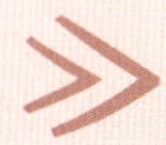

Wenn ich HUNGERE
und DISZIPLINIERT bin,
werde ich ABNEHMEN
und endlich von allen
BEWUNDERT!

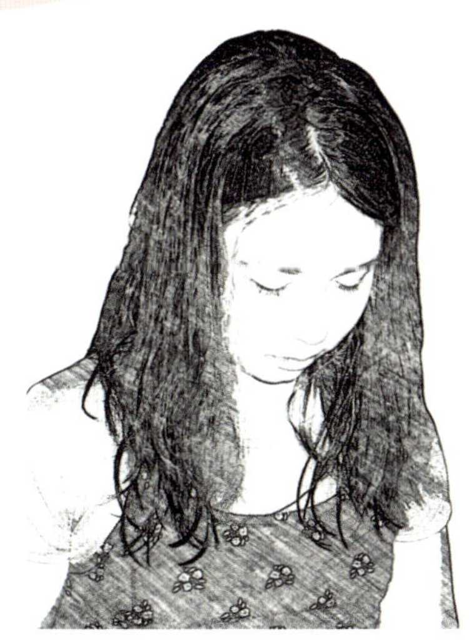

Stärke habe ich immer dann empfunden, wenn ich hungrig war, und begann es regelrecht zu genießen. Hunger war ein Zeichen für mich, dass ich stark und unbesiegbar war. Ich war sogar stärker als meine körperlichen Bedürfnisse. In meinem Bewusstsein war ich damit sehr viel stärker als alle anderen, denn sie alle aßen in meinen Augen schlechte Lebensmittel, die sich aus vielen Kalorien zusammensetzten.

Ein weiteres Glücksgefühl gab mir das Abnehmen. Wenn ich sah, dass die Zahl auf der Waage niedriger wurde oder mir meine Sachen nicht mehr passten, empfand ich Stolz und ebenso das Gefühl der Erhabenheit. Gefühle, die ich bisher nicht kannte und die mich von da an beflügelten. Ich hob, regelrecht ab und diese kleine Zahl auf der Waage war jedes Mal meine Bestätigung, dass niemand mich von meinem Weg abbringen würde.

Passierte jedoch das Gegenteil und aß ich zu viel, fühlte ich mich elend. So, als hätte ich mich selbst betrogen. Ich fühlte mich schwach, klein und wertlos, sodass ich für nichts anderes Motivation aufbringen konnte und sich alles sinnlos anfühlte. Ich konnte in diesem Zustand keine Freude empfinden, auch nicht für Dinge, die mir früher Freude gebracht haben. Ich hatte das tiefe Gefühl in mir, diese Freude nicht verdient zu haben. Zu sehr zwang mich das Gefühl des vermeintlichen Fehlverhaltens in die Knie. Das Gefühl war so unerträglich, dass ich es direkt wieder loswerden musste, und ich schmiedete Pläne, wie ich mein Fehlverhalten wieder ausgleichen konnte. Die Pläne brauchte ich, sie gaben mir Halt. Meine einzige Möglichkeit, um aus diesem Tief wieder herauszukommen, war, wieder stark und diszipliniert zu sein, zu hungern und Sport zu machen.

Man befindet sich in einem Kreislauf, der unheimlich schwierig zu durchbrechen ist, weil die starken, unerträglichen Gefühle einen immer wieder zurückziehen. Selbst wenn man es für kurze Zeit herausschaffen würde, würde man wieder nachgeben, weil die Gefühle nicht aushaltbar sind. Das ist der Grund dafür, warum man nie den Punkt erreichen kann,

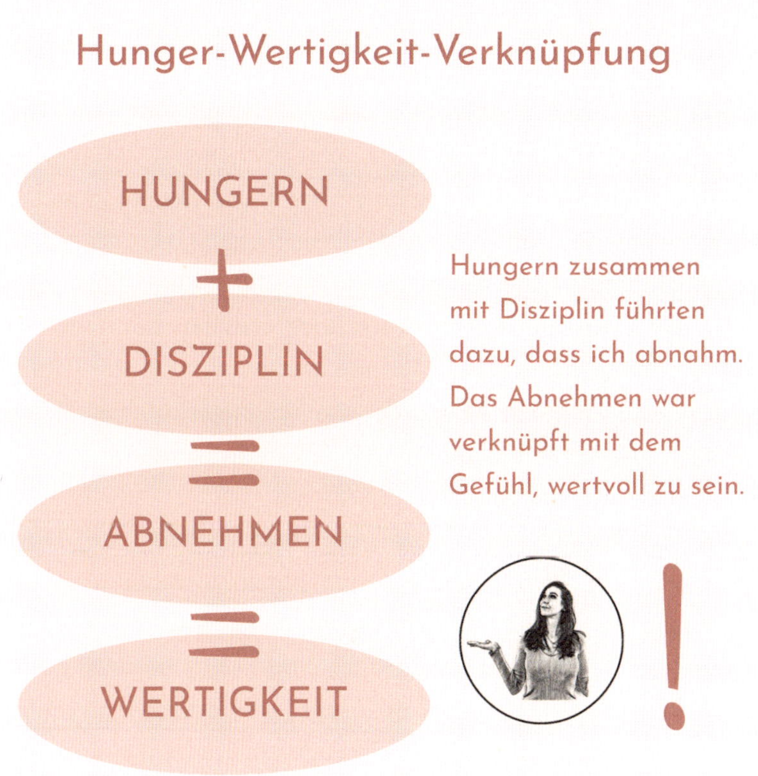

an dem man glücklich und zufrieden ist, selbst wenn man seine Ziele auf der körperlichen Ebene und die angestrebte Zahl auf der Waage erreichen würde.
Der Kreislauf kann nicht einfach durchbrochen werden, weil sich tief im Unterbewusstsein verankert hat, dass man nur dann wertvoll ist, wenn man stark und diszipliniert ist. Außerdem sind die damit verbundenen Emotionen mit Hungern und Abnehmen verknüpft.

Für einen Außenstehenden ist schwer zu begreifen, wieso die junge Frau aus dem Video nicht einfach wieder essen kann. Sie würde nicht daran zerbrechen, dass sie plötzlich ein paar Kilos mehr auf der Waage hätte. Nein, es geht viel tiefer! Man würde ihr ihre Selbstbestimmung nehmen sowie das wenige künstliche Selbstbewusstsein und die wenige künstliche Stärke, die sie sich aufgebaut hatte. Denn daran hält sie so sehr fest und daran hängt ihr Leben. Das Ganze ist zerbrechlich wie hauchdünnes Glas, das bei der kleinsten falschen Handlung zerbricht. Diese Gefühle können sich anfühlen, als würde man an ihnen ersticken. Sie sind zu stark und können nicht einfach verdrängt werden.

Hinzu kommt, dass man sich komplett mit dem Thema Essstörung identifiziert hat und gar nicht mehr weiß, wer man ohne diese Essstörung eigentlich ist.

Auch ich stellte mir damals die Frage, was wäre, wenn ich das alles wieder aufgeben würde Sollte ich zurück in meine trostlose kleine Welt? Sollte ich zurück zu dem Gefühl, ein „Niemand“

zu sein? Sollte ich die Kontrolle über mein Leben wieder abgeben? Sollte ich mir selbst wieder beweisen, dass ich schwach bin? Sollte ich meinen Tag X aufgeben, an dem endlich alles gut sein würde? Natürlich konnte ich nicht wieder zurück in diese Welt, in der ich wieder die kleine traurige Jacqueline wäre, der niemand etwas zutraute. Nein! Meine neue Identität konnte und wollte ich nicht mehr aufgeben.

4.
HÄTTE ICH NUR ENDLICH DEN PERFEKTEN KÖRPER, DANN KÖNNTE ICH MICH LIEBEN!

Damals hatte ich keine Ahnung, welche Ausmaße das Ganze noch annehmen sollte und dass es erst der Anfang eines langen Leidenswegs war, bei dem mein Körper und das Essen im Fokus standen. In meinem Leben drehte sich weiter alles um das Thema Abnehmen und die tiefe Sehnsucht nach einem perfekten Körper. Danach kam lange nichts mehr, dann irgendwann meine Freunde, erst weit danach die Schule und alle anderen Interessen. Ich konnte mich den ganzen Tag damit beschäftigen darüber nachzudenken, wie ich weiter abnehmen, Kalorien einsparen oder mehr Sport machen konnte.

Seit meinem ersten Nachdenken übers Abnehmen waren zwei Jahre vergangen. Papa kontrollierte mittlerweile mein Gewicht und drohte mir damit, mich in die Klinik zu stecken, wenn ich mit meinen Hirngespinsten nicht bald aufhörte. Es gab deswegen sehr oft Streit zu Hause. Aber eigentlich machte mir das nicht so viel, denn es war eine Bestätigung und Beweis dafür, dass man meine optische Veränderung wahrnahm. Das wiederum erfüllte mich mit Stolz und Stärke. Früher war ich innerlich vom Streit zu Hause zutiefst getroffen worden, heute machte er mich zwar immer noch traurig, aber die Situation konnte mir lange nicht mehr so viel anhaben! Und wenn es doch mal zu schlimm wurde, ging ich einfach joggen oder machte neue Diätpläne.

Ich hatte mir inzwischen ein starkes Gefühl von Sicherheit und Stärke aufgebaut, sodass mir niemand so schnell mein Geheimnis wegnehmen konnte. Ich konnte mit allem viel besser umgehen und nichts zwang mich mehr so schnell in die Knie. Denn egal, was um mich herum passierte, ich erinnerte mich immer daran, dass ich mich einfach nur auf mein Ziel konzentrieren musste, falls mal etwas zusammenbrechen würde. Ich wusste, dass ich mir jederzeit die Kontrolle über mein Leben zurückholen konnte. Dieser Weg funktionierte tatsächlich. Meine neue Stärke und auch meine neue Figur sorgten dafür, dass ich plötzlich die Aufmerksamkeit erhielt, die ich immer wollte. Ich hatte inzwischen 10 kg abgenommen, war aber noch lange nicht an meinem Ziel angekommen. Dennoch hatte ich jetzt schon das Gefühl, sehr viel wertvoller zu sein als vorher. Auch in der Schule fühlte ich mich überlegen. Mit meiner neu gewonnenen Stärke wurde ich zum Klassenclown und tanzte meinen Lehrern auf der Nase herum. Wenn ich das Gefühl hatte, dass mich jemand nicht mochte oder mich verletzten wollte, feuerte ich mit Sprüchen

drauflos und wies alle in ihre Schranken. Der Spieß hatte sich also gedreht. Denn plötzlich schauten meine Klassenkameraden zu mir auf und ich galt als die „coole, freche“ Jackie, die immer nur Blödsinn machte und sich von niemandem etwas sagen ließ. Das gefiel mir. Auch die Jungs begannen sich für mich zu interessieren und so bekam ich endlich meinen ersten Freund. Er hatte mich gefragt, ob ich mit ihm gehen wollte, und nicht umgekehrt. Natürlich hatte ich ja gesagt, denn ich wollte nicht mehr die Einzige in der Klasse sein, die mit niemandem ging.
Die Situation rund um das Thema Essen und meinen Körper entspannte sich ein wenig. Ich verlor zwar nie die Gedanken an die Kalorien und wusste immer noch ganz genau, welche Lebensmittel ich essen durfte und welche nicht, jedoch änderten sich meine Prioritäten. Ich begann, mehr Zeit mit meinen Freunden und meinem Freund zu verbringen und genoss deren Anerkennung und Aufmerksamkeit.
Zwar war ich nun für alle die starke und selbstbewusste Jackie, jedoch konnte man mich immer noch mit einer falschen Bemerkung über mein Aussehen oder meiner Figur aus der Fassung bringen. Es reichte schon ein „schräger“ Blick, um mich zu verunsichern und wieder in ein tiefes emotionales Loch zu stürzen. Natürlich zeigte ich niemandem, wie verletzlich ich eigentlich war. Ich überspielte diese Gefühle sehr gerne, indem ich andere Personen verbal angriff, schlecht über sie redete oder nach außen zeigte, dass mir niemand etwas anhaben konnte. Innerlich jedoch war ich dann so sehr verletzt, dass meine ohnehin starken Selbstzweifel immer wieder neu auflebten. Ich machte mir daraufhin stundenlang Gedanken, ob etwas nicht mit mir

Ihr könnt mir nichts mehr anhaben!

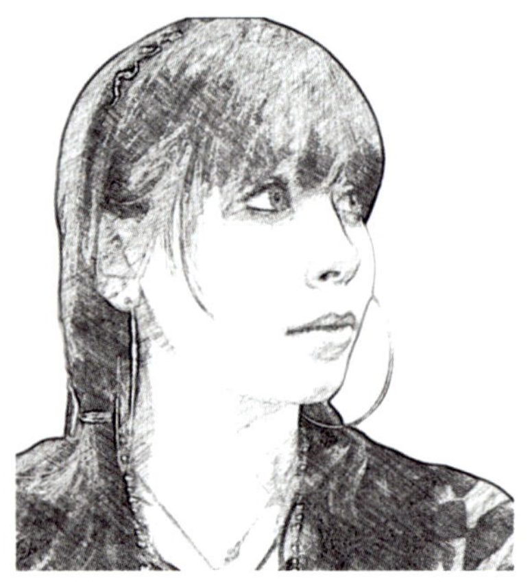

stimmte, ob ich merkwürdig oder dumm rüberkam oder ob ich sogar komisch oder hässlich aussah.

Als mein erster Freund wieder mit seiner Ex-Freundin zusammenkam, reagierte ich nicht mit Trauer, sondern mit Kampf. Ich machte mich vor allen anderen über ihn lustig und redete ihn schlecht, denn ich musste meinen Schutz aufrechterhalten. Nichts im Außen konnte mich brechen. Komme, was wolle, ich war nicht mehr die kleine Jacqueline!

So lebte ich eine ganze Weile in meiner selbst erschaffenen Welt. Ich genoss den Respekt und die Anerkennung und ließ mir von niemandem mehr etwas sagen. Meinen Körper mochte ich jedoch immer noch nicht. Nach wie vor musste ich an die Worte von Mama und Oma denken, dass ich einfach nicht die Genetik dazu hätte, wie Sarah auszusehen. Ich kämpfte auch weiterhin gegen meine Essensgelüste und meinen Körper, jedoch hungerte ich nicht mehr täglich. Auch konnte ich wieder an andere Dinge denken, wie zum Beispiel an meine Freunde. Obwohl die Situation zu Hause immer noch belastend für mich war, kam ich ganz gut damit zurecht. Ich flüchtete oft zu meinen Freunden. Ich hatte es nämlich satt, mich ständig dem Streit zu Hause auszusetzen. Stattdessen beschloss ich, mich auf mein Leben zu konzentrieren.

Als ich 13 Jahre alt war, trennten sich meine Eltern. In mir brach eine Welt zusammen, als mein Vater mir kurz davor anvertraute, dass er in die Großstadt ziehen werde. Der in diesem Moment empfundene Schmerz war der größte und tiefste Schmerz, den ich bis dahin in meinem jungen Leben empfunden hatte. Ich bezog sofort alles auf mich und gab mir die Schuld an

der Trennung. Es war wie eine Bestätigung, dass ich nicht wertvoll genug war. Nicht wertvoll genug, dass man bei mir bleiben wollte! Der Gedanke ließ mich nicht mehr los. Mein Leben fühlte sich so sinnlos an und ich fiel in eine tiefe depressive Phase. Ich konnte meine mühsam gewonnene Stärke nicht mehr aufrechterhalten und versuchte, aus dieser Situation zu fliehen, indem ich begann, immer öfter Alkohol mit meinen Freunden zu trinken und so wenig wie möglich zu Hause zu sein. Das gefiel meiner Mutter natürlich ganz und gar nicht und wir gerieten oft aneinander und stritten uns.
Zu dieser Zeit war ich nicht gerne allein, denn dann kamen der Schmerz und all die Selbstzweifel hoch. Um ein bisschen Lebensfreude zu haben, trank und aß ich am Wochenende mit meinen Freunden. So konnte ich wenigstens für den Moment den Schmerz vergessen, der sich in mir ausgebreitet hatte wie ein Parasit. Wenn ich bei meinen Freunden war, war ich eine andere Person. Weder sprach ich über meinen tiefen Schmerz, noch zeigte ich ihn jemandem. Da ich mit dem Hungern aufgehört hatte und mir dadurch die Bestätigung durch das Abnehmen und die Anerkennung für mein Aussehen fehlten, musste ich sie mir nun auf anderen Wegen suchen. So begann ich damit, mich zu schminken, meine Haare zu färben und mich sexy zu kleiden. Das funktionierte prima, wurde unheimlich wichtig für mich und zu meinem neuen Halt. Ich war dadurch wieder etwas wert. Nur in der Schule lief es überhaupt nicht mehr, denn ich hatte alles satt. Die Lehrer predigten mir ständig, dass ich mich mehr anstrengen, aufpassen und meine Hausaufgaben machen sollte. Ich war allergisch darauf, dass man mir sagte, ich wäre nicht gut genug, und

entsprechend rebellierte ich massiv gegen meine Lehrer und die Schule. Ich verweigerte bewusst meine Hausaufgaben oder kam extra unpünktlich zu den Unterrichtsstunden. Meine Lehrer bekamen außerdem deutlich zu spüren, dass mir all das egal war und dass mir niemand etwas zu sagen hatte. Die Folge war, dass meine Mutter häufig zu Gesprächen eingeladen wurde und mein Verhalten zu rechtfertigen versuchte. Jedoch endete es damit, dass ich die Klasse wiederholen musste. In meiner neuen Klasse fiel ich vor allem durch mein Styling auf. Ich war dadurch von Anfang an eine Außenseiterin. Meine neuen Mitschüler wussten natürlich nicht, wie es in mir aussah und nahmen mich als arrogant, eingebildet und seltsam wahr. Damit verlor ich all die mühsam aufgebaute Anerkennung wieder und fiel zurück in die altbekannte Erfahrung von Ablehnung, Ausgrenzung und Mobbing. Das trug dazu bei, dass die Schule für mich noch unerträglicher wurde. Mir grauste jeden Tag davor, dort hinzugehen. Oft hatte ich solche Angst vor der Ablehnung, dass ich Ausreden suchte, um nicht zur Schule gehen zu müssen. Meine größte Angst zeigte sich wieder – nämlich nicht gut genug und wertvoll zu sein und nicht geliebt zu werden. Und so war jeder Tag für mich ein Kampf.

Durch den vielen Alkohol und die vielen Essorgien mit meinen Freunden hatte ich sichtlich zugenommen. Das machte mir zusätzlich sehr zu schaffen. Auch meine Selbstzweifel und mein Selbsthass hatten wieder deutlich zugenommen. Ebenso nahmen die Gedanken, dass ich mich nicht mochte, erneut einen sehr großen Raum in meinem Leben ein. Papa war bereits weggezogen und wir hatten nur noch sporadisch Kontakt. Mit Mama stritt ich mich ständig, meistens wegen der Schule oder weil ich kaum zu Hause war, aber auch wegen allen möglichen Dingen. Und so hatte ich wieder das Gefühl, die Kontrolle zu verlieren. Ich konnte weder meine Mitschüler noch meine Eltern dazu bringen, mich zu lieben und wertzuschätzen, und so suchte ich wieder meine Antworten im Abnehmen.

Ich hatte es ja schon einmal geschafft, schlank zu sein und dafür gemocht zu werden! Durch diese Anerkennung war ich doch so stark geworden. Das wollte ich wieder erleben. Ich wollte genau dahin zurück. „Wie konnte ich nur all das so vernachlässigen? Wie konnte ich es zulassen, dass ich wieder zunahm? Hatte ich denn vergessen, was die Abnahme und die Kontrolle mir alles gegeben hatten? Hatte ich vergessen, wie stark und unabhängig ich dadurch wurde?“ JA! Ich war fest entschlossen, erneut eine Diät zu starten. Sie würde alles wieder verändern. Alle würden sehen, wie stark und diszipliniert ich sein konnte – sogar die Lehrer würden mich bewundern. Diesmal würde ich den absoluten Traumkörper erreichen und erst aufhören, wenn ich wirklich an meinem Ziel angekommen wäre. Ich würde erst mit dem Abnehmen aufhören, wenn ich wirklich zufrieden mit mir wäre. Ich würde diesmal so selbstbewusst und stark sein, dass mir niemand mehr etwas anhaben könnte!

WAS IST WIRKLICH PASSIERT?

Das harte Kämpfen und das dauerhafte Quälen meines Körpers führten dazu, dass ich endlich abnahm und sich meine Anstrengungen und Bemühungen auszahlten. Dadurch wurde meine größte Sehnsucht nach Bewunderung und Anerkennung erfüllt. Ich fühlte mich stark und konnte für eine Weile das Gefühl der Wertlosigkeit erfolgreich verdrängen. Mein emotionales Loch, das ich in mir trug, wurde ein Stück weit vorübergehend gefüllt und ich fühlte mich nicht mehr ganz so leer wie vorher.

Doch immer, wenn wir versuchen, unser emotionales Loch mit Dingen im Außen zu füllen, dann verlieren wir eigentlich die Kontrolle darüber und über uns selbst. Denn wir machen uns dadurch von den Dingen im Außen abhängig. Den Weg wählen leider sehr viele Menschen. Bei ihnen macht es den Anschein, als seien sie stärker als zuvor und hätten die Kontrolle über ihr Leben übernommen. Doch der Schein trügt, denn die Kontrolle im Außen nimmt schnell überhand und endet nicht selten in einem Kontrollverhalten oder gar Kontrollzwang. Das Kontrollverhalten resultiert immer aus einem inneren Kontrollverlust und der großen Angst davor, die Kontrolle über sich selbst zu verlieren.

Ich hatte mir eine unechte und fiktive Stärke aufgebaut, indem ich alles und jeden um mich herum versuchte zu kontrollieren. Dadurch vermied ich es hervorragend, meinen eigenen Kontrollverlust erleben zu müssen. Der beste Weg hierfür war der, mich selbst zum Klassenclown zu machen. Ich hatte versucht, den Spieß herumzudrehen, denn wenn man Stärke nach außen zeigt, laut ist und niemanden an sich heranlässt, hat man das Gefühl, dass niemand einem diese Stärke wegnehmen kann. Mitmenschen bekommen dadurch dasselbe Gefühl und so wird die um sich herum gebaute Mauer größer und stärker. Je lauter, aufmüpfiger und kontrollierender ein Mensch also ist, umso mehr können wir davon ausgehen, dass er versucht, seine an den Tag gelegte Stärke aufrechtzuerhalten. Allerdings zeigt das nur, dass er sehr große Angst hat, verletzt zu werden. Die um mich errichtete Mauer erweckte, von außen betrachtet, den Anschein, dass ich selbstbewusst und stark geworden war. Auch ich wollte mir diese Lüge fest einreden. Doch das nach außen gezeigte Selbstbewusstsein war nie mein echtes. Es stand lediglich auf einem Fundament von Selbsthass und Angst. Sehr deutlich kann man das daran erkennen, dass ich nicht die Stärke besaß, vor meinen Lehrern zuzugeben, dass ich mich aufgrund meiner Probleme gerade nicht auf die Schule konzentrieren konnte und mit dem Lernstoff nicht mehr hinterherkam. Stattdessen zeigte ich ihnen lieber, dass mir alles egal war und mir niemand etwas anhaben konnte. Ebenso erkennt man dies daran, dass ich mich über andere Menschen lustig machte und sie herabsetzte, bevor sie mir zeigen konnten, dass ich nicht wertvoll war.

Mobbing

Im Nachhinein tut es mir leid, dass ich einige Menschen verletzte, schlecht behandelte, mich über sie lustig machte oder beleidigte. Nachdem ich mein hier beschriebenes Verhalten verstanden hatte, brauchte ich eine Zeit, um mir selbst zu vergeben. Heute weiß ich, dass es eine Schutzstrategie war. Anders hätte ich die Situation damals nicht ausgehalten. Ich habe die aufgesetzte Stärke gebraucht, weil ich meine innere Brüchigkeit nicht aushalten konnte. Ich möchte mich an dieser Stelle bei jedem Einzelnen entschuldigen, den ich nicht gut behandelt habe!

Solltest du dich im Thema „Mobbing“ wiederfinden, egal auf welcher Seite, dann mache dir bitte bewusst, dass dieses Verhalten eigentlich immer nur auf einer tiefen Unsicherheit und Angst basiert. Niemand, der mit sich zufrieden ist und ein wahres Selbstbewusstsein besitzt, muss sich diese Form der Kontrolle holen. Kein Mensch auf dieser Welt, der mit sich im Reinen ist, macht einen anderen Menschen runter oder stellt sich gar über ihn.

Meine Unsicherheit und mein aufgesetztes Selbstbewusstsein erkennt man außerdem daran, dass ich übermäßig viel Wert auf mein Äußeres legte. Ich war abhängig von der Bestätigung und Anerkennung von außen, um meine innere Leere zu füllen und das Gefühl von Wertlosigkeit nicht fühlen zu müssen.
In unserer Gesellschaft erfahren leider häufig die Menschen Anerkennung und Wertschätzung, deren Äußeres einem Schönheitsideal entspricht. Viele orientieren sich daran, eifern dem nach und versuchen Idealen zu entsprechen. Auch ich bin diesem Vorbild hinterhergerannt, um mein inneres Loch durch Dinge im Außen gefüllt zu bekommen.
Denke gerne mal an einen Hund. Er ist vollkommen abhängig von der Liebe, die du ihm schenkst und dem Futter, das du ihm gibst. Entziehst du ihm dies, indem du ihn allein in der Wohnung zurücklässt, dann wird er verhungern und auch an der fehlenden Zuwendung zugrunde gehen. Genauso funktioniert unser emotionales Loch. Wenn es nicht mehr von der Außenwelt mit Bestätigung und Anerkennung gefüttert wird, dann haben wir das Gefühl zu verhungern.

Ich bin nicht gut so wie ich bin
aus dem Auslöser entstandene (oft auch unterbewusste) Gedanken
Ich muss perfekt aussehen
Suche im Außen nach Anerkennung
fehlende Bestätigung
aus den Reaktionen entstehende Emotionen
Scham, Selbsthass
aus dem Selbsthass entstehende Schlussfolgerung

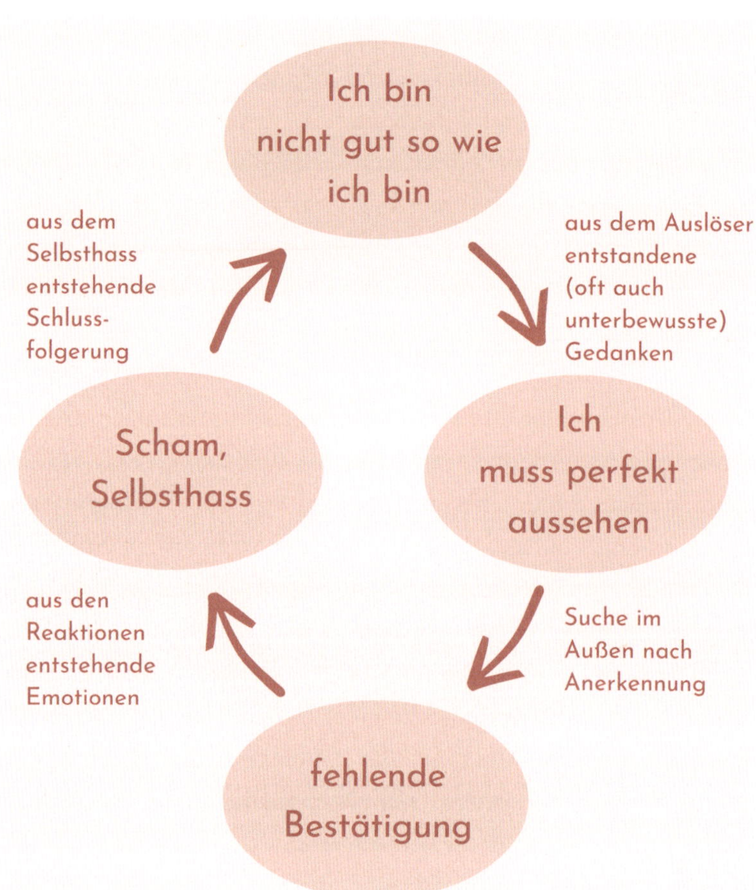

Ich war abhängig von der Bestätigung und Anerkennung im Außen, um meine eigene innere Leere zu füllen und das Gefühl von Wertlosigkeit nicht fühlen zu müssen.

Am häufigsten werden Bestätigung und Anerkennung im Schönheitswahn, Erfolg oder Geld gesucht. Einfach, weil das die Themen sind, für die man in unserer Gesellschaft viel Anerkennung und Bestätigung erhält und wodurch sich unser inneres Loch am schnellsten füllen und füttern lässt. Frauen und heranwachsende junge Frauen suchen Halt und „füttern" ihr inneres emotionales Loch besonders gerne mit den Themen *Schönheit, Aussehen, Klamotten, Haare, Makeup, perfekter Körper usw.*

Ich sehe all das nicht als etwas Schlimmes an. Nur, wenn wir es nutzen, um uns über diesen Weg wertvoller zu fühlen.

Auch für mich hat dieser Weg lange gut funktioniert. Dennoch war alles nur oberflächlich, weshalb man mich mit nur einem kritischen Wort oder Satz zu meinem Aussehen vollkommen aus der Bahn werfen konnte. Es hat sogar schon gereicht, wenn jemand nur mein Outfit kritisierte, um meine vermeintliche Stärke wegbrechen zu lassen. Um sie mir zurückzuholen, reagierte ich mit Gegenangriffen.

Als Papa mir erzählte, dass Mama und er sich trennen werden, ist meine unechte Stärke zum ersten Mal zusammengebrochen. Durch diese Nachricht sind all meine Urängste und mein Urschmerz aktiviert worden und ich hatte keine Chance mehr, meine vermeintliche Stärke mit irgendetwas im Außen aufrechtzuerhalten. Zudem bezog ich diese Entscheidung auf mich und dachte, dass ich es nicht wert wäre, dass man bei mir blieb. Der Schmerz über die Trennung meiner Eltern berührte direkt meine Urwunden tief in meinem Unterbewusstsein. Nachdem ich zusätzlich die Ablehnung und Ausgrenzung meiner neuen Klasse erfuhr, fiel die neue und „starke" Jackie komplett in sich zusammen und die kleine und verletzte Jacqueline wurde wieder sichtbar. Für mich fühlte es sich so an, als hätte ich unglaublich große Rückschritte gemacht. Doch dem war nicht so! Es wurde lediglich sichtbar, was die ganze Zeit über da war und von mir nur krampfhaft verdrängt wurde. Ich verlor die Kontrolle, die ich so sehr aufrechterhalten wollte.

Ich fiel tief in ein Ohnmachtsgefühl – ein Gefühl, das ich bereits kannte – und suchte verzweifelt nach irgendeinem Halt. Also beschloss ich, mir den Halt und die Kontrolle wieder dort zu holen, wo ich sie schon einmal für mich entdeckt hatte: im Abnehmen und dem Körperperfektionismus.

5. VOM KONTROLLWAHN ZUM KONTROLLVERLUST

Ich war fester entschlossen als je zuvor. Diesmal würde ich so lange eine strenge Diät machen, bis ich wirklich zufrieden mit mir war. Ich wollte wieder genauso streng und diszipliniert sein wie beim letzten Mal. Nur würde ich mich diesmal nicht mehr ablenken lassen. Ich machte mir heftige Vorwürfe und empfand große Wut auf mich selbst. Ich meinte, nicht nur mich, sondern auch Melissa verraten zu haben: Sie hätte sich niemals so ablenken lassen!

Ich hatte das Gefühl, bitter versagt zu haben. Ich wäre es nicht wert gewesen, Melissas Freundin zu sein. Sie war stark, diszipliniert und stand für ihre Träume und Ziele ein. Ich hingegen war einfach schwach, undiszipliniert und hatte, wie auch sonst immer, versagt und schämte mich. Aber das sollte ab sofort wieder ein Ende haben.

Wieder war ein neuer Diätplan beschlossene Sache. Ich wollte nur noch wenig und die Lebensmittel essen, die kaum Kalorien hatten. Ein Glück, dass ich mich inzwischen so gut damit auskannte. Ich wusste ganz genau, welche Lebensmittel wie viele Kalorien hatten, welche ich essen durfte und welche nicht. Niemand konnte mir da etwas vormachen.
Wenigstens hatte ich nicht mit dem Sport aufgehört, denn ich hatte mich vor einer Weile mit meiner Freundin in einem Fußballverein angemeldet. Zwei Mal die Woche hatten wir Training und am Wochenende häufig noch ein Spiel. Das gab mir die Sicherheit, dass ich mich regelmäßig bewegte. Ich wollte aber trotzdem zusätzlich wieder morgens joggen. Immerhin war ich deswegen früher so stolz auf mich gewesen.
Ich plante meinen neuen Ernährungs- und Trainingsplan bis ins kleinste Detail. Dabei fühlte ich mich unheimlich stark und hatte das Gefühl, dass ich so wieder selbstbewusst und unabhängig werden würde. Ich wollte nur noch die Hälfte von dem essen, was ich momentan aß, und auf Süßigkeiten und Ähnliches verzichten, aber nicht auf den Alkoholgenuss zusammen mit meinen Freunden. Ich konnte an den Abenden unter dem Einfluss von Alkohol ICH sein und Blödsinn machen, ohne drüber nachzudenken, wie andere darüber denken, und alle meine Sorgen vergessen. Ich war mir aber sowieso sicher, dass es ausschließlich das Essen war, das dafür sorgte, dass ich zunahm, und nicht der Alkohol.

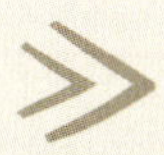

Der Alkohol und meine Freunde geben mir das Gefühl, frei sein zu können!

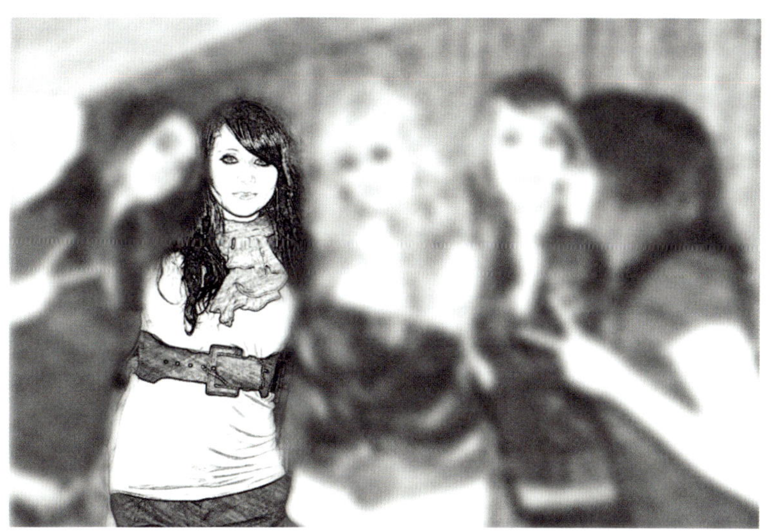

KAPITEL 5

MEINE NEUE DIÄT

Die erste Woche war erfolgreich geschafft und ich war stark und diszipliniert gewesen. Ich hatte das Gefühl, wieder zu mir gefunden zu haben. Dennoch empfand ich starke Wut auf mich selbst, weil ich alles nicht mehr ernst und wichtig genommen hatte. Die Wut trieb mich gleichermaßen an und sorgte dafür, dass ich noch mehr dafür tat, damit das nie wieder passieren konnte. Ich hatte die Woche über sehr wenig gegessen, aber das Schöne war diesmal, dass es nicht so viele Diskussionen mit Mama gab, weil wir nicht mehr regelmäßig zusammen aßen. Papa konnte mir auch nichts mehr sagen, weil er nicht mehr da war, und ich ließ mir nicht mehr in meine Vorhaben reinreden. Die anderen hatten sowieso alle keine Ahnung, was mich glücklich machen würde und was nicht.

Ich hatte mich vorher auf die Waage gestellt, um alles genau dokumentieren zu können. Ein wenig ärgerte ich mich darüber, dass ich mich nicht mehr bei Oma Christel wiegen konnte, weil nach Papas Weggang Mama, Oma und Tante Janne den Kontakt zueinander abgebrochen hatten. Aber davon wollte ich mich nicht runterziehen lassen. Und wenn ich unsere Waage genau auf die richtige Fliese stellte, glaubte ich, dass sie in etwa das richtige Gewicht anzeigte. Häufig stellte ich mich mehrere Male hintereinander drauf, um zu sehen, welche Zahl am häufigsten vorkam. Diese musste dann die Richtige sein. Am liebsten wollte ich die Waage für immer genau auf diesem Punkt stehen lassen und wurde panisch, wenn ich aus Versehen dagegen kam, denn dann konnte es passieren, dass die Waage 100 g mehr anzeigte und ich gar nicht mehr wusste, was nun richtig und was falsch war. Auch das löste Wut und Verzweiflung in mir aus. Das Allerschlimmste war jedoch, wenn Mama die Waage unter den Schrank geschoben hatte. Ich hasste es, wenn mir jemand in irgendeiner Art und Weise dazwischenfunkte. Wenn die Waage richtig lag, hatte ich in dieser Woche wieder gut 1 kg abgenommen. Ich freute mich darüber, aber gleichzeitig ging mir das zu langsam. Ich hatte beim letzten Mal 47 kg gewogen und jetzt war ich bei 55 kg. Noch vor einer Woche stand dort sogar eine 56. Das waren fast 10 kg mehr als zuvor. Ich konnte es selbst kaum fassen, wie schnell das passiert war. Das Abnehmen hingegen dauert immer so viel länger und ist so unfassbar anstrengend. Das Zunehmen ging im Vergleich dazu rasend schnell und wie von allein.

Ich wusste, dass ich diesmal ohne Abführmittel klarkommen musste, weil ich nicht mehr Omas Schrank plündern konnte. Das machte mir große Angst. Mein Erfolg war davon abhängig, ob ich stark und diszipliniert war oder nicht. Ich traute mich immer noch nicht in die Apotheke, um mir eigene Abführmittel zu kaufen. Zu groß war meine Angst, dass mich dort jemand sah oder erkannte. Ich hatte darüber nachgedacht zu sagen, dass sie für meine Oma wären. Einmal traute ich mich tatsächlich in die Apotheke und schlenderte dort herum. Als mich jedoch die Apothekerin ansprach und fragte, ob sie mir helfen könne, erschrak ich und lief schnell davon. Ich war mir auch nicht sicher, ob ich sie mir leisten konnte, da ich nur 15 Euro im Monat zur Verfügung hatte. Zu groß waren die Angst und Scham davor, dann doch sagen zu müssen, dass ich nicht genug Geld hatte.

Meine Lösung war mein fester Entschluss, einfach nichts mehr zu essen, was mich dick machen konnte. Dafür würde ich ab sofort Obst und Gemüse essen. Außerdem wollte ich nur noch so viel essen, dass ich gerade genug Kraft hatte, um Fußball spielen und joggen zu können. Wie schon zuvor zog ich mein Vorhaben streng durch, auch wenn es mir dieses Mal sehr schwerfiel. Ich hatte oft starke Essensgelüste und musste immer wieder an Schokolade, Milchbrötchen, Toast, Kakao und vieles mehr denken. In solchen Momenten versuchte ich, mich auf mein Ziel zu konzentrieren und die Gedanken und Gelüste zu verdrängen. Mein ganzer Tag drehte sich wieder darum, was ich aß, wann ich aß, wie ich am besten noch mehr Kalorien verbrennen und wie ich stark bleiben konnte, um meinen Gelüsten nicht nachzugeben. In meiner Vorstellung kämpfte ich wie eine Löwin für ein besseres Leben. So sehr wünschte ich mir, wieder wertvoll, respektiert und geliebt zu werden.

Ich belog meine Mutter, quälte mich jeden Tag durch den Tag, hatte wenig Energie und dachte gefühlt immer an Essen. Der Erfolg kam rasch. Ich nahm schnell ab und bekam wieder die Aufmerksamkeit, die ich mir wünschte. Meiner Meinung nach war das der Grund, weshalb ich auch wieder einen Freund fand. Ich war wirklich verliebt in ihn und wir verbrachten viel Zeit miteinander. Ich war unheimlich stolz darauf, wenn er mir über den Rücken streichelte und mir sagte, dass man jeden einzelnen Wirbel ertasten konnte. Genau das war es, was ich wollte. Ich wollte leicht und zierlich sein. Ich tat zwar so, als wäre es mir unangenehm, aber genoss es in Wirklichkeit sehr, wenn man sich Sorgen um mich machte. Ich wollte am liebsten nur noch mit ihm zusammen sein und meine ganze Zeit mit ihm verbringen. Bei ihm fühlte es sich so an, als könnte ich all meine Probleme und meinen Schmerz vergessen. Die vielen Umarmungen und eine unbeschwerte gemeinsame Zeit war ich nicht gewohnt, ich hatte sogar das Gefühl, süchtig danach zu werden. Wenn ich mal nicht in seiner Nähe war, rief ich ihn an und ersehnte den Moment, an dem ich wieder zu ihm konnte.

Mein Tag drehte sich nur noch um Essen, Abnehmen, Sport und meinen Freund – bis zu dem Tag, an dem er Schluss machte, weil er mit einer anderen zusammenkam. Für mich war es das Schlimmste, was mir passieren und man mir antun konnte. Ich fiel in ein tiefes Loch und hatte schlimmen Liebeskummer. Wieder mal riss mir eine Trennung den Boden unter den Füßen weg. Mein Freund war mein Zufluchtsort geworden und jetzt war er plötzlich nicht mehr da. Jetzt war nicht mehr viel in mir, außer dieser sehr tiefe Schmerz, mit dem ich nicht umgehen konnte.

Zeitgleich hatte sich meine beste Freundin ebenfalls von mir abgewandt. Sie hatte plötzlich eine andere gemeinsame Freundin offiziell zu ihrer neuen besten Freundin ernannt. Sie konnte mir den Grund dafür nicht genau nennen. Ich hatte das Gefühl, dass sie genug von mir hatte oder ich ihr zu langweilig geworden war. Auch hierin sah ich wieder die Bestätigung, dass ich nicht gut genug war.

Nach diesem Verlust versuchte ich wieder, in meiner Diät einen Halt zu finden. Aber ich fühlte mich diesmal deutlich erschöpfter und hatte nicht mehr so viel Kraft. Das Leben machte mich unheimlich müde, weil es nur noch anstrengend und enttäuschend war. Trotzdem versuchte ich, nicht aufzugeben und weiterzukämpfen. Auch in dieser Situation fiel ich in alte Muster zurück und begann, mich an den Wochenenden mit meinen Freunden zu betrinken, um den Schmerz zu vergessen.

DER KONTROLLVERLUST

Dieses Wochenende sollte Papa kommen. Es war jetzt ungefähr ein Jahr her, dass er ausgezogen war. Wir hatten sehr wenig Kontakt, weil ich immer noch schwer mit der neuen Situation umgehen konnte. Ich wusste nicht, ob ich mich darüber freuen sollte oder nicht. Ich hatte eher das Gefühl, weinen und gleichzeitig schreien zu müssen. Ich vermisste ihn, aber gleichzeitig war ich unfassbar traurig, enttäuscht und wütend, dass er gegangen war und mich mit dem ganzen Schlamassel allein zurückgelassen hatte. Ich redete mir ein, dass ich ihm egal war und er sich nur für seine neue Familie interessierte. Inzwischen hatte er nämlich eine Freundin, die drei Kinder mit in die Beziehung brachte. Sie alle wohnten auch schon zusammen und für mich fühlte es sich so an, als hätte er uns einfach ausgetauscht.

Als Papa kam, war es schwer für mich. Gleichzeitig freute ich mich sehr darüber. Ich war ja gerade angeschlagen wegen der Trennung von meinem Freund und des starken Schmerzes und Liebeskummers. Aber ich riss mich zusammen und bemühte mich, die Zeit mit ihm und meinen Bruder zu genießen. Doch die Harmonie hielt nicht lange an, denn auch für Papa war die Situation anscheinend sehr belastend. Die Anspannung führte schnell dazu, dass sich mein Bruder und mein Vater, wie gewohnt, stritten. Auch wenn ich versuchte, aus der Situation zu fliehen, funktionierte es diesmal nicht ganz so einfach wie früher. Papa folgte mir nämlich in mein Zimmer, um mir wütend zu verkünden, dass wir ganz schreckliche Kinder wären und er froh sei, bald wieder in seinem neuen Zuhause zu sein. Puh … Diese Worte hatten gesessen! Sie trafen mich so tief, dass ich die Kontrolle über meine Gefühle verlor.

Kurze Zeit darauf fuhr Papa zurück in sein neues Zuhause und ich blieb zurück mit meiner Leere. Ich saß in meinem Zimmer und kam gar nicht mehr klar. Selbst meine Diät, die mir sonst immer Halt gab, interessierte mich gerade überhaupt nicht mehr. Was sollte das alles noch bringen? Papa würde es doch so oder so nicht interessieren, wenn ich an meinem Ziel angekommen wäre, weil ich abgenommen hatte. Nichts würde sich daran ändern, dass mich niemand in seinem Leben haben wollte. Niemand wollte länger mit mir zusammen sein und alle verließen mich eh früher oder später.

Ich wusste nicht wieso, aber genau in diesem Moment musste ich an Schokolade denken. Es war aber viel mehr als nur ein Gedanke. Das Ganze schien komplett real zu sein! Ich konnte plötzlich Schokolade riechen und diesen leckeren und intensiven Geschmack in meinem Mund schmecken. Als wäre wirklich gerade ein Stückchen davon in meinem Mund. Ich konnte die Süße schmecken und haargenau fühlen, wie sie ganz langsam in meinem Mund anfing zu schmelzen, und mir lief das Wasser im Mund zusammen. Wie ferngesteuert stieg ich aus meinem Bett und machte mich auf den Weg in die Küche. Dort angekommen, riss ich sofort den Schrank mit den Süßigkeiten auf. Zwar vermied ich es eigentlich, nur in seine Nähe zu kommen, da er zu meinem Feind geworden war, doch gerade jetzt war er mein einziger Freund, der mich trösten konnte. Ich griff in den Schrank und zog die Schokolade mit den kleinen Nussstücken heraus. Diese liebte ich besonders. Mittlerweile zitterte ich vor Nervosität, denn ich konnte es kaum erwarten, endlich in die Schokolade zu beißen. Natürlich durfte Mama von all dem nichts mitbekommen. Also machte ich die Schranktür leise wieder zu und schlich, mit der Schokolade in der Hand, wieder nach oben in mein Zimmer. Leise zog ich die Tür hinter mir zu, schloss sie ab und schob zur Sicherheit noch zusätzlich meinen Stuhl unter die Türklinke. Das machte ich gerne, wenn ich nicht wollte, dass jemand reinkam, obwohl ich ungestört sein wollte. Ich wollte auf keinen Fall, dass Mama oder mein Bruder mich in diesem Moment stören konnten. Kaum war die Tür geschlossen, riss ich das silberne Papier auf, in das die Schokolade immer so schön eingewickelt war, um dann genüsslich in mein erstes Stückchen zu beißen. Es war der Himmel auf Erden! Direkt schossen Gefühle puren Glücks in mir auf. Ein Gefühl, dass ich schon lange nicht mehr empfunden hatte. Kurz darauf fühlte sich alles so leicht an und ein Gefühl des inneren Friedens stellte sich ein, das mich alles um mich herum vergessen ließ. In diesem Moment dachte ich nicht an Martin, meinen Ex-Freund, an Miri, meine beste Freundin, oder an Papa. Jetzt gerade gab es nur die Schokolade und mich.

Das erste Stückchen konnte ich noch genießen. Ich ließ es ganz langsam in meinem Mund schmelzen. Die Geschmacksexplosion, die durch meinen Körper strömte, fühlte sich so intensiv an, dass man wirklich glauben konnte, die Zeit würde für einen kurzen

Moment stillstehen. Das zweite Stückchen war schon weniger intensiv. Ich hatte es etwas schneller gegessen. Das dritte Stückchen konnte ich kaum noch wahrnehmen und ehe ich mich versah, hatte ich auch schon die ganze Tafel Schokolade verdrückt. Ich schaute runter auf meine schokoladenverschmierten Finger. Auf meinem Bett lagen nur noch die leere Silberfolie und einige Krümel. Ich fühlte mich wie in Trance und konnte mich kaum daran erinnern, was genau in den letzten zwei Minuten passiert war. Als ich wieder einigermaßen bei mir war, konnte ich nicht glauben, dass ich gerade eine ganze Tafel Schokolade gegessen hatte. Ich konnte nicht begreifen, wie das passieren konnte – als hätte ich es nicht bewusst gemacht, sondern wie schlafwandelnd. Es fühlte sich an wie eine Schockstarre, aus der ich langsam zurückkam. Als ich realisierte, was passiert war, überkamen mich Panik und Angst. Ich hatte mir selbst bestätigt, dass ich ein Witz war. Kein Wunder, dass mich niemand ernst nahm, und kein Wunder, dass niemand etwas mit mir zu tun haben wollte. Kein Wunder, dass alle nach kurzer Zeit genug von mir hatten. Ich war ekelhaft. Ich war peinlich. Ich war einfach ein Witz.

Die Stimmen in meinem Kopf wurden immer lauter und so unerträglich, dass ich dermaßen zu weinen begann, dass mir die Luft wegblieb. Was sich in den letzten Wochen, Monaten und Jahren angestaut hatte, brach nun aus mir heraus. Schmerz und Tränen wurden von Minute zu Minute schlimmer. Ich fing an zu zittern und hyperventilierte. Das wiederum verstärkte meine Angst. Ich hatte das Gefühl, keine Luft mehr zu bekommen. Mein Herz raste. Panisch versuchte ich mich zusammenzureißen, hatte aber das Gefühl, jetzt vollkommen die Kontrolle über mich verloren zu haben. Ich konnte mich nur noch aufs Bett fallen lassen und hoffen, dass es irgendwie aufhörte, und betete, dass der Schmerz so schnell wie möglich nachließe. Ich lag ungefähr 20 Minuten da, bis sich mein Atem einigermaßen beruhigt hatte und meine Tränen weniger wurden. Danach fühlte ich plötzlich nichts mehr. Eine tiefe Leere breitete sich in mir aus, ich fühlte mich wie ausgebrannt – erschöpft von mir und der Welt. Nach einer Weile setzte ich mich auf und starrte ins Leere. Mein Verstand kam langsam zurück und meine Gedanken fingen allmählich an, wieder zu arbeiten. Der erste klare Gedanke war der an das Abführmittel, das ich damals in so einem Fall immer genommen hätte. Der zweite Gedanke war ein starker Ekel vor mir selbst. So etwas wäre mir früher nicht passiert! Gleichzeitig fiel mir ein, dass ich ja gar keine Abführmittel dahatte. Und das, obwohl ich sie gerade jetzt doppelt und dreifach gebraucht hätte! Die hätte ich jetzt definitiv genommen, auch wenn ich dafür den restlichen Tag mit Schmerzen auf der Toilette verbracht hätte. In diesem Moment hätte ich alles dafür getan, um das Geschehene rückgängig zu machen. Ich wollte den Gefühlscocktail aus Selbsthass, Verurteilung, tiefer Trauer, Überforderung, Schuldgefühl, Einsamkeit und Panik einfach nur loswerden. Nur einen neuen und strengeren Diätplan zu machen, hätte nicht funktioniert. Dieses Gefühl war diesmal einfach zu heftig! Ich wusste, dass die Schokoladentafel 540 Kcal hatte. 540 Kcal, die ich einfach so in zwei Minuten in mich hineingestopft hatte! Selbst wenn ich morgen früh noch eine Runde mehr laufen würde, wären das gerade mal 300 Kcal, die ich mehr verbrannte. Das würde also niemals reichen! Wie sollte ich das denn bloß schaffen?

Wie kann ich das Ganze bloß wieder ungeschehen machen?

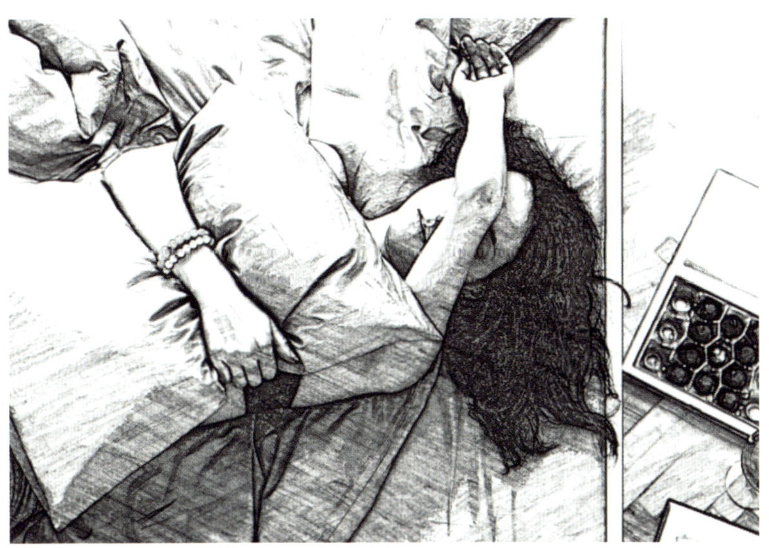

In meiner Verzweiflung fiel mir ein, dass sich Melissa mal in einer ähnlichen Situation befunden hatte. Zwar hatte sie keine ganze Tafel Schokolade verdrückt, das wäre ihr nämlich niemals passiert, aber es war ähnlich schlimm, denn ihre Mutter hatte sie gezwungen zu essen. Auch sie hatte damals keine Abführmittel mehr da und musste notgedrungen einen anderen Weg wählen: Sie steckte sich den Finger in den Hals.

Als ich nur daran dachte, überbekam mich Angst. Dennoch hielt ich kurz inne. Das könnte die Lösung sein, all das hier ungeschehen zu machen! Ich wusste aber auch, dass ich damit eine Grenze überschreiten und einen Schritt gehen würde, den ich bisher nie gehen wollte. Das hatte ich mir fest vorgenommen, als ich es damals bei Melissa gelesen hatte. Es war ein großer Unterschied für mich, ob ich eine strenge Diät machte, joggen ging, mal zwischendurch eine Abführtablette nahm oder ob ich mir tatsächlich den Finger in den Hals steckte. Denn alles, was ich bisher gemacht hatte, waren in meinen Augen Dinge, die auch gesunde Menschen taten. Es gab viele, die mal eine Diät machten, und es gab noch mehr, die Sport trieben, vorausgesetzt sie waren diszipliniert genug dafür. Auch Abführmittel konnten nicht so schlimm sein, wenn der Arzt sie meiner Oma gab. Ich hatte damit das Gefühl, das ich bisher nur Dinge getan hatte, die gesunde Menschen taten. Doch wenn ich mir jetzt den Finger in den Hals stecken würde, zählte ich von diesem Moment an zu den kranken Mädchen und zu denen, die eine Essstörung hatten. So sah ich mich nicht. Ich war nicht so schwach wie diese Mädchen – im Gegenteil. Ich war stark und hatte alles unter Kontrolle. Nur gerade jetzt nicht. Jetzt hatte ich die Kontrolle verloren und das konnte ich nicht leugnen. Es wäre also eine absolute Ausnahme und sowas würde mir nie wieder passieren! Wenn ich die Taktik von Melissa nur einmal anwendete, um das Ganze ungeschehen zu machen, würde es definitiv auch nur bei diesem einen Mal bleiben. Außerdem wäre das auch die Lösung dafür, dass ich morgen nicht dreimal so lange laufen gehen müsste, und ich könnte heute Abend auch beruhigt einschlafen.

Ich war fest entschlossen, dass ich das nur einmal machen würde und dann nie wieder: Mir wird das nie wieder passieren, dass ich so die Kontrolle über mich verliere. Es wird auch nie wieder passieren, dass ich ein zweites Mal darüber nachdenken muss, mir den Finger in den Hals zu stecken. Es sollte eine einmalige Sache bleiben. Das schwor ich mir. Mit diesen Gedanken öffnete ich meine Zimmertür, schlich die Treppe hinunter und ging ins Badezimmer …

WAS IST WIRKLICH PASSIERT?

Als ich wieder das Gefühl hatte, die Kontrolle über mein Leben zu verlieren, versuchte ich, sie erneut durch das Abnehmen zurückzuerlangen. Doch diesmal erreichte ich das gewünschte Ziel und meinen größten Wunsch nicht, da ich mich mitten in einer Situation der Ablehnung und Ausgrenzung durch mein Umfeld befand. Das verletzte mich tief und spiegelte mein in mir verwurzeltes Gefühl der Wertlosigkeit wider, das bereits seit langer Zeit in meiner unterbewussten und auch bewussten Überzeugung eingebrannt war. Das Gefühl der Ablehnung war daher wie ein Messer, das in meine eh schon offene Wunde stach.

Unsere tiefen inneren Überzeugungen und Verletzungen entstehen meistens schon früh in unserer Kindheit. Dabei sind sie uns in den meisten Fällen nicht einmal bewusst. Diese Seelenwunden hat jeder von uns und sie begleiten uns ein ganzes Leben, solange wir sie uns nicht ansehen und aufarbeiten. Melden sie sich zu Wort, dann lassen wir sie in den meisten Fällen unbeachtet oder wir ignorieren und verdrängen sie. Am besten funktioniert das Verdrängen mit Dingen im Außen, die schnell helfen und in Fülle zur Verfügung stehen. Alles ist recht, was dabei hilft, sich nicht damit beschäftigen und diese Wunde nicht fühlen zu müssen. Auch wenn die Lösungen im Außen die Symptome schnell lindern, helfen sie nur für eine gewisse Zeit. Die Wunde an sich wird nicht geheilt.

Das Ganze lässt sich vergleichen mit einem Pflaster, dass man auf eine offene Wunde klebt. Es wird die Wunde zwar überdecken und die Schmerzen für eine gewisse Zeit vergessen lassen, die Wunde an sich bleibt jedoch unbehandelt und heilt nur ganz schwer aus. Ist das Pflaster verbraucht, dann klebt man schnell ein neues weiteres Pflaster auf die offene Wunde. Handeln wir also genauso und „überkleben" unsere Seelenwunden immer wieder mit Dingen im Außen, ohne sie zu behandeln und zu bearbeiten, dann tragen wir sie ein Leben lang mit uns. Auf diese Weise werden wir uns selbst niemals bewusst kennenlernen können und nie verstehen, wie unsere Gefühle entstanden sind und woher sie kommen. Denn hinter jeder Seelenwunde steckt immer eine tiefe Sehnsucht, die erkannt und gestillt werden möchte.

Abnehmen und Diät – mein erstes Seelenpflaster

Das Abnehmen bzw. die Diät war damals mein Pflaster – ein Pflaster, basierend auf Kontrolle. Es half mir hervorragend dabei, die offene Wunde nicht fühlen zu müssen. Jedoch war das immer nur temporär und von kurzer Dauer. Anstatt genauer hinzuhören, um meine Seelenwunde zu erkennen und zu bearbeiten, hatte ich versucht, die Wunde zu ignorieren und zu überkleben, indem ich meinen Fokus auf meine Diät und meinen Körper legte. So hatte ich das Thema „Essen und Körper" einfach über meine Emotionen gelegt, die sich darunter befanden, denn es war viel einfacher und erträglicher für mich, sich den ganzen Tag mit dem Thema „Essen und Sport" zu beschäftigen als dem Gefühl der Wertlosigkeit hilflos ausgesetzt zu sein.

Auch wenn mich das Hungern, der Verzicht und die fehlende Lebensfreude schmerzten, war das alles immer noch besser als dieses Gefühl, über das ich keine Kontrolle hatte und mit dem ich nicht umzugehen wusste. Leider lernen wir in unserer Gesellschaft in den meisten Fällen nicht, wie wir mit Gefühlen umgehen können, und deshalb fühlen wir uns ihnen oft hilflos ausgeliefert. Der einfachste Weg ist deshalb die Verdrängung. Meine Wahl fiel auf das Pflaster des Diät- und Körperwahns.

Ich dachte zwar immer, dass ich mich nach einem schlanken Körper sehnte, der mich dann glücklich machen würde, jedoch steckte dahinter eine ganz andere Sehnsucht, die ich zum damaligen Zeitpunkt noch gar nicht verstehen konnte. Wenn ich ehrlich bin, muss ich zugeben, dass ich das damals auch gar nicht hätte verstehen wollen. Einfach, weil ich so besser mit der Situation umgehen konnte.

Meine eigentliche Sehnsucht war, in meiner vollen Ganzheit geliebt und angenommen zu sein. Ich wollte geliebt werden für mein pures Sein. Diese tiefe Sehnsucht tragen wir alle in uns. Wir wollen geliebt, anerkannt und akzeptiert werden, ohne dass unser Wert an Bedingungen geknüpft ist. Erfahren wir diese tiefe Liebe, Anerkennung und Annahme in unserer frühen Kindheit nicht, entsteht bereits hier schon eine tiefe Verletzung und Wunde, die wir unser Leben lang versuchen werden zu überkleben.

Mit der Aufmerksamkeit meiner Klassenkameraden, Freunde und meines Freundes konnte ich meine Seelenwunde für eine Weile überkleben und stillen. Ich empfand in dieser Zeit meine Angst und das Gefühl nicht mehr, nicht gut zu sein und nicht geliebt zu werden. Die Sicherheit, die mir mein Umfeld gab, ließ mich sogar dieses Pflaster, das ich vorher mit aller Kraft auf meine Wunde gepresst hatte, ein Stück weit lockern. Wenn nämlich die Wunde nicht mehr so stark blutet, benötigt man auch nicht mehr ein ganz so großes Pflaster. Daher rückten auch die Diät und das Abnehmen für kurze Zeit in den Hintergrund und spielten nicht mehr eine allzu große Rolle. Selbst die Aufmerksamkeit meiner Lehrer trug ihren positiven Teil bei, denn sie gaben mir das Gefühl, gehört zu werden. Auch wenn diese Aufmerksamkeit oft mit Vorwürfen verbunden war, bekam ich so das Gefühl vermittelt, dass ich wichtig war und man Interesse an mir hatte.

Als die Aufmerksamkeit und Anerkennung meiner Freunde und meines Freundes wegbrachen, wurde die tiefe Wunde wieder aufgerissen und war für mich kaum auszuhalten. Daher brauchte ich schnell mein starkes großes Pflaster zurück, das jetzt dringend erneut fest auf meine Wunde geklebt werden musste. Demzufolge startete ich eine neue Diät und drückte das neue Pflaster wieder so fest wie möglich auf meine Wunde. Ich hatte ja bereits die Erfahrung gemacht, dass das Pflaster groß und stark genug war, um die Wunde zu überdecken. Jedoch kam ein weiteres Problem hinzu. Dadurch, dass sich mein Vater immer mehr von mir entfernte, breitete sich gleichzeitig die Wunde des „Verlassenwerdens" in meinem Inneren aus. Auch wenn ich versuchte, es zu ignorieren, indem ich das Pflaster etwas mehr anzog und mich voll und ganz auf mein vermeintliches Ziel konzentrierte, reichte es nicht aus, um die Wunde komplett abzudecken. Sehr deutlich erkennt man meine tiefe Sehnsucht auch daran, dass mir das gemeinsame Trinken mit Freunden an den Wochenenden wichtiger war als mein Wunsch abzunehmen. Denn hier erlebte ich das Gefühl dazuzugehören und damit akzeptiert, anerkannt und gemocht zu werden. Aber das reichte nicht aus, um die tiefe Wunde heilen zu lassen sowie das emotionale Loch in mir zu füllen.

Essen – mein zweites Seelenpflaster

Wenn ich mit meinen Freunden zusammen war, konnte ich meinen Schmerz in dieser gemeinsamen Zeit ein Stück weit vergessen. Wir hatten Spaß zusammen, tranken Alkohol, aßen und nahmen das Leben einfach nicht so ernst. Ich empfand diese Zeiten immer als eine tiefe Erholung für meine Seele. Ich konnte durchatmen und alles vergessen, was sich um mich herum befand oder abspielte. Durch das Zusammensein mit meinen Freunden hatte ich das Gefühl, endlich angekommen zu sein. Und durch das gemeinsame Genießen von Lebensmitteln konnte ich endlich loslassen. So verband ich Essen mit dem Gefühl von Leichtigkeit und Freude. Hierdurch konnte ich vorübergehend einen Teil meiner Sehnsucht stillen, wodurch eine neue neuronale Verknüpfung in meinem Unterbewusstsein entstand und somit in meinem Unterbewusstsein verankert wurde. Bisher kannte ich ja nur das Pflaster des Abnehmens, hinter dem die Kontrolle und Disziplin standen. Doch jetzt gab es das neue Pflaster des Essens – verbunden mit Loslassen und Freude.

Beide Pflaster standen sich nun in paradoxer Weise gegenüber, halfen mir jedoch beide, mich besser zu fühlen. Auf der einen Seite hatte ich die Sehnsucht nach der Kontrolle und dem Gefühl der Stärke, auf der anderen Seite die Sehnsucht nach dem Loslassen durch das Essen. Die Sehnsucht nach Kontrolle und Disziplin war jedoch eindeutig stärker verankert, da ich bereits viele Monate die Erfahrung gemacht hatte, mich über diesen Weg stark und unabhängig zu fühlen. Aus diesem Grund wählte ich den altbewährten Weg der Kontrolle und konzentrierte mich voll und ganz auf meine Diät und das Abnehmen, wobei ich dennoch den starken Drang nach Essen verspürte. Essen war für mich inzwischen mehr geworden als nur Essen.

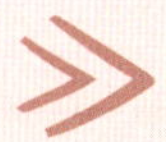

Essen, Kontrolle, emotionale Abhängigkeit

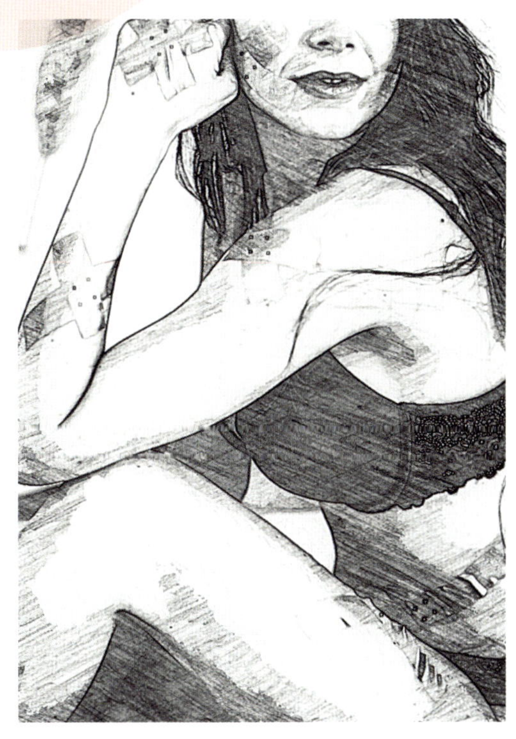

Emotionale Abhängigkeit – mein drittes Seelenpflaster

Zwar konnte ich mit meinem Weg des Kampfes weder meine seelischen Verletzungen heilen noch mein emotionales Loch füllen, dennoch hielt ich starr an ihm fest und verfolgte ihn noch lange weiter. Immerhin schaffte ich es, mein Pflaster stark genug auf die Wunde zu drücken und darüber hinaus sogar wieder abzunehmen, was mir letztendlich das Gefühl von Stärke zurückbrachte. Ich hatte wieder die Aufmerksamkeit der Jungs und fand so die Liebe, nach der ich mich so sehr sehnte. Ich verliebte mich das erste Mal – vor allem in das Gefühl, das mir jemand gab. Die Umarmungen, die Küsse und die Zuneigung, die mein Freund mir gab, stillten meine tiefe Sehnsucht nach Liebe und Anerkennung – und ich fiel damit in meine erste emotionale Abhängigkeit und verwechselte das Gefühl von Liebe mit dem inneren Durst nach Liebe. Erst viel später verstand ich, dass es ein großer Unterschied ist, jemanden zu brauchen oder jemanden zu lieben. Das aber ist ein anderes Thema, für das ich ein zusätzliches Buch bräuchte, um es eingehender beschreiben zu können ☺. Aber es ist wichtig zu verstehen, dass dieses Thema auf demselben Fundament des Selbsthasses aufgebaut ist und rein gar nichts mit wirklicher Liebe zu tun hat: Ich war süchtig nach der Liebe meines damaligen Freundes und brauchte sie, um meine innere Zerrissenheit und Leere nicht fühlen zu müssen. Seine Aufmerksamkeit und Zuneigung wurden zu einer Droge für mich, die ich benötigte, um mich gut zu fühlen. Ich wollte meine Zeit nur noch mit ihm verbringen und alles andere um mich herum war unwichtig.

Vergleichen wir diese Beziehung mit einer Sucht, dann stellt sich die Frage, was passiert, wenn man einem Drogenabhängigen plötzlich seine Drogen entzieht. Richtig, er fällt in ein tiefes Loch, hat Entzugserscheinungen, verliert das Gefühl der Leichtigkeit und des Glücks und empfindet wahrscheinlich nicht mehr viel außer Schmerz und Sehnsucht. Ähnlich kann man sich auch eine emotionale Abhängigkeit vorstellen. Die Droge, die mich meinen Schmerz vergessen ließ und mir das Gefühl von Leichtigkeit und Glück gab, wurde mir von heute auf morgen weggenommen, als mein Freund Schluss machte. Hinzu kam, dass er mir nicht nur meine Droge wegnahm, sondern auch das Messer direkt und tief in meine Wunde steckte, nämlich nicht wertvoll und nicht genug zu sein.

Mein Schmerz stand in keinerlei Relation zur Trennung. Es war nicht sein Verlust als Mensch, unter dem ich so stark litt, sondern der Verlust des Gefühls, das er mir gab. Ich hatte Angst, ohne ihn nicht mehr Leichtigkeit und Zuneigung spüren zu können.

Kontrollverlust – Auslöser

Alles brach über mir zusammen: Papa war gegangen, ich erfuhr Ausgrenzung und Ablehnung in meiner Klasse, meine beste Freundin hatte sich von mir abgewandt und mein Freund hatte Schluss gemacht. Ich wurde überflutet mit dem Gefühl, nicht wertvoll zu sein und nicht geliebt zu werden. Das Schwierige war, dass ich mir dessen weder bewusst war noch jemals gelernt hatte, wie ich mit diesen Gefühlen umgehen sollte. Auch hatte ich keine Ahnung, wie ich mir selbst Anerkennung und Wertschätzung geben konnte, um auf die äußeren Umstände nicht mehr angewiesen zu sein. Als einzige Lösung fiel mir ein, mich wieder mit aller Kraft an meine Diät zu halten – in der Hoffnung, dass ich so zurück zu meinem Gefühl der Unabhängigkeit und Stärke kommen konnte. Die Disziplin aufrechtzuerhalten, fiel mir deutlich schwerer als beim letzten Mal. Zu oft hatte mich mein innerer Schmerz schon in die Knie gezwungen und zu oft fiel ich mittlerweile in depressive Phasen, in denen ich kaum noch Motivation besaß. Die dahintersteckenden Sehnsüchte hatten sich bei mir eingebrannt und drängten sich in den Vordergrund. „Zum Glück" hatte ich ja jetzt noch zusätzliche Pflaster gefunden, an denen ich mich bedienen konnte, um mein Elend für einen Moment nicht zu spüren. Trotz der depressiven Phasen und der tiefen Verzweiflung kämpfte ich mich immer wieder raus aus diesem Loch und versuchte, mich an meinem Ziel festzuhalten – bis zu jenem Wochenende, an dem Papa kam.

Meine Verbindung zu Papa war sehr stark und ist nochmal gesondert zu betrachten. Denn Papa war direkt verbunden mit meinem Urschmerz und ein Teil der ersten Wunde, die in meiner Kindheit entstanden war. Aus diesem Grund sind unsere Eltern in der Regel immer direkt verknüpft mit unseren Urwunden.

Beziehung zu den Eltern

Vermutlich hast auch du die Erfahrung gemacht, dass deine Eltern viele Emotionen in dir auslösen. So kann es sein, dass wir oft Wut oder Enttäuschung für sie empfinden, aber im

selben Moment (unterbewusst) immer noch um ihre Liebe, Wertschätzung und Aufmerksamkeit betteln.
Machen dich deine Eltern oder ein Elternteil schnell sauer? Bist du schnell genervt? Fühlst du dich bevormundet? Bist du traurig, dass sie sich nicht genug für dein Leben interessieren? Machst du dich abhängig von ihren Meinungen? Empfindest du Wut oder Ablehnung, wenn du an deine Eltern denkst? Richtest du immer noch dein Leben nach ihnen aus? Bist du nervös, wenn sie zu Besuch kommen? Fühlst du dich unwohl, wenn sie in deiner Nähe sind?
Trifft nur eine dieser Aussagen auch auf dich und die Beziehung zu deinen Eltern zu, dann kannst du davon ausgehen, dass alte Wunden aktiv sind – alte Seelenwunden, die aus deiner Kindheit stammen und immer noch wehtun, wenn du mit ihnen in Kontakt kommst. Denn deine Eltern waren bei der Entstehung deiner Seelenwunden in deiner Kindheit dabei und sind mit deren Ursprung verknüpft. Darum können uns unsere Eltern so oft triggern, so schnell emotional beeinflussen oder Gefühle jeglicher Art in uns auslösen. Deine Beziehung zu deinen Eltern ist der beste und sicherste Indikator dafür, dass in dir noch eine Seelenwunde offen ist, die heilen möchte.

Als Papa an diesem Wochenende zu Besuch kam, wurde ich wieder mit all den Emotionen konfrontiert, die ich bis dahin versuchte, zu verdrängen und zu überlagern. Der tiefe Schmerz in mir, dass Papa mich verlassen hatte und ich für ihn nicht wertvoll genug war, um bei mir zu bleiben, wurde reaktiviert. Bis dahin war der Kontakt ziemlich eingeschränkt gewesen, weil ich mir eingeredet hatte, dass er jetzt eine neue Familie hatte. Das machte es leichter für mich, nicht ständig schutzlos meinen Verlustgefühlen ausgesetzt zu sein.

Doch an diesem Wochenende wurde ich schlagartig wieder mit all diesen Gefühlen konfrontiert. Dadurch, dass Papa uns auch noch zu Hause besuchte, wurde das Ganze verstärkt, denn hier waren wir einst eine Familie. Auch wenn nicht alles immer harmonisch gelaufen war, hatte ich nie die Hoffnung aufgegeben, dass irgendwann alles wieder gut werden könnte. Obwohl ich mit den Realitäten klarkommen musste, verschwand meine Sehnsucht nie vollständig. Tief in meinem Inneren hoffte ich immer noch, dass ich irgendwann diese Liebe, Anerkennung und Wertschätzung von ihm und Mama bekommen würde. Dieses Fünkchen Hoffnung erlosch restlos, als Papa sagte, er sei froh, von uns weg zu sein. Da ich eh schon massiv angeschlagen war, gab mir das den Rest. Meine Seelenwunden wurden so weit aufgerissen, dass mein Pflaster sie nicht mehr bedecken konnte. Da ich in dem Moment nicht mehr fähig war, eine Lösung zu finden, übernahm mein Unterbewusstsein die Kontrolle. Indem es mir helfen wollte, ließ es mich wie ferngesteuert zur Tafel Schokolade greifen, um mir Glücksgefühle, Leichtigkeit und Freude durch Essen bzw. Lebensmittel zu holen. Mein Unterbewusstsein hat automatisch dabei geholfen, meinen Schmerz zu neutralisieren. Diese Schutzmaßnahme erlebte ich wie ein Ohnmachtsgefühl und während dieser Zeit konnte ich meinen Schmerz nicht mehr fühlen. Als ich wahrnahm, was geschehen war, waren zwar die Schmerzen gelindert, jedoch kamen der Selbsthass und die

Selbstvorwürfe schlagartig zurück. Denn schließlich hatte ich nicht nur das Essen mit Glück verbunden, sondern ich verband Glück vor allem auch mit dem Gefühl, endlich schlank zu sein. Letzteres war mir wichtiger und deshalb übermannte mich das Gefühl, die Kontrolle darüber verloren zu haben. Da das jedoch mein Hauptziel bzw. meine Hauptlösung für ALLE meine Probleme war, konnte ich in dem Moment nicht anders und musste versuchen, das Geschehene ungeschehen zu machen ...

6.
ESSEN WIRD MEIN PURES LEBENSGLÜCK

Am nächsten Morgen hatte ich starke Halsschmerzen. Kurz darauf folgte die Erinnerung an gestern und der Gedanke: „Oh mein Gott! Wie konnte es so weit kommen? Wie konnte ich so dermaßen die Kontrolle verlieren?" Das Schlucken fiel mir schwer und mein Hals kratzte. Ich hatte sicherlich eine ganze Stunde im Badezimmer mit dem Kopf über der Toilettenschüssel verbracht. Ich verstand nicht, wieso es so schwierig war, mich zu übergeben. Bei Melissa hörte sich das so leicht an, aber bei mir war es gestern nur ein Kampf gewesen, der meine komplette Kraft und Energie gekostet hatte. Ich steckte mir immer wieder den Finger in den Hals und musste würgen, aber viel mehr passierte nicht. Mit den Fingernägeln hatte ich mir den Rachen aufgekratzt und mir kamen dabei die Tränen. Über eine Stunde hatte ich auf der Toilette verbracht, voller Verzweiflung, Schmerzen und Übelkeit. Es war furchtbar für mich, doch ich hatte mir geschworen, das Badezimmer nicht eher zu verlassen, bevor die Schokolade nicht aus meinem Körper raus war. Nach und nach war ein bisschen aus dem Magen herausgekommen, jedes Mal unter Tränen. Tränen der Erleichterung und Dankbarkeit, dass es funktionierte.

Anschließend legte ich mich völlig erschöpft, traurig und voller Selbsthass ins Bett. Ich versuchte zu schlafen, aber tausend Gedanken gingen durch meinen Kopf, die mich nicht zur Ruhe kommen ließen. Mit diesen Gedanken, den Halsschmerzen und der inneren Unruhe zwang ich mich aus dem Bett. Es musste weitergehen. Also versuchte ich, mich wieder darauf zu konzentrieren, stark und diszipliniert zu bleiben.

DIE NÄCHSTEN JAHRE

Die nächsten Jahre waren ein täglicher Kampf für mich. Jeden einzelnen Tag versuchte ich, stärker als meine Gelüste und als mein Essensdrang zu sein. Die meiste Zeit über schaffte ich es, meine aufgesetzte Disziplin aufrechtzuerhalten, und übergab mich eher selten – mit Ausnahme von den wenigen Malen, in denen es mir doch nicht gelang und ich mir dann den Finger in den Hals stecken musste. Meistens waren die Angst und der Respekt davor aber so groß, dass ich lieber auf das Essen verzichtete.

Ich verbrachte viel Zeit mit meinen Freunden und den Mädels vom Fußball, lernte mit vierzehn meinen ersten „richtigen“ Freund kennen und ging meine erste richtige Beziehung ein.

Schnell wurde er zu meinem Lebensmittelpunkt, um ihn drehte sich alles. Ich verbrachte so viel Zeit mit ihm, wie Mama es zuließ. Dabei bemerkte ich nicht, dass ich in die nächste tiefe emotionale Abhängigkeit rutschte. Ich war so gut wie jeden Tag bei ihm. Er konnte essen, was er wollte, ohne dabei zuzunehmen, und wir aßen zusammen Unmengen an Pizza oder Nudeln. Die Gedanken ans Schlanksein hatte ich zwar nie ganz verloren, aber der Spaß und das schöne Gefühl mit ihm waren mir wichtiger. Zwangsläufig nahm ich wieder zu, aber dank des Fußballtrainings nicht so schlimm. Darauf ruhte ich mich gerne aus. Immer, wenn ich eine Pizza aß, dachte ich an das Training am nächsten Tag. Das half mir, mein Gewissen ein Stück weit zu beruhigen.

Nachdem wir etwa zwei Jahre zusammen waren, kam heraus, dass mein Freund mich mit seiner Ex-Freundin betrogen hatte. Und das wohl schon über einen längeren Zeitraum. Auch wenn ich diese Erfahrung bereits kannte, brach wieder meine Welt zusammen. Er war die Person gewesen, die mir Halt und Glücksgefühle gegeben hatte. Grund genug, wieder in ein tiefes Loch zu fallen. Gleichzeitig kam heraus, dass auch sein bester Freund meine beste Freundin betrogen hatte. Zu allem Übel freundete sich meine beste Freundin dann noch mit der neuen Freundin meines jetzt Ex-Freundes an. Ich war so entsetzt und enttäuscht darüber, dass ich die Freundschaft mit ihr sofort beendete. So stand ich allein da und musste die Erfahrung machen, dass alle Menschen, die ich in meinem Leben gernhatte, plötzlich von heute auf morgen weg sein konnten.

Nachdem ich mich eine Weile in meinem Liebeskummer zurückgezogen und Schutz in meinem Kinderzimmer gesucht hatte, begann ich, heimlich zu essen. Es wurde zur Gewohnheit, dass ich mich auf Zehenspitzen die Treppe hinunterschlich und im Vorratsraum nach irgendetwas Leckerem wühlte. Zur Schule musste ich mich regelrecht schleppen. Dort versuchte ich, meiner ehemals besten Freundin, so gut es ging, aus dem Weg zu gehen. In der Zwischenzeit hatte sie sich auch noch mit meinem Ex-Freund angefreundet. Als ich sie zufällig zusammen sah, zerriss es mir das Herz. „Wie kann man so dreist sein?", dachte ich mir. Auch wenn ich mir einredete, dass es mir völlig egal war, fühlte ich tiefen Schmerz und die Sehnsucht nach der gemeinsam verbrachten Zeit. Irgendwann hielt ich das alles nicht mehr aus und ging zurück zu ihm und meiner besten Freundin. Mir war egal, was sie mir angetan hatten. Alles, was ich wollte, war, diesen Schmerz wieder loszuwerden. Ich stand nämlich vor der Wahl, Angst zu haben oder Schmerz zu erleiden. Daher entschied ich mich lieber für die Angst, dass das Gleiche wieder passieren könnte. Was er mir angetan hatte, versuchte ich zu vergessen, denn ich wollte einfach wieder mit ihm Lebensfreude haben. Dass das nicht funktionierte, war mir zu dem Zeitpunkt nicht bewusst.

Der zweite Beziehungsversuch war angsterfüllt und sorgenbehaftet. Denn ich machte mir in jeder Sekunde, in der er nicht bei mir war, Sorgen darüber, ob er mir treu oder wieder bei einer anderen Frau bzw. seiner Ex-Freundin war. Da ich das jedoch wenig kontrollieren konnte, ging ich erneut auf Diät – mit dem Ziel, so hübsch und so schlank zu sein, dass jeder Mann froh sein könnte, mich zu haben. Für dieses Ziel aß ich sehr wenig, machte viel Sport und war extrem diszipliniert, hatte aber für alle Fälle eine Lösung in der Hinterhand, wenn ich mal schwach wurde und etwas mehr aß. Das passierte nicht allzu oft, denn das provozierte Erbrechen war immer noch sehr schwierig für mich und kostete nach wie vor sehr viel Kraft und Energie.

Meistens hielt ich die Kontrolle aufrecht und nahm erneut 10 kg ab. Daher war es nicht leicht, bei ihm zu sein und dabei zuzusehen, wie er seine Pizza aß. Gleichermaßen glaubte ich jedoch, dass er bewunderte, wie stark und diszipliniert ich war. Genau das war es doch, was ich wollte. Er sollte sehen, wie gut ich war, und froh sein, mich zu haben. Aber mir machte immer die Ungewissheit zu schaffen, wenn ich nicht wusste, wo er war. Ich fragte mich durchgehend, ob er mich belog, wenn er behauptete, bei einem Freund zu sein. Mein Fokus und meine Gedanken waren nur bei ihm. Alles andere war mir vollkommen egal. All die Kontrolle und das Abnehmen halfen letztendlich dann doch nicht. Denn nach etwa einem halben Jahr kam heraus, dass er mich wieder betrogen hatte. Und das mit mehreren Frauen gleichzeitig.

Die darauffolgende Trennung war schmerzhaft für mich. Zwar versuchte ich, ihn zur Rechenschaft zu ziehen, indem ich mit einigen dieser Frauen vor seiner Tür stand, musste aber aus der Situation fliehen, weil sie mich zu viel Kraft kostete. Meine Kraftreserven waren ohnehin schon fast aufgebraucht, da sich die Situation zu Hause mit Mama immer weiter zugespitzt hatte. Hinzu kamen der Ärger in der Schule und die Lehrer, mit denen ich auch nur noch im Clinch war. Der ständige Wechsel von Zuneigung und Abwendung meiner besten Freundin, die Sehnsucht nach einer heilen Familie, der ständige Versuch abzunehmen, machten mich nur noch müde und fertig.

Mein einziger Trost war das Essen. Also verkroch ich mich wieder zu Hause und stopfte alles in mich hinein, das mir zwischen die Finger kam. Auch wenn sich mein schlechtes Gewissen oft einzumischen versuchte, hatte es keine Chance mehr. Alles, was täglich für mich zählte, waren jetzt Chips, Gummibärchen und Schokolade. Ich aß die meiste Zeit heimlich und schlich mich an Mama vorbei, um mir Vorräte in meinem Zimmer anzuhäufen. Am besten ging das natürlich, wenn sie auf der Arbeit war. Ich aß gefühlt immer. Sogar nachts, wenn ich wach wurde und nicht mehr schlafen konnte.

Ich hasste mein Leben und ich hasste mich. Mein Ex-Freund stand jetzt ständig vor meiner Haustür, aber das interessierte mich überhaupt nicht. Ich wollte nur noch meine Ruhe und von niemandem mehr etwas wissen. Also fasste ich einen Entschluss. Ich wollte meine zehnte Klasse fertigmachen und dann ausziehen. Ich brauchte einen Neuanfang und hatte beschlossen, ein neues Leben zu beginnen. Mein erster Gedanke war, zu Papa zu ziehen und dafür meinen kleinen Heimatort zu verlassen, um der Großstadt „Hallo“ zu sagen.

WAS IST WIRKLICH PASSIERT?

Nachdem ich zum wiederholten Male einen kompletten Kontrollverlust erlitt, fand ich diesmal Trost und Glück im Essen. Ich konnte zum allerersten Mal die Erfahrung machen, wie sehr mich Essen in solch einem Moment aus der Situation und dem Schmerz befreien konnte. Denn Essen kann das extrem

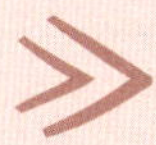

Essen ist das Einzige, was mich jetzt noch trösten kann!

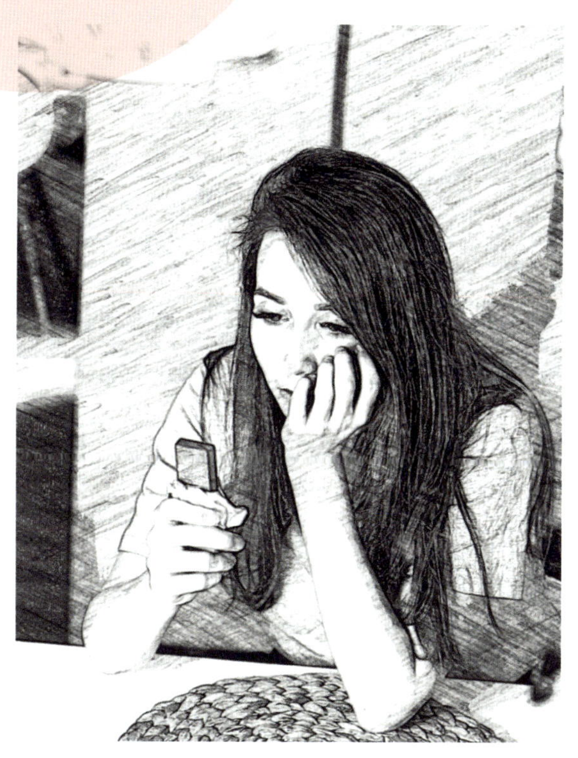

gut! Essen kann wie eine Droge funktionieren und uns für den Moment in eine andere Welt katapultieren, in der es uns temporär und schlagartig besser geht. Außerdem kann es uns hervorragend Glücksgefühle vorgaukeln.

Ich hatte ja bereits diese Erfahrung gemacht, jedoch war mir die starke Wirkung nicht so sehr aufgefallen. Damals ist jedoch bereits eine Verknüpfung zwischen dem Essen und meinen Emotionen entstanden und tief in meinem Unterbewusstsein verankert worden. Bis dahin wusste ich lediglich, dass Essen mir helfen, mich ablenken und mich glücklich machen konnte. Doch dieses Mal erfuhr ich, dass es mich ebenfalls betäuben konnte, wenn ich hilflos einem starken Schmerz ausgeliefert war. Es half mir dabei, die Situation um mich herum für einen Moment komplett zu vergessen und für einen kurzen Augenblick wieder Freude und Glück zu fühlen.

In solch einer Situation der Betäubung fühlt es sich an, als sei man ferngesteuert. Wieso das so ist, erkläre ich im Laufe dieses Buches. Nachdem ich daraus wieder erwachte und realisierte, was gerade passiert war, wurden meine Angst und Panik aktiviert, dass ich wieder zunehmen könnte. Dahinter steckte mein altbekanntes Thema, nicht gut genug und nicht wertvoll zu sein.

Damit ich diesen Urschmerz nicht fühlen musste, war ich bereit, alles zu tun, um das Geschehene wieder rückgängig zu machen. Denn ich hasste mich für den Kontrollverlust und wollte ihn nie wieder erleben müssen. Für mich war Kontrolle mit etwas Positivem verbunden und daher war Kontrollverlust das Schlimmste, was mir passieren konnte.

Während dieser schrecklichen Erfahrung, in der ich über eine längere Zeit schmerzhaft probierte, das Essen wieder zu erbrechen, hatte ich vor allem Angst davor, dass es nicht funktionieren und ich dadurch wieder zunehmen könnte. Das würde nämlich zu einem weiteren Kontrollverlust führen. Ich nahm lieber den Schmerz, die Tränen und die Verzweiflung in Kauf, denn es war mir eindeutig wichtiger, die Kontrolle nicht zu verlieren als zu essen.

Meine Geschichte zeigt, dass wir uns nur einreden, dass wir lediglich schlank sein wollen, um uns wohlzufühlen. Wir würden niemals zugeben, dass wir das Ganze für andere Personen tun und all die Strapazen dafür in Kauf nehmen. Indem ich Anerkennung und Liebe von jemand anderem im Außen bekam und mir dieses dritte Pflaster auf meine Seelenwunde klebte, konnte ich meinen Fokus wieder verschieben und brauchte das Pflaster der Kontrolle nicht mehr so stark. Mir wurde mein emotionales Loch für eine Weile gestopft, sodass ich nicht mehr versuchen musste, mich dauerhaft abzulenken und die Kontrolle zu bewahren.

Fokusverschiebung

Wir suchen (unterbewusst) ständig nach irgendetwas, das uns irgendwie befriedigt. Haben wir etwas gefunden, dann hält das für eine Weile. Doch lässt es nach, dann suchen wir uns schnell etwas Neues, indem wir unseren Fokus verschieben. Das eigentliche Problem tief in uns lassen wir jedoch unbearbeitet.

Auslöser
aus dem Auslöser entstandene (oft auch unterbewusste) Gedanken
Ich bin nicht wertvoll
aus dem Gedanken entstehende Emotionen
Stress Angst Trauer
Unterdrückung der Emotionen und Beruhigung des Nervensystems
Essen
Selbsthass und das schlechte Gewissen nach dem Essen

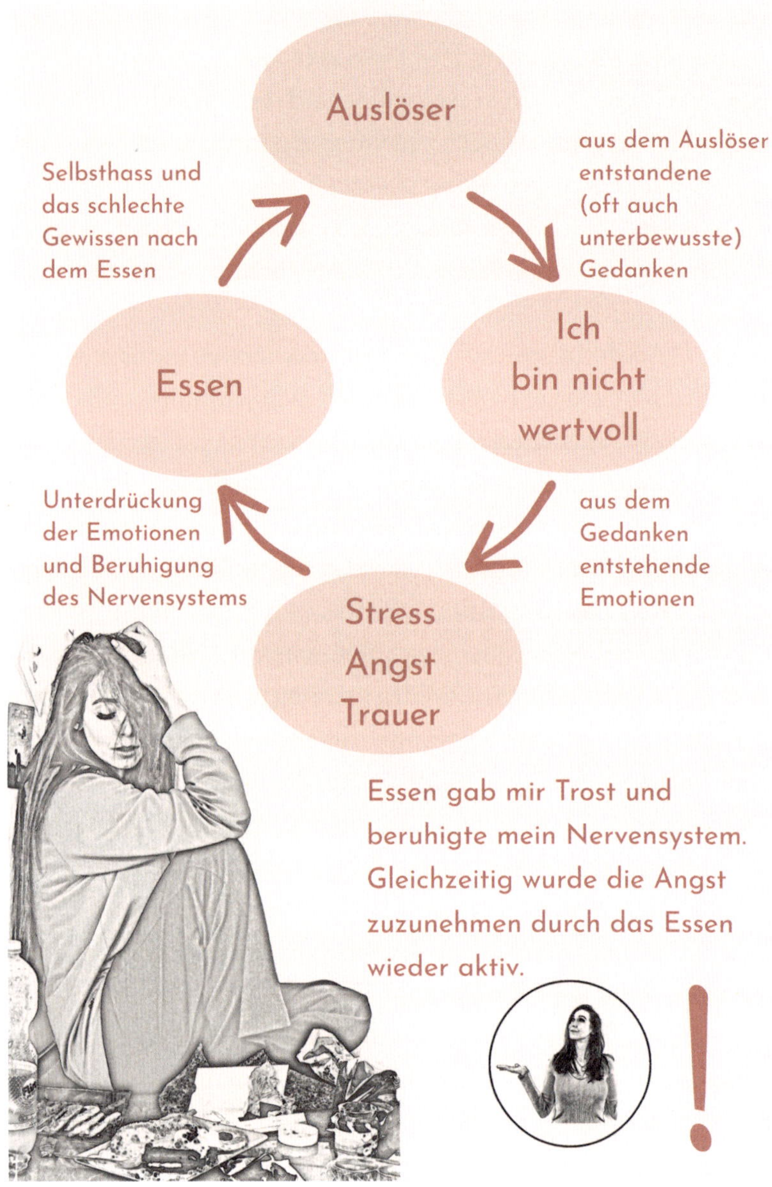

Essen gab mir Trost und beruhigte mein Nervensystem. Gleichzeitig wurde die Angst zuzunehmen durch das Essen wieder aktiv.

Ich habe in vielen Phasen gedacht, alles habe sich gebessert und ich hätte mein emotionales Loch gefüllt. Ich dachte, dass es an diversen Gründen liegen würde, wieso ich mich jetzt viel wohler in meiner Haut fühlte. Die Wahrheit aber war, dass ich dieses emotionale Loch durch meine Versuche kein bisschen gefüllt hatte. Ich hatte nur den Fokus verschoben, indem ich ein neues Pflaster fand, das für einen Moment meine Seelenwunde überklebt hatte.

Mit Sicherheit konntest du das auch schon bei dir beobachten: Das Thema Essen, die Gelüste und alles, was damit verbunden ist, nehmen für eine Weile ab, wenn du einen neuen Job, eine neue Wohnung, neue Freunde, eine neue Beziehung oder Ähnliches hast. Es handelt sich hierbei nur um eine Verlagerung bzw. Verschiebung des Problems, bei der die Befriedigung nur für eine kurze Dauer anhält. Wir können fest davon ausgehen, dass sich das Thema erneut zeigen wird, sobald die neue „Sache" in unserem Leben bröckelt, uninteressant oder zur Normalität für uns geworden ist.

In der Beziehung zu meinem Freund fand ich ein neues Pflaster, das am Anfang auch ganz gut hielt und von dem ich abhängig wurde. Hatte er mir nicht genug Aufmerksamkeit und Beachtung geschenkt oder sagte er Verabredungen ab oder hatte er einfach keine gute Laune, dann ging es mir schlecht. Ich hatte ihm die Kontrolle über mich übergeben. So hatte er auch die Kontrolle darüber, dass das Pflaster fest auf meiner Seelenwunde klebte, und konnte es jederzeit abziehen. Da ich mein erstes Pflaster, das Abnehmen, in dieser Zeit nicht mehr brauchte, hatte ich auch nicht das Bedürfnis, abzunehmen oder schlank zu sein.

Dennoch hatte ich meine anderen beiden Pflaster immer im Hinterkopf, denn sie gaben mir ja immerhin Halt und Kontrolle im Notfall. Und da ich mit einem Freund bereits eine ähnliche Erfahrung gemacht hatte, war ich jetzt wesentlich vorsichtiger und habe immer darauf geachtet, mich nicht allzu sehr gehen zu lassen.

Ich hatte nie gelernt, wie ich mein emotionales Loch selbst füllen und den damit verbundenen Selbsthass heilen konnte. Da der Selbsthass im Hintergrund immer aktiv war, musste ich mir immer gut zureden, wenn ich mal mit ihm zusammen Dinge aß, die mir nicht guttaten. Ich tat dies, weil ich große Angst davor hatte, dass er mich nicht mögen könnte, wenn ich nicht die lockere, lustige Freundin war, die er sich wünschte. Die Angst war in dieser Phase größer als der Selbsthass.

Ich wollte ihm um jeden Preis gefallen, denn ich wusste, dass ich es mental nicht verkraften würde, wenn mir das Gefühl der Zuneigung wieder weggerissen worden wäre. Als ich erfuhr, dass er mich mit seiner Ex-Freundin betrogen hatte, wurde ein tiefer Urschmerz in mir aktiv – der Urschmerz der Ablehnung und Wertlosigkeit. Ich konnte nicht nachvollziehen, wie ihm alles egal sein konnte, obwohl ich alles für ihn getan hatte. Für mich waren seine Beweggründe völlig egal, denn für mich war klar, dass ich nicht liebenswert genug war und ihm nicht reichte.

Mein Schmerz war stärker als der Schmerz, den man eigentlich bei einer Trennung erlebt. Denn er ging auch dieses Mal weit darüber hinaus. Als meine damalige beste Freundin sich auch noch mit seiner neuen Freundin anfreundete und mich somit „hinterging“, verlor ich den Boden unter den Füßen. Ich bekam von den beiden wichtigsten Menschen meines Lebens in dieser Zeit gezeigt, wie wenig ich wert war und dass man mich einfach so ersetzen konnte.

Essen wurde zu meinem Trostpflaster, im wahrsten Sinne des Wortes. Indem ich begann, heimlich zu essen, konnte ich meinen Schmerz etwas lindern. Essen war das Einzige, was mich wieder glücklich machen konnte. Aber ich wollte nicht, dass Mama mich dabei erwischte, denn ich schämte mich sehr für meine Disziplinlosigkeit. Disziplinlos zu sein, bedeutete für mich, schwach und nicht gut genug zu sein.

Da ich nie gelernt hatte, mit mir allein klarzukommen oder wie man sich selbst aufbaut und sich selbst Liebe schenkt, hielt ich nicht allzu lange durch und ging schließlich wieder zurück zu meinem Ex-Freund und meiner besten Freundin. Ich sah darin die einzige Möglichkeit, mich von meinen negativen Gefühlen zu befreien, und zog es vor, mich wieder emotional abhängig von beiden zu machen. Einfach, weil ich es nicht schaffte, mein emotionales Loch selbst zu füllen. Lieber ließ ich mich schlecht behandeln, als mich meinen schmerzhaften Gefühlen aussetzen zu müssen. Indem ich zu ihnen zurückging, nahm ich mir erstmal das Gefühl der Einsamkeit und ließ mich durch die Zuneigung wieder aufpäppeln. Da ich vermeintlich aus meinem Fehler, mich voll und ganz nur auf mein drittes Pflaster zu verlassen, gelernt hatte, holte ich mir diesmal zusätzlich auch die Kontrolle zurück, indem ich beschloss, abzunehmen und so schön zu werden, dass mir niemand mehr etwas anhaben konnte.

Wert und Aussehen

In unserer Gesellschaft ist es beinahe normal, dass wir unseren Wert an unserem Aussehen messen. Das kann in Form von direkter Veränderung an uns selbst sein oder in Form von Dingen, die wir uns kaufen, um uns wertvoller zu fühlen. In den meisten Fällen beginnen wir eine Diät auch deshalb oder wollen abnehmen, weil wir denken, dass wir dadurch stärker, besser oder hübscher werden müssen. Auch wenn es uns nicht bewusst ist, erhoffen wir uns sehr oft eigentlich, dass man uns dann nicht mehr so schlecht behandeln, respektvoller mit uns umgehen und uns schließlich nicht mehr verletzen würde.

Denk für einen Moment mal nach: Kennst du diese Gedanken vielleicht von dir selbst?

Gehen wir mal davon aus, dass diese Gedanken wahr wären und ein Mann nur deshalb bei uns bleiben würde. Wenn er nur mit uns zusammen wäre, weil er denkt, keine Bessere, Schlankere oder Hübschere zu finden! Ist es das, was wir uns wünschen? Wollen wir wirklich, dass ein Mensch unseren Wert an unseren Äußerlichkeiten festmacht? Wollen wir, dass ein Mensch aus Angst bei uns bleibt?

Wenn in dir diese Gedanken schlummern sollten, dann ist das ein Zeichen dafür, dass du dir deines Wertes nicht bewusst bist. Denn wüsstest du, dass du ein wundervoller und einzigartiger Mensch bist, dann wäre dir auch bewusst, wie wertvoll du bist – und darüber hinaus auch, wie dankbar jeder Mensch sein kann, dass er DICH in seinem Leben hat.

Mir ist an dieser Stelle wichtig, dass du dir bewusst machst und ab sofort verstehst, dass du nicht darauf angewiesen bist,

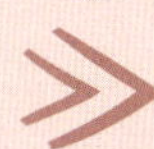

Nur wenn ich gut aussehe, werde ich geliebt.

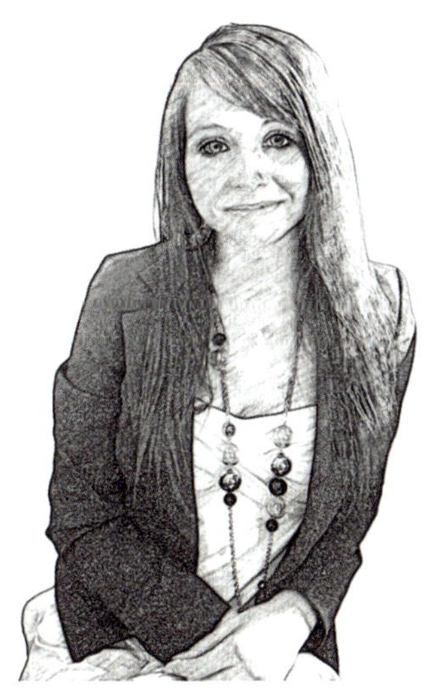

gut auszusehen, nur damit irgendein anderer Mensch dich gut findet. Nein! Du bist mehr als das und hast so viel mehr zu bieten!

Ich war damals noch nicht so weit in meinem Bewusstsein und beschloss schlank zu werden, damit mein Freund kein Bedürfnis nach anderen Frauen hatte. Ich dachte in meinem Irrglauben, dass er nur und immer bei mir bleiben würde, wenn ich all das zu bieten hätte, was sich ein Mann an einer Frau wünscht, und weil ich viel besser wäre als all die Frauen, die er bis dahin kennengelernt hatte.

Man kann deutlich sehen, dass ich nicht wusste, wie wertvoll ich bin. In meinem Bewusstsein und auch in meinem Unterbewusstsein war Aussehen mit Wertigkeit verbunden. Dadurch hatte ich die Verbindung zu mir selbst und meinem Wesenskern verloren und sah nicht, dass mein Freund durch die Trennung einen sehr wertvollen Menschen verloren hatte, sondern nur, dass ich nicht gut genug und wertvoll für ihn war. Zudem redete ich mir zusätzlich ein, dass ich selbst schuld war und ihn gar nicht verdient hatte. Ich dachte tatsächlich, dass ich einen so tollen Mann nie mehr finden würde. Dass er mich gar nicht gut behandelte, verdrängte ich komplett.

ER war nie wirklich das Problem, sondern mein fehlendes Selbstwertgefühl und mein ungefülltes emotionales Loch. Ich musste mit einem Mann zusammenkommen, der mir widerspiegelte, was ich selbst über mich dachte. Ich war überhaupt noch nicht in der Lage, einen Mann kennenzulernen,

der mich schätzte. Und wie sollte ein anderer Mensch auch denken, dass ich wertvoll bin, wenn ich das noch nicht mal von mir selbst dachte?
Indem ich die nächste Diät startete, holte ich mir wieder einmal ein Stück meiner Kontrolle zurück. Denn meinen Körper konnte ich immerhin kontrollieren, meinen Freund natürlich nicht, auch wenn ich es mir insgeheim wünschte. Durch das erneute Abnehmen erhoffte ich mir, dass sich mein Wert wieder steigern würde. Das funktionierte anfangs auch. Als ich jedoch von seinem erneuten Betrug erfuhr, war ich noch nicht ganz an dem Punkt, dass ich die volle Kontrolle über meinen Körper zurückerlangt hatte. So erlitt ich einem Kontrollverlust, der mich eine Zeit lahmlegte und dazu führte, dass ich in meinem Sumpf von Selbstmitleid fast ertrank. Das Einzige, was mich trösten konnte, war das Essen.

7.
MEINE SEELE HUNGERT UNAUFHÖRLICH

Die ersten Tage in der Großstadt waren anders als erwartet. Alles fühlte sich fremd und beängstigend an. Ich fühlte mich plötzlich so klein und unbedeutend, als wäre ich ein Tropfen im Ozean, und hatte Schwierigkeiten, mich zurechtzufinden. Hier kannte ich niemanden und egal wie laut ich versuchte zu schreien, fühlte es sich so an, als käme kein Ton aus mir heraus.
Der Auszug von Zuhause war ein großer Schritt für mich und mit sehr viel Schmerz verbunden gewesen. Das Schwierigste war der Abschied von meiner besten Freundin, meinen Freunden, den Mädels vom Fußball und natürlich auch von Mama. Sie hatte noch einige Male versucht, mich zum Bleiben zu überreden, war sauer auf mich und hatte große Angst, ihre Tochter zu verlieren. Der Abschied war dementsprechend schwierig, aber den-

noch stand mein Entschluss fest, und nichts und niemand hätte mich in dieser Phase noch umstimmen können.
Der Abschied von der Schule fiel mir leichter. Ich hatte gerade so die zehnte Klasse geschafft und einige Lehrer hatten mich wohl nur durchkommen lassen, weil sie mich nicht länger auf der Schule sehen wollten. Aber all das interessierte mich eh nicht, denn mir waren meine Noten egal und ich hinterließ nur verbrannte Erde. Sollte doch jeder über mich denken, was er wollte. Für mich zählte mein Neuanfang.
Es stand für mich außer Frage, noch das Abitur zu machen. Nichts anderes wurde von mir erwartet und außerdem hätte ich sowieso nicht gewusst, was ich sonst hätte machen sollen. Die Entscheidung dafür fiel mir in meinem neuen Umfeld leichter. Es lag wahrscheinlich an dem mit dem Umzug verbundenen befreienden Gefühl. Es sollte sich ja eh alles ändern! Außerdem war ich jetzt sechzehn und mit sechzehn trifft man eben seine eigenen Entscheidungen! Mir war klar, dass ich ab sofort selbst die Weichen für mein Leben stellte.
Alles sollte anders werden, auch wenn ich große Angst hatte. Die größten Bauchschmerzen machte mir die Vorstellung, wie meine neuen Mitschüler auf mich reagieren würden und ob ich überhaupt mit dem Lernstoff hinterherkäme. Zudem beschäftigte mich auch die Frage, wie das Zusammenwohnen mit meinem Vater sein würde. Aber das sollte sich alles noch herausstellen. Jetzt war ich erstmal allein und freute mich auf die neuen Freiheiten bei Papa, der im Gegensatz zu Mama sehr locker war. Während Mama sich wegen allem sorgte, war Papa vieles eher egal. Er erlaubte mir sehr viel mehr als Mama und darauf freute ich mich.

Essen war in dieser Zeit wieder zu meinem Freund und Wegbegleiter geworden. Nach meiner Trennung war mir das nicht mehr so wichtig, denn es spielte keine Rolle mehr, ob ich jemandem gefiel oder nicht. Außerdem wollte ich den letzten Sommer in Kleve nochmal genießen und mir keine Gedanken darüber machen müssen, wieviel ich aß.

DIE ERSTE ZEIT IN MEINEM NEUEN LEBEN

Die ersten Monate liefen ganz gut. Ich lebte mich auf der neuen Schule ein, hatte einen neuen Job und lernte ein paar neue Leute kennen. Auf der Schule war es anders als gewohnt. Allein die Größe überforderte mich oft, weil ich mich ständig verlief und damit beschäftigt war, den richtigen Unterrichtsraum zu finden. Wie auch in der alten Heimat fiel es mir leichter, mich erst mit den Jungs anzufreunden. Die Mädchen fanden mich aufgrund meines Aussehens anfangs eher arrogant. Zumindest hatte ich das Gefühl und redete es mir demnach ein. Denn obwohl ich mich bemühte, nett zu sein, war mein Eindruck, dass sie hinter meinem Rücken über mich lästerten.

Ja, ich fiel definitiv durch mein extravagantes Aussehen auf, denn ich hatte in der Zeit, als ich mit meinen Freunden am Wochenende oft feiern war und Alkohol trank, einen eigenen und besonderen Stil entwickelt. Hierfür schminkten wir uns auffällig, zogen ausgefallene Klamotten an und toupierten unsere Haare. Dieses Ich von damals zog natürlich mit um in die neue Großstadt. Ich wusste, dass ich deswegen auffiel und polarisierte, aber das störte mich überhaupt nicht. Im Gegenteil, es gefiel mir sogar sehr. Mein Aussehen drückte nämlich meine neue Stärke aus. Und dazu gehörte auch, dass es mir vollkommen egal war, was andere über mich dachten. Wer mich nicht mochte, hatte eben Pech gehabt.

Das Anfreunden mit den Jungs in meiner Klasse war einfach und ich war froh, schnell Anschluss gefunden zu haben. Sie mochten mich besonders wegen meiner lauten und frechen Art.

Auch mit dem Lernstoff kam ich ganz gut klar, denn diesmal machte ich wirklich meine Hausaufgaben. Ich lernte sogar eifrig für jede einzelne Klausur, weil ich mir selbst und allen anderen beweisen wollte, dass ich nicht so dumm war, wie wohl jeder dachte.

Abseits der Schule hatte ich durchs Internet ein paar Mädels kennengelernt, die genauso auffällig in ihrem Aussehen waren wie ich. Mit ihnen traf ich mich jedes Wochenende zum Ausgehen, zum Alkoholtrinken und um uns Bestätigung von den Jungs zu holen, die uns an dem Abend gut fanden. Durch meine bisherigen Erfahrungen ließ ich dennoch niemanden mehr an mich heran, da ich viel zu große Angst vor Berührungen und Liebe hatte. Die Aufmerksamkeiten genoss ich trotzdem sehr. Auch wenn es nicht ganz so nett war, genoss ich es ebenso sehr, den Jungs einen Korb zu geben, um ihnen zu zeigen, dass es bei mir anders war als bei den anderen Mädchen. Das gab mir zusätzlich das Gefühl, dass ich stark und unerreichbar war.

Neben der Schule hatte ich mittlerweile zwei Jobs angenommen. Hauptsächlich, um meine Partywochenenden finanzieren zu können. Einer war ein Praktikum, das ich neben der Schule machen musste, der andere war in einer Bar.

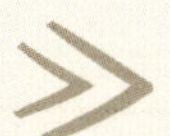

Je mehr ich
mich aufstyle, umso
besonderer und
wertvoller fühle
ich mich.

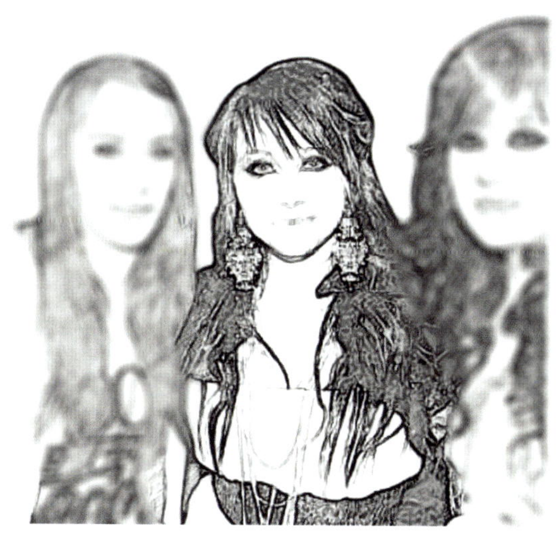

Papa und ich sahen uns ziemlich selten, da ich ständig nur unterwegs war. Wenn wir uns mal trafen, dann meistens nur morgens vor der Schule oder abends nach der Arbeit. Die wenige Zeit, die wir miteinander verbrachten, verlief ganz unterschiedlich und hing davon ab, in welcher Stimmung Papa gerade war. Mal lachten wir viel zusammen und mal stritten wir uns ganz fürchterlich. Es konnte aber auch schon mal vorkommen, dass es eskalierte und Sachen durch die Wohnung flogen, Gardinen abgerissen oder sogar etwas zerstört wurde. Ich kannte das ja schon aus meiner Kindheit. Es war nichts Neues für mich.

Trotzdem konnte ich diese Situationen immer noch nur schwer aushalten und endete nicht selten in Tränen. In mir kam all das hoch, was ich sonst ganz gut verdrängen konnte. Es triggerte mich so tief, dass ich mich mit jedem Streit zurückgelassen, wertlos und allein fühlte. Das ließ mich jedes Mal aufs Neue wieder in ein emotionales Loch fallen, was unterschiedlich lang anhielt. Das war immer abhängig davon, wie schnell ich wieder etwas fand, an dem ich mich festhalten konnte. Durch die Jobs, die Schule und den Alkohol gelang mir das aber ganz gut.

Mit Mama hatte ich in dieser Phase sehr wenig Kontakt. Die Zeit nach der Trennung von meinem Freund war keine leichte für uns beide und unser zwischenmenschliches Verhältnis gewesen und spätestens nach meinem Auszug hatte sie wohl das Gefühl, dass ich Abstand brauchte. Ich versuchte mir einzureden, dass das für mich in Ordnung wäre, und wollte die Zeit nutzen, mich voll und ganz auf mich zu konzentrieren, aber ganz so leicht war es dann doch nicht für mich. Spätestens an meinen Essensgelüsten hätte man das erkennen können, denn die wurden wieder stärker und uferten so langsam wieder aus. Am schlimmsten war es an den Wochenenden nach dem Feiern mit den Mädels, denn wir liebten es, danach noch Döner, Pizza, Pommes oder Burger zu essen. Wir liebten diese gemeinsame Zeit und durch den Alkohol konnten wir auch die extra großen Portionen verschlingen, bis wir vor lauter Bauchschmerzen fast platzten. Die meiste Zeit über verschwand ich danach unauffällig auf der Toilette und übergab mich, um das Ganze wieder loszuwerden. Ich wusste, wie schlecht mir das Essen und der Alkohol bekamen, aber ich konnte einfach nicht anders. Niemals hätte ich auf diese Abende mit den Mädels, den Alkohol und das leckere Essen verzichten können. Was hätte ich denn auch sonst machen sollen? Zu Hause sitzen und über mein Leben grübeln? Nein, das wäre undenkbar gewesen! Denn ich konnte überhaupt nichts mit mir allein anfangen und fühlte mich furchtbar einsam, wenn mal niemand in meiner Nähe war oder keiner Zeit für mich hatte. Ich betrank mich gerne bis zum Anschlag, sodass ich möglichst all meine Sorgen und Probleme vergaß. Niemals hätte ich darauf verzichten können. In den meisten Fällen kam ich am frühen Morgen sturzbetrunken nach Hause, fiel direkt ins Bett, wachte mittags mit einem heftigen Kater auf und hatte starkes Verlangen nach Süßem oder fettigem Essen. Den restlichen Tag verbrachte ich im Bett, um mich für den nächsten Abend zu erholen, den ich dann wieder damit verbrachte, mit meinen neuen Freunden zu feiern und zu trinken. In den meisten Fällen übergab ich mich direkt nach dem Essen wieder, weil mich das schlechte Gewissen überkam. Doch auf die Abende verzichten konnte ich auf gar keinen Fall und wollte ich auch nicht.

Die Wochenenden hinterließen ihre Spuren und kosteten mich eine Menge Kraft. Doch das bremste mich nicht. Im Gegenteil, ich wusste, dass das nächste Wochenende wieder genauso ablaufen würde, und freute mich jede einzelne Woche wieder erneut darauf.

ES UFERT WEITER AUS

Es waren nicht nur die Wochenenden, auf die ich mich so freute. Vielmehr freute ich mich vor allem auf die Essensorgien, die jedes Mal aufs Neue zu meinen Highlights wurden. Egal, ob nach dem Feiern oder bei dem Kater danach. Somit kam es wieder vermehrt vor, dass ich mich dabei erwischte, wie sich meine Gedanken unaufhörlich ums Essen drehten.
An einem Dienstag war es besonders schlimm. Während der Mathestunde konnte ich der Lehrerin trotz meiner neu entdeckten Freude an dem Fach kaum noch folgen. Mein Interesse an Mathe überraschte mich selbst, aber es fühlte sich einfach gut an, endlich etwas zu verstehen und zu beherrschen. Auch meine Mathe-Lehrerin mochte mich, was ich sehr genoss, weil es ein bis dahin ungewohntes, aber schönes Gefühl für mich war.
Ich hatte am letzten Wochenende wieder einen schlimmen Streit mit Papa gehabt, dem nicht gefiel, dass ich wieder den ganzen Sonntag mit einem Kater im Bett lag und meine Klamotten überall in der Wohnung verteilt hatte. Ich hatte ihm noch versprochen aufzuräumen, aber ich konnte nicht, denn mir ging es an diesem Tag besonders schlecht und ich fühlte mich hundeelend.

An dem Dienstagmorgen wollte und konnte ich absolut nichts über Mathe hören. Stattdessen musste ich die ganze Zeit an die Schokocroissants aus der Mensa denken. Dabei lief mir das Wasser im Mund zusammen. Am liebsten wäre ich einfach aufgesprungen, um endlich in den Genuss des leckeren Blätterteigs mit der cremigen Schokocremefüllung zu kommen. Aber es waren noch ca. 25 Minuten bis zur Pause und ich musste mich zusammenreißen und auf den Unterricht konzentrieren. Doch das fiel mir extrem schwer, denn mich beschäftigte nur ein Gedanke: „Wird die Pause ausreichen, um noch vor der nächsten Unterrichtsstunde einen Abstecher in die Mensa zu machen? Denn die darauffolgende Biostunde wird im Gebäude gegenüber stattfinden und das könnte knapp werden. Wenn ich mich aber beeile, dürfte es doch zu schaffen sein, noch schnell einen Schokocroissant aus der Mensa mitzunehmen. Oder doch nicht? Es könnte echt knapp werden. Sollte ich vielleicht doch jetzt noch schnell rausgehen? Das kann ich jetzt echt nicht bringen. Oder doch? Was wäre, wenn ich einfach fragen würde, ob ich auf Toilette gehen darf? Nein. Das würde auffallen, denn dafür wäre ich wohl viel zu lange weg. Aber ich könnte sagen, dass mir schlecht ist und ich an die frische Luft muss. Ja, dann hätte ich auch genügend Zeit, ganz in Ruhe mein Croissant zu genießen. Den Mathestoff würde ich einfach heute Nachmittag nachholen. Die Mitschriften könnte ich mir von Simon holen …“ Noch während sich meine Gedanken im Kreis drehten, hob ich die Hand und fragte, ob ich kurz an die frische Luft gehen dürfe. Mit der anderen Hand hatte ich einen 10 Euro-Schein in die Hosentasche gesteckt, den ich am Abend davor beim Kellnern verdient hatte. Nur kurze

Zeit später fand ich mich in der Mensa wieder. Sofort schoss mir der Duft von frischen Croissants in die Nase. Außerdem konnte man auch den Duft von frischen Brezeln wahrnehmen. Wow, wie köstlich und lecker es hier roch! Schon von Weitem sah ich das Blech mit den frischen Croissants, was meine Schritte und meinen Atem schneller werden ließ. Durch die braune Papiertüte fühlte ich die Wärme des frischgebackenen Croissants. Ich fragte mich, ob mir ein Croissant überhaupt reichen würde, während ich die saftigen Flecken betrachtete, die sich durch die Papiertüte drückten. Natürlich waren meine Kontrollgedanken von früher immer noch da und ich hatte ein furchtbar schlechtes Gewissen, aber der Drang und die Freude, jetzt in dieses Croissant zu beißen, waren einfach stärker. Oder sollte ich mir vielleicht doch zwei davon gönnen? Ich hatte noch locker 15 Minuten Zeit, bis die Stunde zu Ende sein würde. Das eine Croissant würde schnell in meinem Bauch verschwinden und ich wollte nicht nochmal wieder kommen müssen. Außerdem hatte ich heute noch nicht viel gegessen und konnte mir ruhig zwei gönnen.

Ich wusste, dass mein Verhalten nicht normal war, aber das war mir gerade völlig egal. Während ich das zweite Croissant in die Papiertüte stopfte, versuchte ich mich zu beruhigen: „Jetzt ist es egal. Wenn ich zwei Croissants essen kann, kann ich auch drei essen. Der Tag ist sowieso schon gelaufen. Morgen werde ich mich dafür umso besser ernähren und einfach weniger essen." Die Papiertüte hatte gerade noch Platz für das dritte Croissant. Ich konnte der Kassiererin nicht in die Augen schauen, denn ich war mir sicher, dass sie genau wusste, was hier gerade passierte. Meinen Drang, endlich in dieses Croissant beißen zu wollen, konnte man nämlich schwer übersehen und musste man mir einfach ansehen. Ich fühlte mich wieder wie in Trance und hatte das Gefühl, nicht ganz richtig bei mir zu sein. So musste es sich anfühlen, wenn man auf Drogen ist, dachte ich, während alles nur noch mechanisch vor mir ablief. Mit einem leichten Zittern zog ich das Geld aus meiner Tasche und legte es in die Geldschale vor der Verkäuferin. Mich interessierte noch nicht mal, wie viel Geld ich zurückbekam und zählte das Restgeld auch nicht nach. Für diese Croissants hätte ich auch locker das Zehnfache bezahlt. Mit der Papiertüte unter dem Arm rannte ich durch die Flure auf der Suchen nach einem Ort, an dem ich ungestört essen konnte. Ich wollte dafür unbedingt allein sein, auch wenn ich es kaum aushielt, noch länger zu warten. Währenddessen riss ich mir schon mal die ersten Stücke des Croissants ab und stopfte sie mir in den Mund. „Oh Gott, wie köstlich waren diese Croissants denn bitte?“ Ich rannte immer noch durch den Flur, als ich feststellen musste, dass ich das erste Croissant schon gegessen hatte und bereits die ersten Stücke vom zweiten Croissant abzupfte. Dabei hatte ich auch die Blicke von den wenigen bemerkt, die mir auf den Fluren entgegenkamen. Ich hatte das Gefühl, dass jeder wusste, dass ich ein Problem hatte. Daher schaute ich auch bewusst weg und drehte den Kopf zur Seite, wenn ich die Blicke spürte. Dabei redete ich mir ein, dass man mich so schlechter oder erst gar nicht erkennen konnte. Ich war wie ein kleines Kind, das sich schämte und die Hände vors Gesicht nahm in der Hoffnung, dass es dadurch nicht gesehen werden konnte. Ja, ich wollte mich am liebsten verstecken und allein sein, wenn es mal wieder so weit war. Am liebsten hätte ich mir in diesen

Situationen einen Zauberumhang gewünscht, der mich unsichtbar machte. So, dass ich ihn um mich werfen und einfach verschwinden konnte.

Mittlerweile zupfte ich bereits an meinem dritten Croissant. Dabei schmeckte ich kaum noch etwas. Es war nur noch der Drang zu spüren, mehr zu wollen. Erst als ich das letzte Stück Croissant in der Hand hatte, wachte ich schlagartig aus meiner Trance auf und mir wurde bewusst, was ich gerade getan hatte. Diese Momente fühlten sich tatsächlich so an, als wachte man aus einem Traum auf, nachdem man harsch geweckt wurde. In diesem Zustand hängt man irgendwo zwischen seinem Traum und der Realität fest. Während des Traums erzählte ich mir alle möglichen Lügen und versuchte, mir die Situation so schön wie möglich zu reden, aber wenn ich aufwachte, wurde mir bewusst, dass ich keine Kontrolle über mich hatte. Solange ich träumte, führte und steuerte mich irgendetwas. Doch im Traum selbst wusste ich nicht, dass ich träumte, und dachte tatsächlich, die Situation kontrollieren zu können.

In Wachzustand überkamen mich wie immer Panik, Verzweiflung und Selbsthass. Unmöglich konnte ich mich jetzt wieder ins Klassenzimmer setzen und einfach so weitermachen. Niemals konnte ich das jetzt so hinnehmen und morgen weniger essen. Ich wusste in diesem Moment bereits, dass ich mich selbst belog und jetzt nur noch eines helfen konnte: Ich musste mich übergeben.

Ich schaute auf die Uhr, bis zum Klingeln waren noch 10 Minuten Zeit. Das war knapp! Panisch dachte ich darüber nach, wo die nächste Toilette war. Meine Schritte wurden schneller, denn ich wollte nur noch eins: das alles so schnell wie möglich ungesche-

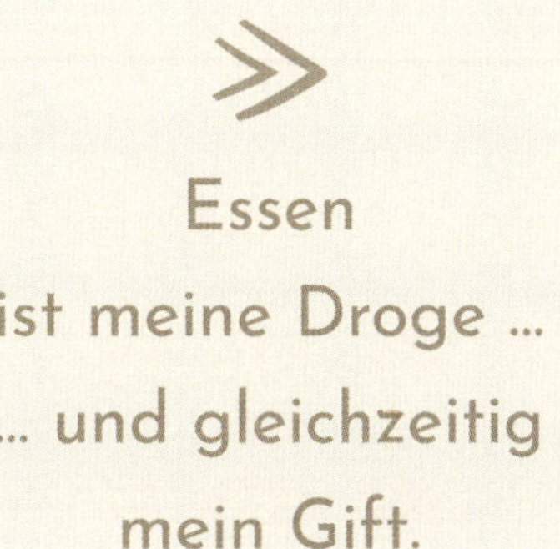
»
Essen
ist meine Droge ...
... und gleichzeitig
mein Gift.

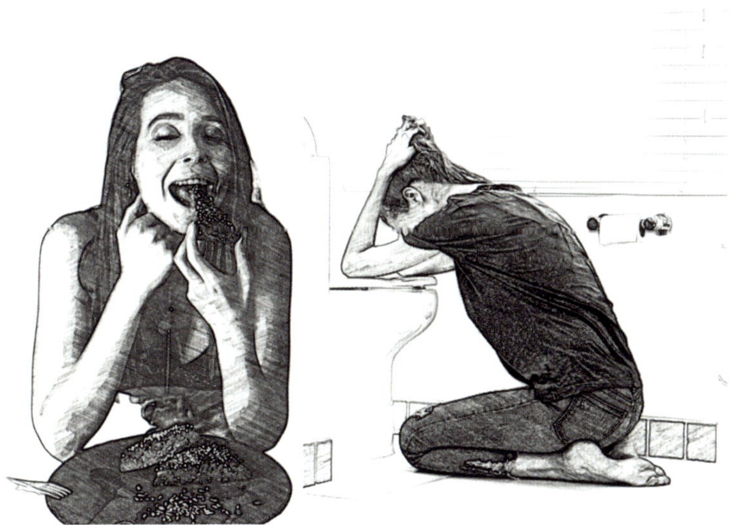

hen machen. Ich riss die Tür zur Toilette auf, rannte zur letzten Kabine ganz hinten, zog die Tür hinter mir zu und schloss mich ein, um mir den Finger so tief wie möglich in den Hals zu schieben. Ich hasste dieses Gefühl, auch wenn ich inzwischen geübter darin war. Auch dieses Mal war es wieder ein schreckliches Erlebnis für mich, während ich darum kämpfte, alles wieder aus meinem Magen zu bekommen. Die Pausenklingel ließ mich zusammenzucken. Ich erschrak, spülte schnell, wischte mir den Mund vorm Spiegel ab und betrachtete meine tränenden Augen. Der Anblick war schwer für mich zu ertragen. Ob das jetzt wohl jemandem auffiel, so wie ich aussah? Es ging nicht anders, ich musste jetzt so schnell wie möglich zurück ins Klassenzimmer.

ES ESKALIERT

Situationen wie an jenem Dienstag wiederholten sich nun dauernd. Ich hatte ständig das Bedürfnis nach Essen und essen zu MÜSSEN. Auch die tranceartigen Zustände wiederholten sich am laufenden Band, genauso wie die Ernüchterung, der Selbsthass, die Panik und Verzweiflung danach. Jedes Mal schwor ich mir aufs Neue, damit aufzuhören. Doch das Ganze unter Kontrolle zu bringen, gelang mir nie.

Ich war mittlerweile an dem Punkt angekommen, an dem ich es kaum erwarten konnte, dass Papa die Wohnung verließ. Ebenso konnte ich tagsüber kaum abwarten, dass die Schule endlich aus war. Sehnsüchtig fieberte ich jedes Mal danach, endlich alleine zu sein, um mir schließlich das zu holen, nach dem ich mich die ganze Zeit so stark sehnte und das mich befriedigte: Essen. Mein Alltag drehte sich nur noch ums Essen, und wenn ich daran dachte, wurde ich nervös. Wenn sich mal etwas zeitlich verschob und ich deswegen erst später die Möglichkeit bekam, zu essen oder wenn ich durch irgendeinen anderen Grund mal nicht allein sein konnte, dann steigerte sich meine Nervosität zur Panik. Auch in der Schule verließ ich jetzt öfter das Klassenzimmer mitten im Unterricht und musste mir hierfür immer neue und kreativere Ausreden einfallen lassen. Außerhalb der Schule waren Lügen ebenfalls zum Normalfall geworden. Ich sagte immer häufiger Verabredungen ab und belog meine Mitmenschen. Alles nur, um endlich essen zu können. Ich hatte das Gefühl, schon lange die Kontrolle verloren zu haben.

DER ESSENSDRANG ENDET IN HEFTIGEN FRESSANFÄLLEN

An einem Montag saß ich müde und erschöpft von den beiden Vortagen im Unterricht. Das Wochenende war nicht gerade schön gewesen. Papa und ich hatten heftig gestritten und danach gemeinsam beschlossen, dass ich ausziehen würde. Das passte mir eigentlich gut. Papa hatte sich eh schon nach einer Eigentumswohnung, die etwas weiter außerhalb der Stadt lag, umgeschaut. Mir war der Weg zur Schule zu weit und ich wollte auch weiterhin am Wochenende schnell bei meinen neuen Freundinnen sein. Papas neue Wohnung hätte mich viel Zeit gekostet, die ich dann von der Zeit zum Feiern mit meinen Freundinnen hätte abziehen müssen. Außerdem hatte ich die Nase voll davon, dass man mir sagte, was ich zu tun oder zu lassen hatte. Die ewigen Streitereien kosteten mich Unmengen an Kraft. Hinzu kam mein starkes Bedürfnis, allein sein zu wollen. Also war ich unterm Strich froh, dass der Auszug nun beschlossen und besiegelt war. Im Internet hatte ich mir bereits ein paar Wohnungen angesehen, jedoch stieß ich dabei auf die ersten Hindernisse. Denn ich war erst siebzehn, also noch minderjährig, ging noch zur Schule und hatte kein richtiges Einkommen. Darüber hinaus hatte Papa im Streit angekündigt, dass er mir keine Bürgschaft stellen würde, falls ich das brauchen sollte. Der Sonntag war für mich demnach gelaufen und endete in Wut und Heulkrämpfen.

So saß ich also in der Unterrichtsstunde, war müde und grübelte, wie ich das Problem mit der Bürgschaft lösen konnte. Natürlich machte mir das Ganze eine Riesenangst, denn was wäre, wenn ich das Problem nicht gelöst bekäme? Doch auch wenn das gerade eine wichtige Frage und vor allem schwierig lösbare Aufgabe für mich war, wurden meine Gedanken seltsamerweise ständig unterbrochen und ersetzt von dem Gedanken an die Schokocroissants in der Mensa. Dass sie immer dann kamen, wenn ich in Schwierigkeiten oder gestresst war, war mir zu dem Zeitpunkt noch nicht aufgefallen. Auffällig war jedoch, dass sie zu meinem ständigen Begleiter geworden waren. Sie waren extrem aufdringlich und penetrant, sodass ich sie einfach nicht ignorieren oder verdrängen konnte.

Auch der jetzige Gedanke an die leckeren Schokocroissants in der Mensa war mehr als Lust oder Appetit. Es war das PURE

Verlangen danach! Schon dachte ich darüber nach, wie ich mich aus der Situation befreien könnte und was ich sagen müsste, damit ich wieder die Klasse verlassen konnte. Es war mir sehr unangenehm und ich machte mir Sorgen, dass es vielleicht auffallen könnte. Mein Kopf wusste, wie verrückt es war, was ich hier tat. Ich wusste aber auch, dass mein Kopf schon lange nicht mehr gegen mein Verlangen ankam. Ich konnte mir noch so oft sagen, dass ich mir heute Nachmittag Zeit nehmen würde, ein Schokocroissant in Ruhe zu genießen, dass diese Ernährungsweise nicht gesund für mich war oder dass ich das viele Essen gar nicht bräuchte. All das kam nicht mehr richtig bei mir an. Denn irgendetwas in mir hatte die Kontrolle übernommen. Dieses Etwas genügte sich nicht mit später, langsamer oder weniger. Dieses Etwas wollte es JETZT, und zwar so schnell wie möglich und am liebsten so viel wie möglich. Wenn das Verlangen in mir aufkam, wusste ich bereits, dass es zu spät war und ich mir auf jeden Fall etwas Süßes, Fastfood oder Gebäck besorgen würde, um es unkontrolliert in mich hineinzustopfen. Ich wusste daher nur allzu gut, dass ich gleich das Klassenzimmer verlassen würde, ich war mir nur noch nicht ganz sicher wie. Aber dann kam mir die Idee, dass ich mir ruhig mal den Tag frei nehmen könnte. Das Wochenende war anstrengend gewesen und heute Abend muss ich auch wieder in der Bar arbeiten. Ein bisschen Ruhe würde mir guttun. Eigentlich hatte ich es mir verdient, mir ein bisschen Ruhe zu gönnen. Zudem könnte ich so auch einfach mal das essen, worauf ich gerade Lust hatte. Der Gedanke daran löste Glücksgefühle in mir aus und ich wäre am liebsten gleich aufgesprungen, hätte meine Tasche geschnappt und wäre losgerannt. Ich musste aber erstmal meiner Klassenlehrerin vorspielen, dass es mir schlecht ging, wenn ich das wirklich durchziehen wollte.

Kurz nachgedacht, hob ich meinen Arm und bat um ein kurzes Gespräch. Nach ihrem Einverständnis gingen wir gemeinsam vor die Tür. Meine schauspielerischen Künste überzeugten sie, dass es mir echt übel ging. Man muss sagen, dass ich nach diesem Wochenende nicht mehr viel dazu beitragen musste, traurig und fertig auszusehen. Der mitleidige Blick meiner Lehrerin tat mir gut, auch wenn ich ja eigentlich gar nichts hatte. Vermutlich einfach, weil sich gerade jemand um mich sorgte und ich das viel zu selten in meinem Leben spürte. Ganz anders, als ich es von meinen Lehrern davor gewohnt war, mochte sie mich nämlich sehr gerne. Als ich ihr erklärte, dass ich schlimme Kopfschmerzen hätte, und sie deshalb bat, nach Hause gehen zu dürfen, brachte sie mir sehr viel Mitgefühl entgegen. Sie fragte mich, ob zu Hause alles okay wäre und warum ich denn oft so müde aussähe. Ich war nicht gesprächsbereit und wollte einfach nur los. Natürlich ließ sie mich gehen. Auf dem Schulflur registrierte ich, dass meine Schritte schneller wurden, ich war auf dem Weg zur Mensa. Wieder sollten es drei Schokocroissants sein, die mein Herz schneller schlagen und meinen Atem schneller werden ließen. Dort angekommen, atmete ich den Duft der frischen Croissants und Brezeln ein. Himmlisch! Ich schnappte mir drei Croissants und zwei Brezeln, bezahlte, ohne dabei der Kassiererin in die Augen zu schauen, und floh in Richtung Ausgang. Wie gewohnt naschte ich die ersten Stücke noch auf dem Flur, und als ich das Schulgebäude verließ, war bereits das erste Croissant verschlungen. Zwei Minuten später hatte ich bereits das zweite Croissant gegessen und bekam Panik. Ich hatte es mir so schön vorgestellt und wollte mich zu Hause gemütlich ins Bett legen, einen Film schauen und dabei lecker essen. Doch ich biss bereits ins dritte Croissant. Eine große Erleichterung überkam mich, als mir einfiel, dass ich bis dahin noch an drei Bäckereien vorbeikommen würde. Ja, ich wollte es mir heute so richtig gut gehen lassen und ich hatte es auch sowas von verdient. In der ersten Bäckerei kaufte ich drei verschiedene Gebäcke. Beim zweiten Bäcker nahm ich zwei Muffins mit. Und als ich dann am Tresen des dritten Bäckers stand, konnte mich kaum entscheiden, was ich noch so haben wollte. Ich hätte am liebsten alles essen wollen und davon so viel wie möglich. Doch das hätte meinen finanziellen Rahmen gesprengt. Ich entschied mich für drei weitere Croissants, diesmal Buttercroissants, denn die hatte ich schließlich schon ewig nicht mehr gegessen. Die Tüten der anderen Bäckereien hatte ich in meine Tasche gesteckt. Niemand sollte sehen, was ich mir heute alles gönnen wollte. Das ging nur mich etwas an und es war ganz allein mein Geheimnis.

Zufrieden und euphorisiert ging ich zur Haltestelle. Dabei stopfte ich mir bereits die nächsten Brezelstückchen in den Mund. Die Angst war verflogen, denn jetzt wusste ich, dass ich noch ausreichend Auswahl in meiner Tasche hatte. Kurze Zeit später saß ich in der U-Bahn und futterte meine Brezel. Ich fühlte ein starkes Glücksgefühl, denn es machte mich stolz, dass ich mir diese Zeit gerade gönnte. Heute sollte es mal nur um mich gehen und ich hatte noch so viel Zeit, bis ich später zur Arbeit musste. Als ich zur Haustür reinkam, hatte ich bereits die Hälfte meiner Einkäufe gegessen und spürte, wie das Sättigungsgefühl einsetze. Nein! Das wollte ich nicht. Ich hatte diese wunderschöne Vorstellung in meinem Kopf, dass ich mich gemütlich ins Bett legte und dabei einfach nur mein Essen genoss. Auf keinen Fall durfte mir jetzt mein Sättigungsgefühl einen Strich durch die Rechnung machen. Ich wollte es genauso wie in meiner Vorstellung haben. Es musste also Platz in meinem Magen gemacht werden. Ich ging zur Toilette und freute mich darüber, dass ich nicht aufpassen musste, leise zu sein. Papa war nicht da und ich hatte die ganze Wohnung für mich. Dann übergab ich mich. Zwar nahm es mir immer noch meine Energie, mein Bauch schmerzte und mein Hals kratzte, aber es fiel mir schon viel leichter. Ich war in Übung und das war gut so. Nachdem ich mich eine Weile auf der Toilette gequält hatte, ließ ich mich erschöpft, aber voller Vorfreude ins Bett fallen, machte den Fernseher an und fiel über die restlichen Sachen her. In dem Moment fühlte ich eine unheimliche Zufriedenheit und Unabhängigkeit. Ich war selbstbestimmt und niemand konnte mir gerade sagen, was richtig und was falsch für mich war. Niemand hatte mehr etwas über mich zu sagen und bald würde ich eine eigene Wohnung haben. Dort würde ich machen können, was immer ich wollte. Endlich würde ich selbstständig sein und mich nicht mehr nach irgendwem richten müssen. Ich würde das essen, wonach mir war, ohne aufpassen zu müssen, was jemand anders sagt oder denkt. Ich konnte es kaum noch erwarten, endlich meine eigene Wohnung zu haben. Während ich über all das nachdachte, stopfte ich mir weiter die Brezeln, das Gebäck und die Croissants rein und wusste bereits, dass ich danach noch an unseren Süßigkeitenschrank gehen

würde. Ich wusste auch, dass ich mich danach wieder übergeben würde.
Wow, was für eine Freiheit! Was für eine Selbstbestimmung! Die würde ich mir nie wieder nehmen lassen!

WAS IST WIRKLICH PASSIERT?

Ich hatte mich dazu entschieden, in die Großstadt zu ziehen und alles hinter mir zu lassen. Ich sehnte mich nach einem Neuanfang und wählte den Weg der Flucht. Ich möchte an dieser Stelle betonen, dass ich auch heute noch sehr dankbar für diese Entscheidung bin, die eigentlich aus einer Schutzstrategie entstanden war. Denn ich bin mir sicher, dass ohne die Flucht aus meinem Heimatort mein Leben viel schlimmer verlaufen wäre.
Ich wählte den Weg der Flucht, da der Schmerz damals seinen Höhepunkt erreichte und für mich nicht mehr auszuhalten war. Essen war mein Ventil geworden und die bereits bestehende Verknüpfung mit dem Gefühl von Glück und Zufriedenheit wurde in meinem Unterbewusstsein immer stärker ausgebildet. Dass ich den Sommer noch in meinem Heimatort verbrachte und dachte, ich müsse mir jetzt noch einmal alles gönnen, um den Sommer genießen zu können, zeigt wie sehr mein Verhalten nur auf zwei Wege gepolt war. Für mich gab es nur schwarz oder weiß. Das spiegelte sich auch in meinem Essverhalten wider: Entweder wählte ich den Weg des Verzichts (Kontrolle und Abnahme) oder den Weg des Genusses (Kontrollverlust und Zunahme).

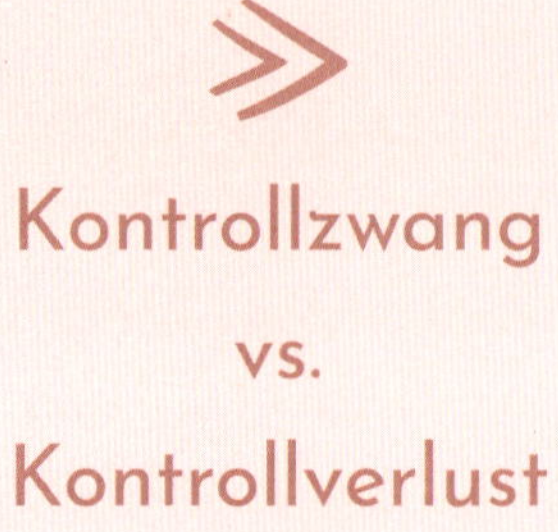

Kontrollzwang vs. Kontrollverlust

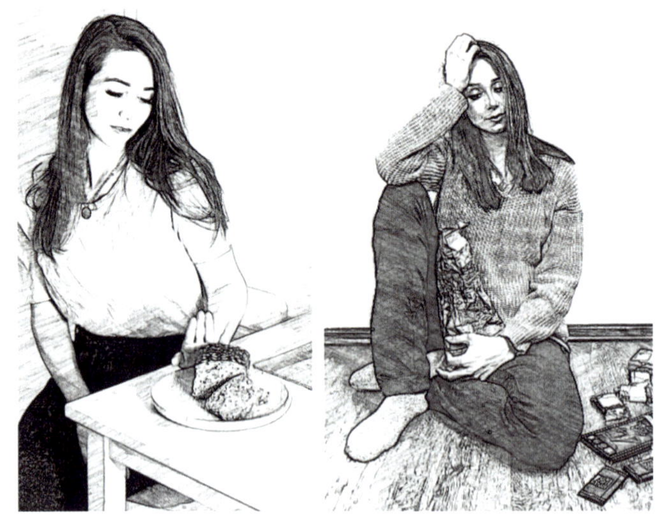

In meinem Kopf herrschten immer diese beiden Gegenpole und jederzeit hatte ich das Gefühl, mich entscheiden zu müssen. In diesem Sommer hatte ich mich für den zweiten Weg entschieden, denn ich wusste, dass das Leben keinen großen Spaß machte, wenn ich mal wieder auf Diät war.

Eine Diät hätte ich zu der Zeit wahrscheinlich auch nicht überstanden, denn ich BRAUCHTE das Essen ungemein. Es gab mir all meinen Halt und auch all mein Glück. Anders hätte ich den Umzug nicht durchziehen können, denn er kostete mich eine Menge Energie und Kraft. Dabei war es noch nicht einmal der Umzug an sich, der mir meine Energie und Kraft raubte, sondern überwiegend die daraus resultierenden Ängste, der Selbsthass, die Sorgen und die Trauer. Auch die Ungewissheit war schwierig für mich, denn ich wusste weder, wie es sein würde, wieder mit Papa zusammen zu wohnen, noch konnte ich es ertragen, wie sauer und traurig Mama war. Aber auch die Situation, bald ohne meine Freunde zu sein, machte mir Angst und zog mich runter.

Nach der Trennung von meinem Freund war es mir egal wieder zuzunehmen. Daran lässt sich gut erkennen, dass mein Selbstwertgefühl immer noch sehr stark mit dem Wunsch, „schlank" zu sein, verknüpft war. Dahinter steckte die Sehnsucht, geliebt zu werden, die ich versuchte, über das Abnehmen zu stillen. Direkt nach der Trennung hatte ich dieses Bedürfnis plötzlich nicht mehr. Das zeigt deutlich, dass es vor allem darum ging, von meinem Freund geschätzt und geliebt zu werden. Unmittelbar nach der Trennung switchte ich wieder von schwarz auf weiß um und wollte den Sommer genießen. Damit änderte ich meinen Weg des Verzichts wieder zu meinem Weg des Genusses.

Ein Genuss war der Sommer natürlich nicht. Es war vielmehr ein Versuch, mich abzulenken, und die Suche nach irgendeinem Halt. Nach meinem Umzug in die Großstadt stand ich völlig allein da. Meine Überforderung kam daher, weil ich mir selbst den einzigen Halt nahm, den ich zum damaligen Zeitpunkt hatte – meine Freunde und mein Zuhause. Daraus resultierten Ängste, wie Verlustangst, Angst nicht genug zu sein, Angst nicht angenommen zu werden, usw. Den fehlenden Halt versuchte ich mir daraufhin in meiner altbekannten Schutzstrategie über das Aussehen zu holen. Denn ich hatte ja die Erfahrung gemacht, dass vor allem der Kontakt zu Jungs ganz gut funktionierte, da sie mich immer cool, locker und lustig fanden. Mein auffälliges Aussehen war das Werkzeug, um sie auf mich aufmerksam zu machen.

Aussehen

Die fehlende Aufmerksamkeit und unsere mangelnde Selbstliebe versuchen wir uns gerne im Außen zu holen, indem wir zum Beispiel durch unser Aussehen auffallen, worauf sich ganze Unternehmensbranchen, die Werbung und Medien ausgerichtet haben. Denn das Geschäft mit den Minderwertigkeitskomplexen der Menschen und deren mangelndem Selbstbewusstsein ist ziemlich lukrativ. Deshalb bekommen wir an allen Ecken und über diverse Wege suggeriert, dass wir nicht gut genug sind, aber dies mithilfe von Wundermitteln, Wunderpillen, Schönheitsoperationen, Fitnessprogrammen, Diäten, Kleidung usw. ändern könnten. Besonders in den letzten Jahren konnte man erschreckenderweise erkennen, dass Schönheitsoperationen Normalität geworden sind. Das Geschäft mit dem mangelnden Selbstbewusstsein boomt. Egal, wohin man sieht, sieht man junge und auch reifere Frauen, die dem Trend folgen. Vermutlich gibt es kaum noch eine Frau, die nicht mindestens eines der folgenden Dinge schon einmal an sich ausprobiert bzw. über sich ergehen lassen hat: auffällige Schminke, aufgespritzte Lippen, aufreizende Kleidung, Schönheitsoperationen, Botox, Haarverlängerungen, Wimpernverlängerungen, lange oder bunte Fingernägel, gebräunte Haut usw.

Auch ich bin davon nicht frei. Auch ich bin auf diese selbst auferlegten Verpflichtungen lange Zeit eingegangen, weil ich dachte, sonst nicht schön zu sein, nicht dazuzugehören, nicht wertvoll zu sein. Es gab Zeiten, in denen ich nicht aus dem Haus gehen konnte, wenn ich ungeschminkt war oder nicht perfekt aussah.

Hinzu kommt, dass wir unseren Wert auch über materielle Dinge versuchen zu steigern: Taschen, Uhren, Schuhe usw., da sie uns das trügerische Gefühl geben, damit aufgewertet zu sein.

Mit diesen Zeilen geht es mir nicht darum, alles schlecht zu reden. Es geht mir vielmehr darum, dass wir unsere Intention und Motivation dahinter überprüfen, indem wir uns selbst hinterfragen:

- Hast du das Gefühl, noch wertvoll zu sein, wenn du alle deine Schönheitsmaßnahmen und materiellen Statussymbole beiseitelassen würdest?

- Was würde passieren, wenn man dir heute all das wegnimmt?
- Würdest du dich noch mögen?
- Wärst du dir noch deines Wertes bewusst oder hast du heute dein Aussehen komplett mit deinem Wert verknüpft?
- Glaubst du, es ist normal, wenn du ständig das Gefühl hast, shoppen zu müssen oder etwas an deinem Aussehen zu ändern?
- Glaubst du, es ist normal, wenn du dich unwohl fühlst, wenn du in Jogginghose und ungeschminkt in die Stadt gehen würdest?

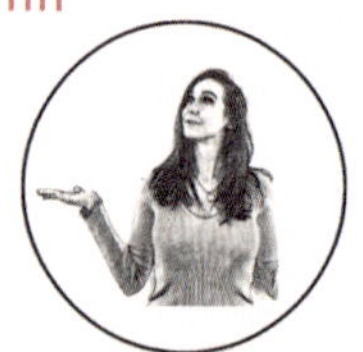

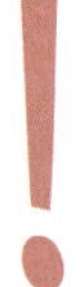

Wenn du dich angesprochen fühlst, dann überprüfe, welche Schutzstrategien dahinterstecken. Könnte es sein, dass du denkst, sonst nicht wertvoll zu sein?

Ich fiel vor allem durch mein Aussehen und meine auffällige Kleidung auf. Beides war mir unheimlich wichtig und ich konnte mich den ganzen Tag damit beschäftigen. Ich ging nach der Schule, so oft es ging, shoppen und kaufte mir von meinem Kellnergeld am liebsten günstige, aber auffällige Kleidung. Am liebsten hatte ich Modeschmuck, Glitzer- und Felljacken, bunte Leggings, hohe Schuhe und alles, was auffiel und polarisierte.

Mit meiner Kleidung wollte ich rebellieren und anders sein als die Norm. Dadurch bekam ich vor allem eins: Aufmerksamkeit. Egal ob diese positiv oder negativ war, die Hauptsache war, dass ich auffiel und endlich gesehen wurde. Mein Aussehen kam jedoch nie gut bei den anderen Mädels an. Die Ablehnung veranlasste mich zu denken, dass ich mit Jungs einfach viel besser konnte und es viel lockerer und cooler mit ihnen war.

Ich hatte zu Beginn große Angst vor der Schule, weil ich mir einredete, dass ich dumm sei. Die wohl größte Angst hatte ich davor, die Schule nicht zu schaffen. Hinzu kam noch die Angst, nicht gemocht zu werden. Dennoch wollte ich mich nicht anpassen.

Beide Themen schaute ich mir aber nie richtig an, weil mir das Bewusstsein dafür fehlte, sodass ich in der Schule nur oft das Gefühl der Beklemmung hatte und den Drang verspürte wegzulaufen. Insgesamt liegt der Ursprung all dieser Themen immer in dem Gefühl, nicht genug und nicht wertvoll zu sein.

Auch das Zusammenleben mit Papa lief nicht so harmonisch, wie ich es mir gewünscht hatte. Immer wieder war ich großer Unruhe und Trauer ausgesetzt, worauf ich den Weg der Verdrängung und Ablenkung wählte. Deshalb arbeitete ich viel und versuchte, möglichst andauernd beschäftigt zu sein. Meine „Lieblingsbeschäftigung" war, mit meinen neuen Freunden am Wochenende zu feiern und mich dabei zu betrinken.

Dauerhaftes Beschäftigtsein

Kennst du das Gefühl der Ruhelosigkeit? Kennst du das Gefühl, immer beschäftigt und produktiv sein zu müssen? Auch das ist eine Schutzstrategie, um nicht mit uns selbst in Kontakt kommen zu müssen. Ich habe mich damals verloren und furchtbar gefühlt, wenn ich allein war, weil ich die Gedanken und Gefühle nicht aushielt, die dabei aufkamen. War ich doch allein, hatte ich grundsätzlich immer den Fernseher laufen oder betäubte mich zu späteren Zeitpunkten mit Essen, um die durch das Alleinsein aufkommenden Gefühle zu unterdrücken.

Ich habe lange Zeit von mir behauptet, dass ich eben so ein Mensch bin, der immer aktiv sein muss. Solltest du dir diese Lüge auch erzählen, dann lass dir gesagt sein, dass das keine Charaktereigenschaft von dir ist, sondern eine Flucht vor dir selbst. Meistens reden wir uns das Ganze schön, indem wir uns vormachen, dass wir zu wenig Zeit haben oder zu viel zu tun ist, um uns mit uns selbst zu beschäftigen. Aber damit belügen wir uns nur. Wären wir ehrlich zu uns, dann würden wir die Angst erkennen, die sich dahinter verbirgt.

- Wie sieht es bei dir aus? Kannst du mal nichts tun?
- Kannst du am Wochenende alle Verabredungen absagen und ganz allein mit dir sein?
- Kannst du abends den Fernseher auslassen?
- Was passiert, wenn du jetzt versuchst, deine Augen für fünf Minuten zu schließen? Wirst du unruhig und versuchst, dir einzureden, dass du noch so viel zu tun hast?

Solltest du dich angesprochen fühlen, dann überprüfe dringend deine Motivation hinter dem Gefühl, immer beschäftigt sein zu müssen. Dauerhafte Produktivität oder Ablenkung ist der perfekte Weg, um der inneren Trauer und Überforderung aus dem Weg zu gehen und sie nicht fühlen zu müssen.

Flucht und Ablenkung allein reichten irgendwann bei mir nicht mehr aus. Daher musste ich etwas finden, das mein Nervensystem beruhigte und herunterfahren konnte. Das konnte ich hervorragend mit Essen, da mir diese Methode schon oft bewiesen hatte, dass sie funktionierte.

Da Essen die Macht hat, unser Nervensystem zu beruhigen, und Zucker unser Belohnungssystem aktiviert und Glücksgefühle in uns auslöst, ist es naheliegend, dass wir oft das Glück im Essen suchen. Essen kann zu einer Art Droge für uns werden, die uns immer wieder aufs Neue für den Augenblick aus dem Gefühl des „Unglücklichseins“ herausholen kann. Das liegt, wie bereits erwähnt, unter anderem auch am Zucker, der sich in den Lebensmitteln befindet. Denn was die Wenigsten wissen, ist, dass Zucker tatsächlich ähnlich funktioniert wie alle anderen Drogen. Zucker sorgt dafür, dass Dopamin ausgeschüttet und unser Belohnungssystem aktiviert wird und wir uns so immer und immer wieder nach diesem Gefühl sehnen. Und wie auch bei allen anderen Drogen brauchen wir auf Dauer immer mehr Zucker, um das gleiche „High“ zu erfahren wie beim letzten Mal.

Das Problem ist dann, dass wir Essen BRAUCHEN, damit es uns dieses Glücksgefühl immer und immer wieder beschert. Wir finden im Essen etwas, dass uns glücklich macht, uns ablenkt und unser Nervensystem beruhigt. Genau in diesem Kreislauf habe ich mich befunden. Ich hatte keine Chance mehr zu entscheiden und konnte auch nicht mehr bewusst wählen, ob ich essen möchte oder nicht – vielmehr war ich schon abhängig davon und von dem dadurch ausgelösten Gefühl.

Das ist der Zustand, den ich als „Trance“ oder „Traum“ in meiner Geschichte beschreibe. Ich hatte nicht mehr das Gefühl, mit meinem bewussten Verstand etwas gegen diesen Drang tun zu können, eben weil ich bereits abhängig davon war. Warum das auch auf der neuronalen Ebene so ist, erkläre ich noch im weiteren Verlauf des Buches.

Der große Streit mit Papa sorgte zusätzlich dafür, dass ich den Boden unter den Füßen verlor. Plötzlich allein dazustehen, aktivierte wieder meine Urangst: das Gefühl von Wertlosigkeit und Einsamkeit.

Mein Schutzsystem in dieser Phase war mein Halt im Essen, wodurch das emotionale Essen extremer wurde. Der Tag nach dem Wochenende endete demnach in einem Fressanfall, der nur der Anfang einer heftigen Zeit für mich werden sollte.

Ich habe versucht zu beschreiben, dass wir in dieser Situation oft machtlos sind, weil der Drang so stark ist, dass wir ihn nicht mehr kontrollieren können. Er fühlt sich an wie ein Parasit, der sich in den Kopf setzt und so lange Gedanken einflößt, bis man ihnen nachgibt. Mein System hatte eine Schutzstrategie entdeckt, wie es mit all dem Schmerz klarkommen konnte und es funktionierte für den Moment erfolgreich.

TÄGLICHE FRESSANFÄLLE BESTIMMEN MEIN LEBEN

Die Entscheidung, aus dem Unterricht zu gehen und den Tag zu Hause zu verbringen, war der Anfang einer ganz neuen Phase für mich. Ich hatte den Tag sehr genossen, auch wenn er danach mit vielen Vorwürfen sowie Magen- und Halsschmerzen verbunden war. Trotzdem war er wie ein Aufatmen für mich. Ich hätte an diesem Tag noch ewig weiter essen können, denn es fühlte sich so befreiend an. Ich allein hatte diese Entscheidung getroffen, wodurch ich mir ein kleines bisschen Selbstbestimmung zurückholte und ein klein wenig Lebensglück für diesen Tag geschenkt hatte. Seit diesem Erlebnis sehnte ich mich oft nach diesem Gefühl. Auch in der Schule kam mir der Gedanke daran ständig in den Kopf. Dabei malte ich mir aus, wie schön es gerade sein könnte, einfach nach Hause zu gehen, um die Zeit mit mir und dem Essen zu genießen. Immer häufiger blieben die Gedanken nicht nur Gedanken. Ich gab ihnen oft nach. Aber nicht zwangsläufig verließ ich dafür den Unterricht, sondern wartete bis Schulschluss ab, um mich schnurstracks auf den Weg zum Bäcker aufzumachen. Eins war sicher: Das löste jedes Mal aufs Neue unglaublich starke Glücksgefühle in mir aus.

Meine Klassenlehrerin machte sich Sorgen um mich und suchte vermehrt das Gespräch mit mir – spätestens, als ich öfters darum bat, während der Unterrichtszeit gehen zu dürfen, weil ich Termine für Wohnungsbesichtigungen hatte. Als ich dann auch noch die Klassenfahrt absagen musste, weil ich sie mir schlichtweg nicht leisten konnte, war ihre Besorgnis restlos begrün-

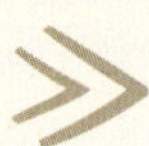

Das Essen lässt
mich vergessen, dass
ich mich eigentlich
nicht mag.

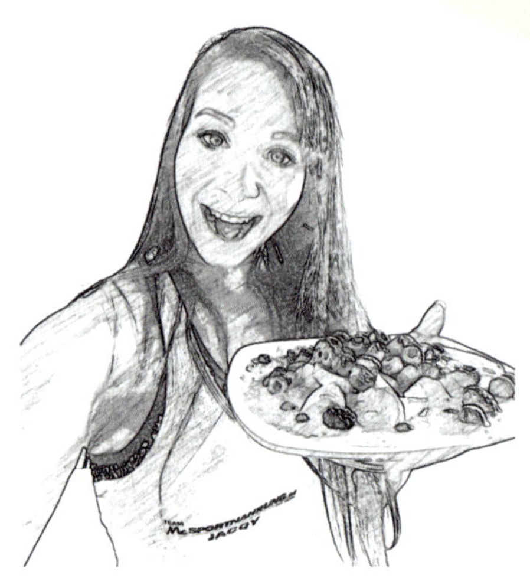

det. Sie war die erste Lehrerin, die mich wirklich ins Herz geschlossen hatte. Sie interessierte sich weniger für meine vielen Fehlstunden, sondern eher für den Schmerz, den sie in meinen Augen sehen konnte. Außerdem schrieb ich gute Noten, weswegen dieses Thema nicht von Relevanz war. Sie machte sich auf der menschlichen Ebene Sorgen um mich und das bedeutete mir sehr viel. Nachdem ich ihr meine Situation anvertraute, bot sie mir an, das Wohngeld und die Unterstützung gemeinsam anzumelden. Aber das kam für mich nicht infrage, dafür war ich viel zu stolz. Ihre Fürsorge gab mir dennoch Halt.

Papa weigerte sich weiterhin, für mich eine Bürgschaft zu stellen. Also blieb mir nach vielen Nächten voller Verzweiflung und etlichen Tränen nichts anderes übrig, als mich schließlich an Mama zu wenden. Etwas widerwillig, aber zu meiner Erleichterung, gab sie mir ihre Einwilligung, die Bürgschaft zu übernehmen. Endlich gab es wieder einen Lichtblick für mich! Und ab sofort konnte ich meinen Fokus und meine komplette Energie in die Wohnungssuche stecken.

EIN DATE VERÄNDERT ALLES

Von meinem damaligen Freund war ich nun schon eine ganze Weile getrennt. Ich konnte nicht behaupten, dass ich über die Sache hinweg war, denn mein Herz tat noch weh, wenn ich daran dachte. Er meldete sich immer noch zwischendurch und meine Sehnsucht nach ihm war wohl nie ganz verschwunden. Aber ich hatte es akzeptiert. Ich war bereit, jemand Neuen kennenzulernen.

Nach meinem Umzug hatte ich mich auf einer Webseite angemeldet, um neue Leute kennenzulernen. Dort hatte ich auch die Mädels kennengelernt, mit denen ich am Wochenende gerne feiern ging, und auch ein paar Jungs hatten mich dort schon angeschrieben. Jetzt fühlte ich mich auch bereit, auf diese Nachrichten zu reagieren, und hatte Lust zu daten. Ich schrieb seit etwa einer Woche mit einem Jungen, als ich beschloss, mich mit ihm zu treffen. Er hatte schon oft gefragt und ich hatte schließlich nichts zu verlieren. Wir trafen uns in der Stadt und gingen einen Kaffee trinken. Das Date verlief ganz gut und wir führten ein schönes Gespräch. Mit einem guten Gefühl fuhr ich nach Hause, bis ich eine Nachricht von ihm bekam mit den Worten: „Auf deinen Bildern siehst du viel zierlicher aus." Wow, das war ein Schlag mitten ins Gesicht. Mir kamen die Tränen und ich konnte nicht fassen, wie ich mich in den letzten Monaten wieder hatte so gehen lassen können. Ich stellte mich vor den Spiegel und fing fürchterlich an zu weinen. Wie konnte ich die monströsen Beine übersehen und auch diese Speckröllchen, die sich an meinem Bauch angesammelt hatten? Ich empfand eine unglaubliche Frustration und gleichzeitig eine starke Wut, die sich gegen mich selbst richtete. Ich hasste mich in diesem Moment wie noch nie. Ich sah schrecklich aus. Wie konnte ich nur denken, dass irgendjemand mich so haben wollen würde? Natürlich beschloss ich noch am gleichen Abend, wieder auf Diät zu gehen.

ENDLICH WIEDER SCHLANK, SCHÖN UND BELIEBT

Ab diesem Abend ging ich streng mit mir ins Gericht. Ich beschloss, morgens nur noch ein Brötchen zu essen und am Abend eine klare Brühe. Außerdem wollte ich jeden Tag mindestens eine Stunde vor unserer Tür um die Schrebergärten joggen gehen. Ich nahm mir fest vor, dass ich ab sofort so streng und diszipliniert sein würde, bis ich mein Ziel erreicht hatte und niemand mich mehr zu dick finden konnte. Die würden schon sehen, was sie davon hatten, so mit mir umzugehen. Wenn ich erst mal schön, schlank und beliebt war, dann würde ich sie nur noch belächeln und ihnen zeigen, dass ich unerreichbar für sie bin.

Dieses Vorhaben blieb nicht nur ein Vorhaben. Ich zog es auch durch. Dafür hungerte ich jeden Tag. Zusätzlich ging ich täglich eine Stunde mit leerem Magen joggen, ging fast jeder Versuchung aus dem Weg und nahm wieder mal innerhalb kürzester Zeit ab. Auch Melissa und all ihre Tricks kamen mir wieder in den Kopf. Ich hatte sie nie vergessen. Ich hielt mich so stark an dem Gedanken fest, wie alle reagieren würden, wenn ich erst schlank wäre, dass mir diese Gedanken halfen, mein Ziel mit aller Kraft zu fokussieren. Natürlich konnte ich die ständigen Gedanken an die leckeren Sachen aus der Bäckerei und vor allem an die Schokocroissants nicht verdrängen, aber der Wunsch, es allen zu zeigen, war größer. So schaffte ich es, wieder 10 kg abzunehmen.

KAPITEL 7

DER EINZUG IN MEINE ERSTE EIGENE WOHNUNG

Ungefähr sechs Monate nach dem großen Streit mit Papa, zog ich in meine erste eigene Wohnung ein. Ich hatte eine kleine Ein-Zimmer-Wohnung gefunden, die nicht weit von der Schule entfernt war. Sie war zwar nicht perfekt, aber immerhin war noch die alte Küche drin. Alle restlichen Möbel schusterte ich mir aus meinen Kinderzimmermöbeln zusammen. In der ein oder anderen Ecke schimmelte es, man hörte die Autos von der Hauptstraße und es war generell wenig Platz, aber für mich war die Wohnung perfekt und ich konnte wieder richtig aufatmen. Außerdem war die Wohnung günstig, sodass ich mit meinem Kellnersalär ganz gut über die Runden kam. Ich konnte zwar keine großen Sprünge machen, aber es war immerhin genug da, um meinen Kühlschrank zu füllen.

Das Wichtigste für mich war, dass ich endlich frei und unabhängig sein konnte. Mir konnte niemand mehr sagen, was ich zu tun oder zu lassen hatte. Auch konnte mir niemand mehr das Gefühl geben, dass ich etwas nicht gut machte. Für mich fühlte es sich wie die allergrößte Freiheit überhaupt an und ich genoss es in vollen Zügen, diesen Schritt gewagt zu haben. Das Gefühl von Unabhängigkeit und Selbstständigkeit war unbeschreiblich.

Doch es kam anders ...

Die ersten zwei Wochen genoss ich in vollen Zügen. Ich befüllte meinen Küchenschrank mit allerlei Suppen, suchte mir einen neuen Weg zum Joggen und konnte am großen Tisch in Ruhe meine Hausaufgaben machen, ohne dass mich jemand störte. Ich war gerade 18 geworden und fühlte mich nun selbstständig und erwachsen.

Es war Mitte Januar und sehr kalt in meiner Wohnung, da ich mich nicht traute, die Heizung anzumachen. Ich hatte Angst vor einer Nachzahlung, denn das könnte mir finanziell das Genick brechen. Mit meinem verdienten Geld konnte ich gerade so alles bezahlen. Daher konnte ich mir nicht erlauben, groß über die Stränge zu schlagen. Aber unter dem Strich kam ich ganz gut klar und war weiterhin motiviert abzunehmen und glücklich, mein Leben im Griff zu haben.

Nach den ersten zwei Wochen spürte ich, wie die Euphorie nachließ und ich so langsam mit der Realität konfrontiert wurde. Ich konnte mir alles noch so schönreden, aber ich war allein und niemand hatte mich länger in seinem Leben haben wollen. Irgendwann wurde ich allen zu viel oder ich war ihnen nicht gut genug und sie verließen mich wieder. Diese Gedanken zerstörten mich innerlich. Immer wieder saß ich deprimiert in meiner kalten Wohnung und fing an zu weinen, ohne dass ich wusste, was eigentlich los war. Die Gefühle übermannten mich und nahmen mir die Luft zum Atmen. Mir war es ein Rätsel, wie ich mit diesem Gefühl, das sich wie eine Eisenkette um meinen Brustkorb schnürte, eine Motivation oder gar Euphorie für irgendetwas aufbauen sollte. Ich redete mir oft ein, dass doch sowieso alles egal wäre und ich als Versagerin geboren wurde. Dagegen konnte ich wohl niemals etwas tun, denn ich war einfach nicht gut genug, damit man mich liebte. Kein Wunder, dass niemand bei mir sein wollte. Dennoch fragte ich mich immer wieder, was ich eigentlich falsch machte. Gleichermaßen gab ich mir selbst die

Antwort darauf, indem ich mir gedanklich aufzählte, was alles falsch an mir war. Damit bestätigte ich mir immer wieder, dass ich nicht gut, nicht wertvoll war und dass ich anders sein müsste. Es fühlte sich oft so an, als hätte ich zwei Teile in mir. Der eine Teil, der mir immer wieder sagte, dass ich kämpfen sollte und besser werden musste, und der andere Teil, der mir sagte, dass doch sowieso alles sinnlos wäre.

BEGINN MEINER HEFTIGSTEN BULIMIE- UND FRESSANFALLPHASE

Es war an einem Donnerstagabend, als ich auf der Arbeit in die Küche geschickt wurde. Unser Koch war an diesem Abend krank und da wir in der Jazz-Bar sowieso nur Tapas rausgaben, meinte mein Chef, dass ich heute seine Arbeit übernehmen und einfach die Bestellung der Gäste zubereiten sollte. Ich hatte morgens nur ein Brötchen in der Schule gegessen. Das war's. Zum Mittag- und Abendessen wollte ich heute nichts essen, auch wenn ich mich dafür zusammenreißen musste. Ich genoss es sehr, dass mir niemand mehr etwas vorschreiben konnte. Mein Magen hatte schon in der Schule heftig geknurrt und auch zu Hause hatte ich ihn versucht zu ignorieren. Dafür half mir viel Trinken und Ablenken ganz gut. Auf meine Abende beim Kellern freute ich mich immer sehr – vor allem, weil ich durch das viele Hin- und Herlaufen ganz gut Kalorien verbrennen konnte. Meine Schichten gingen in der Regel von 17 bis 24 Uhr. Danach lief ich noch den ganzen Weg nach Hause, da keine Bahnen mehr fuhren. Beim Kellnern rannte ich den ganzen Abend von einem Tisch zum anderen und hatte keine Pause dazwischen. Ich hatte mir grob überschlagen und berechnet, dass ich dadurch sogar mehr verbrannte, als ich über den Tag verteilt zu mir nahm. Am nächsten Morgen konnte ich es immer kaum erwarten, auf die Waage zu steigen, und war gespannt darauf, wie viel weniger sie anzeigte. Daher war ich enttäuscht, als mein Chef mich in die Küche verdonnerte. Außerdem war es für mich auch eine enorme Herausforderung, dem ganzen Essen zu widerstehen. Es gab diese kleinen leckeren Bruschettas, die immer so gut rochen, wenn sie an mir vorbei getragen wurden. Und wenn ich dann noch an die Cremes dachte, die mit dem Brot zusammen serviert wurden, lief das Wasser in meinem Mund zusammen.

Natürlich war es strengstens verboten, während der Arbeitszeit zu essen. Auch unser Koch durfte nichts essen und höchstens mal die Cremes probieren, die er für den nächsten Tag vorbereitete. Aber das war auch schon alles. Es blieb also immer bei der Vorstellung, die aber eine starke Sehnsucht in mir auslöste. Heute sollte ich also in der Küche stehen und genau diese knusprigen Bruschettas zubereiten sowie diese köstlichen Cremes in die kleinen Schälchen portionieren.

Unser Barchef zeigte mir, was ich wissen musste: wo sich die fertigen Cremes befanden, wo ich die kleinen Tomaten- und Zwiebelstücke fand und natürlich auch wie der Ofen funktionierte, in dem ich das frische Brot zubereiten sollte. Ich merkte, wie mein Herz begann, schneller zu schlagen und ich nervös wurde. Ich konnte mir beim besten Willen nicht vorstellen, mich den ganzen Abend in der Küche aufzuhalten, während mein Magen knurrte und mir all diese Düfte in die Nase stiegen.

Mit den Worten „viel Erfolg“ verließ mein Chef die Küche und nun stand ich da. Ich fühlte meine Nervosität ansteigen und kam mir vollkommen verloren vor. Ich konnte gerade noch einen tiefen und langen Atemzug nehmen, als die Tür aufging und mir der erste Zettel mit der ersten Bestellung auf die Essensausgabe gelegt wurde: „2 × Tomaten-Bruschetta“. Okay. Augen zu und durch. Ich ging zum Kühlschrank und holte die große Schüssel mit der schon zubereiteten Tomatensalsa heraus. Als ich den Deckel abnahm, stieg mir der Duft der frischen Petersilie sowie das fruchtig salzige Aroma der Tomaten und Zwiebeln in die Nase und ich spürte, wie meine Knie weicher wurden. Schnell schob ich die Schüssel ein Stückchen von mir weg und lenkte mich ab, indem ich zum Backofen ging, um nachzusehen, wie weit die frischen Brote waren, die ich kurz vorher hineingeschoben hatte. Während ich auf die Brote wartete, dachte ich darüber nach, was wohl alles in der Salsa verarbeitet worden war. Man konnte sehr gut die Tomaten, Zwiebeln und Petersilie erkennen. Wahrscheinlich war es die Gewürzmischung, die die Salsa so besonders machte. Das bedeutete also, dass die Salsa an sich ziemlich gesund war und eigentlich nur aus Gemüse bestand. Es war wohl nur das Brot, dass die Bruschetta zu einem ungesunden Dickmacher werden ließ. Ach ja! Und der Käse, den ich hinterher nochmal obendrauf geben sollte, bevor ich das fertige Brot nochmal für zwei Minuten in den Ofen schob. Ich wurde aus meinen Gedanken gerissen, weil die Tür in diesem Moment hektisch aufgestoßen wurde. Zwei weitere Zettel flogen mir auf den Tisch, wodurch meine Gedanken an die Salsa für einen Moment gestoppt wurden: „1 × Olivencreme mit Brot und 1 × Petersiliencreme mit Brot“. Oh Gott, wie oft mir wohl der leckere Duft der Petersiliencreme schon in die Nase gekrochen war. Eine Schande, dass ich sie noch nie probieren und schmecken konnte. Während ich immer noch darauf wartete, dass das Brot fertig wurde, holte ich die beiden großen Schüsseln mit Oliven- und Petersiliencreme aus dem Kühlschrank. Den Deckel abzunehmen, war die reinste Qual für mich! Das roch alles so köstlich!

Die Situation wurde langsam brenzlig. Ich versuchte, mich zusammenzureißen und daran zu erinnern, wie stark und diszipliniert ich die letzten Wochen gewesen war. Die beiden Anteile in mir fochten einen harten Kampf aus und erfahrungsgemäß gewann der Teil, der einfach nur essen wollte.

Ich wollte mich konzentrieren und erinnerte mich daran, dass ich schlimmen Ärger bekommen würde, wenn man mich hier beim Essen erwischen würde. Ich konnte es mir auf keinen Fall leisten, diesen Job zu verlieren. Ich einigte mich trotzdem auf einen Kompromiss, der so aussah, dass ich wenigstens die Salsa mal probieren sollte. Denn die war immerhin gesund und wahrscheinlich würde ich danach auch schon befriedigt sein. Hinten beim Ofen konnte mich niemand sehen, falls die Tür aufgehen sollte. Sollte dennoch jemand plötzlich hereinkommen und fragen, dann konnte ich natürlich ganz einfach sagen, dass ich nach dem Brot geschaut hatte. Die Entscheidung war bereits gefallen und wenige Sekunden später tauchte ich auch schon den großen Löffel in die Salsa, mit dem ich dann hinter den Ofen verschwand. Es war eine Geschmacksexplosion, kombiniert mit purer Gänsehaut. Wow, wie lange hatte ich bloß nicht mehr etwas so Geschmacksintensives gegessen?! Die tägliche Brühe kam mir schon aus den Ohren heraus. Dieser Geschmack gerade toppte alles. Es fühlte sich an, als hätte ich nie zuvor etwas Leckereres gegessen. Es war der reinste Himmel auf Erden. Aber so schön es war, genauso schnell sollte der Moment schon wieder vorbei sein. Okay, einen Löffel konnte ich mir noch gönnen. Schließlich war die Salsa so gesund und ich hatte heute noch wenig gegessen. Nach diesem zweiten Löffel würde ich sicherlich zufrieden sein. Natürlich kam alles anders und es sollte nicht nur bei zwei Löffeln bleiben. Ich verlor die Kontrolle, fiel in meinen tranceartigen Zustand und schaufelte einen Löffel nach dem anderen in meinen Mund. Ich konnte nur noch registrieren, dass es sich himmlisch anfühlte, auch wenn ich mit einem Auge immer die Tür im Blick haben musste. In der Zwischenzeit hatte ich alle Cremes ausprobiert. Sie waren alle phänomenal und ich konnte überhaupt nicht verstehen, wie ich mir das beinahe hätte entgehen lassen können.

Innerlich dankte ich dem Koch dafür, dass er solche Riesenschüsseln vorbereitet hatte, sodass noch genug für die Gäste übrigblieb. Ich aß die Salsa und die Cremes mittlerweile nicht mehr mit dem Löffel, sondern schmierte sie mir dick und fett auf die frischen Brote, während ich dabei im siebten Himmel schwebte.

Innerhalb kürzester Zeit hatte ich mich vollgefressen. Und als ich mit fürchterlichen Bauchschmerzen aus meiner Trance „aufwachte“, wusste ich: Ich muss mich übergeben. Daran führte jetzt kein Weg vorbei. Zuvor aber wollte ich noch die Datteln im Speckmantel testen. Denn der Gang zur Toilette sollte sich ja immerhin lohnen. Ich stopfte mir noch fünf speckummantelte Datteln in den Mund und machte mich auf den Weg zur Toilette.

FRESSANFÄLLE ÜBERNEHMEN DIE KONTROLLE ÜBER MEIN LEBEN

An jenem Abend wurde meine zuvor aufgebaute Disziplin auf einen Schlag zerschlagen. Als ich versuchte, am nächsten Morgen wieder normal und diszipliniert meine Diät weiter durchzuziehen, drangen die Gedanken an Essen immer wieder durch und zerstörten meine Diätpläne. Es fühlte sich an, als hätte ich kaum noch Macht über meine Gedanken, die wie zwei starke Kräfte gegeneinander kämpften. Dabei versuchten beide ständig im Wechsel die Oberhand zu gewinnen. Die eine Kraft versuchte, mich zu ermutigen, weiter stark und diszipliniert zu sein, und die andere Kraft erinnerte mich an all die Leckereien, die ich essen wollte und einfach wieder erbrechen konnte.

Ich versuchte, die Stimmen, die mich ermutigen wollten, meine Diät weiter durchzuziehen, gewinnen zu lassen. Aber es funktionierte einfach nicht. Ich hatte das Gefühl, die Kontrolle darüber verloren zu haben. Genauso wie am Abend zuvor. Es fühlte sich an, als wäre der Teil in mir, der eigentlich die ganze Zeit so stark war, extrem geschwächt worden, so geschwächt, dass ich ihn nicht mehr motiviert bekam. Dafür war der andere Teil in mir, der einfach nur essen wollte, viel stärker geworden und hatte das Zepter in die Hand genommen. Sobald ich aufwachte, dachte ich schon an Essen. In der Schule konnte ich mich wegen der Gedanken an Essen kaum konzentrieren und nach der Schule musste ich dem Parasiten in meinem Kopf ständig nachgeben, indem es mich in die nächstgelegene Bäckerei zog. Im Anschluss an den Bäcker trieb es mich in den Supermarkt und von dort dann in meine Wohnung, wo der nächste Fressanfall ausartete. Hierfür gab ich mein komplettes Trinkgeld aus und besorgte mir davon am liebsten Weißbrot, Schokolade, Gummibärchen, Wurst, Nussnougatcreme, Chips und reichlich Fanta. Meistens konnte ich mich nicht einmal zurückhalten, bis ich zu Hause war, und musste die Einkäufe schon auf dem Weg in mich hineinstopfen.

Zur Haustür reingekommen, musste ich mich übergeben, um wieder Platz für neues Essen zu schaffen. Kaum hatte ich mich übergeben, füllte ich meinen Magen so lange wieder mit Essen, bis ich so voll war, dass ich wieder zur Toilette rennen musste. Bei nur einem Durchgang blieb es nie und das Ganze wiederholte sich so oft, bis die Einkaufstüten schließlich leer waren. Und genauso leer wie meine Einkaufstüten fühlte ich mich anschließend auch. Danach saß ich in der Regel auf dem Boden, inmitten all der Plastiktüten, den leeren Chips- und Brotverpackungen, den Gummibärchentüten, dem Schokoladenpapier und den leeren Verpackungen von Wurst, Käse und Butter. Innerhalb kürzester Zeit hatte ich Essen verdrückt, das andere über mehrere Tage aßen. Mein Hals kratzte und mein Magen schmerzte und trotzdem wollte ich am liebsten einfach weiter essen. Leider hatte ich kein Geld mehr und das überforderte mich maßlos. Ich wusste nicht, was ich jetzt mit mir anfangen oder wie ich mit der Situation umgehen sollte. Ich war hungrig und mein Magen sowie mein Kühlschrank waren leer. Ich hatte sogar das Geld ausgegeben, dass ich morgen für die Bahn zur Schule brauchte. In meiner Verzweiflung schoss mir plötzlich die Frage in den Kopf, ob ich nicht irgendwo oder in irgendeiner meiner Handtaschen noch einen alten Riegel oder Ähnliches vergessen hatte. Ich war bereit, alles zu essen, was mir in die Finger kam. Ich aß in diesen Situationen auch gerne mal alte Essensreste oder Essen, das bereits abgelaufen war. Es ging hier schon lange nicht mehr um die Qualität des Essens, sondern nur noch um Quantität. Mit Genuss hatte es nichts mehr zu tun.

Ab diesem Tag drehte sich mein Leben nur noch ums Essen und Erbrechen. Es wurde zur Gewohnheit, dass ich direkt nach der Schule zum Bäcker ging und mit Gebäck den Weg zum Supermarkt überbrückte. Im Supermarkt suchte ich dann vor allem nach Nahrungsmitteln, die mir gut schmeckten, günstig und vor allem massig waren. Am liebsten waren mir Keksmischungen, Toastbrot, Nussnougatcreme und die Billigvarianten von Chips und Gummibärchen. Hierfür gab ich mein komplettes Geld vom Kellnern aus, was sich in meinem Geldbeutel schnell bemerkbar machte. Denn dadurch konnte ich meine anderen Rechnungen nicht mehr bezahlen, wie zum Beispiel auch meine Grundnahrungsmittel. Doch wenn ich im Supermarkt stand, war mir das völlig egal. Ich wusste zwar, dass mein Verhalten sehr unvernünftig war, aber ich hatte es schon lange nicht mehr unter Kontrolle, da ich mich jedes Mal aufs Neue in meinem Trancezustand befand.

Gesunde und vollwertige Lebensmittel aß ich schon lange nicht mehr. Zum einen hatte ich schon lange verlernt, wie man diesbezüglich für sich selbst sorgte, und zum anderen fehlte mir schlichtweg das Geld dafür. Es wurde zum Normalzustand, dass ich die meiste Zeit über einen leeren Magen hatte. Das reizte ich so lange aus, bis ich es nicht mehr aushielt, um mir dann große Mengen an ungesundem Essen reinzustopfen, das ich anschließend direkt wieder erbrach.
Auf der Arbeit wurde mir immer öfter die Stelle in der Küche zugeteilt. Ich liebte es inzwischen und genoss es in vollen Zügen. Denn hier konnte ich den ganzen Abend lang in einem langen Fressanfall verweilen, ohne mich um die Mengen oder das Geld sorgen zu müssen. Außerdem war es immer ein Adrenalinkick für mich, weil ich aufpassen musste, dass mich niemand dabei erwischte, während ich mir das fremde Essen genüsslich reinstopfte. Ich nahm mir gerne auch mal zwei oder sogar drei Ciabattabrote mit nach Hause. Die aß ich dann noch in derselben Nacht oder spätestens morgens, wenn ich wach wurde.
An einem Abend auf der Arbeit wurde ich nach oben in den Aufenthaltsraum geschickt, um Handtücher zu bügeln. Dort war ich ungestört und konnte ein wenig dem regen Abendleben der unteren Etage entfliehen. Im Regal direkt vor mir entdeckte ich eine Kiste, während ich die Handtücher bügelte. Die Kiste war bedruckt mit dem Namen der Kekse, die wir den Gästen zum Kaffee servierten. Natürlich dauerte es nicht lange, bis ich mit der Nase neugierig in dieser Kiste steckte. Zu meiner Freude war sie noch randvoll und es fehlten nur wenige Packungen. Ich fühlte mich wie im siebten Himmel und kurze Zeit später türmte sich

ein riesengroßer Berg leerer Plastiktütchen neben mir auf. Mein Magen war bis oben hin voll und ich spürte, wie sich der Brei schon die Speiseröhre hochdrückte, doch ständig auf die Toilette zu rennen, wäre zu auffällig gewesen. Zu meinem Glück entdeckte ich eine große Schüssel auf der Fensterbank, die jetzt für meine Zwecke herhalten musste. Zwar machte ich mir keine großen Sorgen darüber, dass mich jemand hören konnte oder reinkam, dennoch raste mein Herz und ich versteckte mich vorsichtshalber hinter dem großen Schrank, um mich in die Schüssel zu übergeben. Während sich die Schüssel füllte, überlegte ich, wie ich sie möglichst unauffällig zur Toilette bringen konnte. Doch da mir keine Lösung einfiel, ließ ich sie einfach hinter dem Schrank verschwinden. Ich war immer äußerst vorsichtig, dass niemand von meinem Doppelleben etwas mitbekam, doch dieses Mal hätte ich noch vorsichtiger sein müssen. Die Tür öffnete sich, als ich zum Glück gerade wieder am Bügelbrett stand. Die Plastiktüten hatte ich vorher weggeräumt und auch die Schüssel war gut versteckt. Trotzdem schlug mir mein Herz bis zum Hals. Es war der zweite Barchef, der nach oben kam, um etwas zu suchen. Er steuerte direkt auf die Schränke und Regale zu, um sie zu durchsuchen. Meine Knie zitterten und Panik stieg in mir auf. Ich betete, dass er die Schüssel nicht fand. Aber es musste kommen, wie es kommen musste, und er fand sie natürlich. Dabei war er gleichermaßen angewidert als auch erschrocken und wusste nicht, wie er damit umgehen sollte. Natürlich konnte ich nicht gestehen, was mit mir los war. Niemals hätte ich das getan. Stattdessen tat ich genauso erschrocken, wie er es war. Ich fragte ihn, was das denn Ekelhaftes wäre. Er starrte mich nur an und seine Augen verrieten mir, dass er wusste, dass der Inhalt von mir war. Aber natürlich konnte er mich nicht anschuldigen oder es mir gar beweisen. Mein Leben wurde zu einer riesengroßen Lüge:

- Ich log meine Lehrerin an, wenn ich sagte, dass mir schlecht war.
- Ich log meine Kollegen an, wenn ich sagte, dass schon wieder die Ciabattabrote aus waren.
- Ich log meine Freundinnen an, wenn ich unsere Verabredungen absagte, um lieber zu essen.
- Ich log meine Mutter an, wenn ich mir bei Wochenendbesuchen dort heimlich Essen mit nach Hause nahm.
- Ich log meinen Vater an, wenn ich sagte, dass mein Kühlschrank leer war, weil ich nicht genug Trinkgeld bekommen hatte.
- Ich log jeden Menschen in meiner Umgebung an, wenn ich erklären musste, wieso ich so lange auf Toilette war.

Ich führte ein Doppelleben, das mich unglaublich belastete. Diese Phase hielt schon mehrere Monate an, in der es mir seelisch sehr schlecht ging. Trotzdem wäre ich niemals bereit gewesen, damit aufzuhören! Das Essen gab mir das Gefühl zu LEBEN. Nichts auf dieser Welt gab mir ein tieferes Gefühl der Zufriedenheit und des Glücks als der erste Bissen eines Fressanfalls. Dafür war ich bereit, alles zu geben. Ich konnte damit in eine Welt fliehen, in der ich mich sicher, aber gleichermaßen gefangen fühlte. Ich brauchte nichts und niemanden, nur mein Essen, denn es gab mir das Gefühl, nicht allein zu sein. Auch kannte ich weder das Gefühl von Langeweile noch das Gefühl der inneren Leere, da ich immer zum Essen griff, wenn ich mit einem der Gefühle in Kontakt kam.

Auf der einen Seite nahmen mir das Essen und das Erbrechen meine Kraft, auf der anderen Seite aber brachte mir das Essen mein ganzes Glück. Hätte man mir damals eine Wunderpille gegeben, die mir meine Gelüste genommen hätte, dann hätte ich sie in dieser Phase auf gar keinen Fall genommen. Auch wenn das Ganze negative Seiten hatte, hätte ich ohne mein Essen überhaupt nicht gewusst, was ich mit mir anfangen sollte. Ich hatte mich vollkommen damit identifiziert und meine Persönlichkeit darauf aufgebaut.

Ich hatte nicht nur eine Essstörung, sondern ich war zu meiner Essstörung geworden.

WAS IST WIRKLICH PASSIERT?

Sehnsucht nach Essen

Als ich damals aus der Schule geflohen war, hatte ich mir ein großes Gefühl von Freiheit und Unabhängigkeit erschaffen. Dadurch, dass ich dieses Freiheitsgefühl mit Essen krönte, hatte ich gleichzeitig eine sehr tiefe Verknüpfung in meinem Unterbewusstsein aufgebaut, die Essen mit Freiheit, Kontrolle, Glück und Loslassen verband. Da Gefühle wie Freiheit, Glück oder Leichtigkeit sonst sehr wenig Raum in meinem Leben fanden, hatte ich mir auf der unterbewussten Ebene durch das Essen eine Methode erschaffen, auf die ich nun jederzeit und beliebig oft zurückgreifen konnte. Natürlich schmeckte mir das Essen auch, aber eigentlich ging es mir in erster Linie darum, die starke Sehnsucht in mir zu be-

friedigen, die nach diesen Gefühlen schrie. Damals war das für mich nicht zu greifen, weswegen ich auch niemals darüber nachdachte, wieso ich überhaupt so ein starkes Verlangen nach Essen hatte. Mir ist nie aufgefallen, dass es eigentlich diese Sehnsucht in mir war, die dieses Verlangen auslöste.
Durch die Wohnungssituation und die damit verbundene Bürgschaft fühlte ich mich erneut sehr stark abgelehnt, allein gelassen und nicht wichtig genommen. Anstatt hier genauer hinzuschauen und mich mit meinen Gefühlen auseinanderzusetzen, suchte ich wieder nach etwas, das mir half, sie zu verdrängen oder zu kompensieren. Denn ich hatte immer noch nicht gelernt, genauer und tiefer hinzusehen, um zu verstehen, was da eigentlich tief in mir gehört werden wollte.

Das Date

Das Date bzw. die Aussage des Jungen spiegelte mir zum einen das wider, was ich über mich selbst dachte, und zum anderen wurde ich mal wieder, wie so oft in meinem Leben, abgelehnt. Seine Aussage bestätigte mir außerdem, dass ich nur wertvoll sein konnte, wenn ich schlank war, wodurch meine Seelenwunde der Ablehnung wieder aktiv wurde. Sie schmerzte so stark, dass ich ein stärkeres Pflaster brauchte. Alles nur wegen einer kleinen Aussage von jemandem, den ich nicht mal kannte. Es führte kein Weg daran vorbei, wieder auf Diät zu gehen. Ich musste mir erneut meinen fiktiven Halt aufbauen, um nicht noch tiefer zu fallen. Zudem wollte ich mir beweisen, dass ich wertvoll sein konnte, wenn ich nur endlich mal das Ganze durchziehen würde. Wieder einmal erschuf ich mir meinen Tag X, von dem ich glaubte, dass man mich dann wirklich lieben würde.

Seelenwunden

Als Seelenwunde bezeichnet man alte Verletzungen aus der Kindheit, die dort irgendwann entstanden sind und nie aufgearbeitet wurden. Meine Seelenwunde entstand, wie bei so vielen anderen, definitiv aus der Ablehnung heraus, die ich in meiner Kindheit oft erleben musste. Mein ganzes Leben hatte ich versucht, die alten Wunden zu verdrängen und zu schützen, indem ich sie überspielte. Solange man diesen Weg jedoch geht, hat man nie die Chance, sie wirklich heilen zu lassen.

Ich vergleiche das gerne mit einem Läufer, der beim Joggen böse hinfiel, sich die Beine aufschürfte und einige tiefe blutige Wunden davontrug. Doch anstatt sie ausheilen zu lassen, klebte er einfach ein paar Pflaster auf die Wunden und lief weiter. Er setzte seine Beine also weiterhin einer hohen Belastung aus und hielt sie permanent unter Spannung, sodass sie immer wieder aufrissen und gar keine Chance hatten zu heilen. Spätestens beim nächsten kleinsten Sturz wurden sie wieder stark anfangen zu bluten. Der Schmerz fühlt sich dann genauso schlimm an wie beim ersten Sturz.

Genau so können wir unsere Seelenwunden betrachten. Wir laufen oft schon seit unserer Kindheit damit durchs Leben, ohne sie ausheilen zu lassen. Stattdessen versuchen wir, die Wunde mit mehreren Pflastern zu bekleben, indem wir uns ablenken oder so tun, als hätten wir keine Wunden. Bei der kleinsten Berührung der Wunde jedoch schmerzt sie so tief wie bei ihrer Entstehung, obwohl uns in dem Augenblick der Bezug zur damaligen Situation fehlt.

Vielleicht kennst du solche Momente, in denen du sehr empfindlich reagierst und tief verletzt bist, obwohl vielleicht nur etwas Banales passiert ist? Ein Beispiel dafür könnte sein, dass dein Partner dir aus deiner Sicht gerade zu wenig Aufmerksamkeit schenkt, weil er z.B. den Abend lieber mal mit seinen Freunden verbringt, Fußball schaut oder Ähnliches. Fühlst du dich in diesen Situationen oft gekränkt und denkst, dass er keine Lust hat, Zeit mit dir zu verbringen? Bist du in diesen Momenten vielleicht traurig oder sogar wütend? Dann ist das ein Zeichen dafür, dass eine Seelenwunde in dir aktiviert wurde, deren Ursprung irgendwann in deiner Kindheit entstanden ist.

Frage dich in diesem Zusammenhang, in welchen Situationen du noch besonders empfindlich reagierst! Stelle dir hierfür die folgenden Fragen:

- Komme ich generell schlecht mit Kritik zurecht?
- Brauche ich viel Aufmerksamkeit von anderen Menschen?
- Fühle ich mich schnell abgelehnt?

- Bin ich eifersüchtig?
- Habe ich Angst, verlassen zu werden?

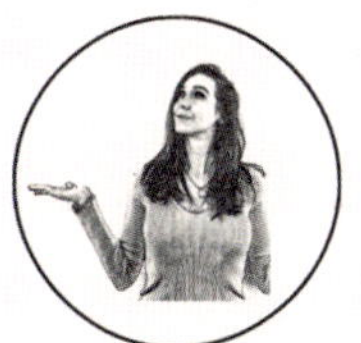

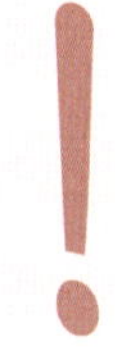

Wenn du beginnst, dein Verhalten zu hinterfragen, kann dies sehr hilfreich dabei sein zu erkennen, welche Seelenwunden immer noch in dir bluten und geheilt werden möchten.

Um meine tiefste Seelenwunde nicht fühlen zu müssen, startete ich erneut eine Diät. Damit wollte ich mir erneut die Illusion aufbauen, dass alles gut wird und ich irgendwann glücklich werde, wenn ich erstmal den perfekten Körper habe. Dass ich wieder nur vor meinen Gefühlen wegrannte, war mir nicht klar. Doch hätte ich nichts gegen die Situation unternommen, wäre ich weiter mit diesen Gefühlen konfrontiert gewesen und hätte keine Ahnung gehabt, wie ich mit ihnen umgehen sollte. Meine Motivation kam von dem Teil in mir, der vor dem Schmerz floh und der überzeugt davon war, dass ich etwas tun musste, um wertvoll und genug zu werden.

Ich BRAUCHTE eine Schutzstrategie, die mir half, mich von dem Gefühl „nicht gut zu sein" zu befreien. Meine Schutzstrategie war in dem Fall meine Diät und die damit verbundene Kontrolle in Form der Gewichtsabnahme sowie mein Tag X, an dem ich mich endlich wertvoll fühlen würde.

Seelenwunde

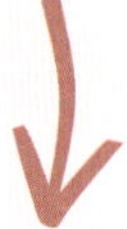

Das Gefühl „nicht gut zu sein"

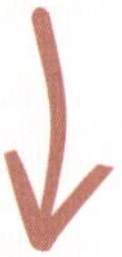

Schutzprogramm

Seelenwunden entstehen früh in der Kindheit und geben uns das Gefühl, nicht gut zu sein. Wir versuchen alles, um diesem Gefühl nicht ausgesetzt zu sein.

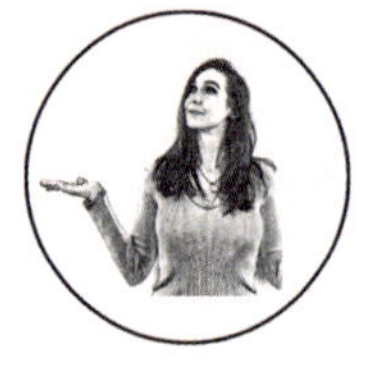

Seelenwunde:
Ablehnung

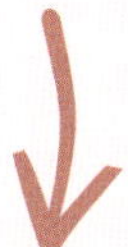

Das Gefühl
„nicht gut zu sein"

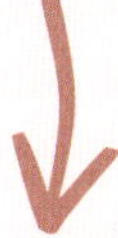

Diät + Kontrolle +
Tag X

Die Seelenwunde der *Ablehnung* gab mir das Gefühl, nicht gut genug zu sein. Diäten, die Kontrolle und der Tag X sorgten dafür, dass ich diesem Gefühl nicht ausgesetzt war.

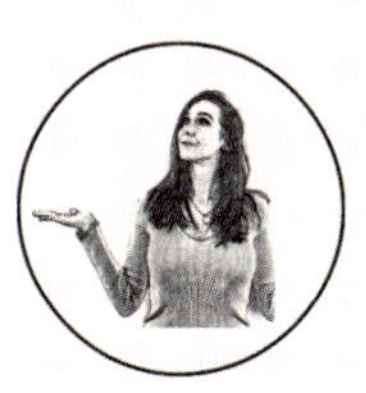

!

Der Einzug in meine erste eigene Wohnung

Auch was meinen Umzug anging, hatte ich mir eine Illusion aufgebaut. Ich redete mir nämlich ein, dass mir meine eigene Wohnung die Freiheit, das Glück und die Selbstbestimmtheit geben würde, die ich mir so sehr wünschte. Dass ich mich hier ebenfalls in einer Lüge befand, um mit der Situation besser umgehen zu können, sah ich nicht. Auch die Wohnung repräsentierte damals eine Flucht vor meinen Gefühlen, indem ich den Fokus verlagerte. Ich konzentrierte mich nämlich auch hier darauf, mein Glück im Außen zu finden anstatt es in meinem Inneren zu suchen.

Die Suche im Außen nach Glück

- Hand aufs Herz: Wie oft versuchst du, dein Glück im Außen zu finden?
- Wie oft versuchst du, deine äußeren Umstände zu verändern, um glücklich zu werden?
- Hast du die Hoffnung, dass sich etwas verändert, sobald sich etwas im Außen verändert?
  - ✓ „Wenn ich erst einmal den neuen Job habe, dann bin ich wirklich glücklich."
  - ✓ „Wenn ich erst einmal einen tollen Partner habe, dann bin ich wirklich glücklich."
  - ✓ „Wenn ich erst einmal die neue Wohnung bekomme, dann bin ich wirklich glücklich."

- ✓ „Wenn ich erst einmal genug Geld verdiene, dann bin ich wirklich glücklich."
- ✓ Und natürlich auch: „Wenn ich erst einmal den perfekten Körper habe, dann bin ich wirklich glücklich."

Ich garantiere dir, dass dieses Gefühl niemals eintreten oder zumindest nur für eine kurze Zeit anhalten wird. Denn das Glück, dass wir suchen, lässt sich nur in unserem Inneren finden. Das Problem an der Sache ist nämlich nicht, dass wir uns mehr Glück wünschen, sondern viel mehr die Tatsache, wieso wir überhaupt unglücklich sind. Ein Wunsch entsteht immer aus einem unglücklichen Gefühl oder einem Mangel heraus und ist das Resultat unserer inneren Überzeugungen. Demnach finden wir die Antwort hierauf auch nur in unserem Inneren. Wir sollten uns in erster Linie fragen, wieso wir gerade überhaupt unglücklich sind und wieso wir so dringend das Verlangen nach Veränderung haben.

Beispiel: Du sagst dir, dass du endlich glücklich wärst, wenn dein Partner sich verändern würde. Du wünschst dir, dass er respektvoller, liebevoller und ordentlicher wäre. Daraus resultiert, dass Du dir einredest, dass dein Glück von seinem Verhalten abhängt. Aus deiner Unzufriedenheit und diesem Mangel heraus wünschst du dir eine Veränderung, um endlich glücklich sein zu können. Die eigentliche Frage stellt sich

aber so: Warum bist du denn überhaupt mit einem Mann zusammen, der sich dir gegenüber respektlos verhält? Was sagt das über deine inneren Überzeugungen aus? Welchen Spiegel hält er dir vor und welche Botschaft befindet sich hinter seinem Verhalten?
Würdest du deine Motive erkennen und mit deinen Gefühlen arbeiten sowie deine Ängste loslassen, dann würdest du dir die Chance geben, ein neues Gefühl zu dir aufzubauen. Das ist der einzige Weg, wie sich auf Dauer echtes Glück in dir einstellen kann.
Die Suche nach Glück im Außen lässt uns früher oder später immer auf die Nase fallen. Denn auf diesem Weg arbeiten wir nie an den eigentlichen Gründen, wieso wir überhaupt unglücklich sind.

Auch ich hatte mir erhofft, dass die eigene Wohnung endlich meine innere Freiheit bedeuten und mir die Ruhe geben würde, die ich mir so sehr wünschte. Ich hatte die starke Sehnsucht in mir, endlich selbstbestimmt zu sein und mein Leben in meinen eigenen Händen zu halten. Somit war der Wunsch nach Glück auch bei mir aus einem reinen Mangel heraus entstanden.
Nach dem kurzen Hoch nach dem Einzug in die eigenen vier Wände kamen anschließend auch schnell die Ernüchterung und mit ihr die Überforderung. Denn innere Freiheit und Selbstbestimmtheit konnte ich nicht durch meine Veränderung im Außen erzielen. Die Gefühle der Ablehnung und Trauer, die ich versucht hatte zu überspielen und zu ignorieren, kamen bei mir wieder zum Vorschein, nachdem die anfängliche Euphorie

und Freude nach und nach verschwanden. Mit ihnen verschwand auch meine Illusion, dass jetzt alles gut werden würde.

Veränderungen im Außen machen uns nie lange glücklich

Veränderungen im Außen machen uns immer nur für einen kurzen Moment lang glücklich und niemals auf Dauer. Sicherlich konntest auch du das bereits an dir feststellen bzw. selbst erfahren. Oder würdest du von dir behaupten, dass du eines deiner Ziele erreicht hast und seitdem dauerhaft glücklich bist?

Ich persönlich habe meine selbst gesteckten Ziele ziemlich oft in meinem Leben erreicht. Doch echtes Glück brachten sie mir nie. Lediglich die Euphorie und Freude hielten für ein paar Tage oder Wochen an, bis auch diese Gefühle nach und nach wieder abnahmen. Für dieses kurzanhaltende Gefühl gibt es unzählige Beispiele, die auch dir bekannt sein dürften:

- Kannst du dich noch an das Gefühl erinnern, als du verliebt warst?
- Kannst du dich noch an das Gefühl erinnern, als du in deine Traumwohnung gezogen bist?
- Kannst du dich noch an das Gefühl erinnern, als du den Job bekommen hast, den du unbedingt haben wolltest?
- Kannst du dich noch an das Gefühl erinnern, als du die 5 kg abgenommen hast, die du unbedingt abnehmen wolltest?

Es ist immer dasselbe: Entweder erreichen wir den Punkt, an dem wir für eine paar Tage oder Wochen euphorisch sind, bis dieses Gefühl mehr und mehr verblasst, oder wir erreichen den Zustand niemals, weil wir damit unseren Tag X verlieren würden. Wenn wir den Tag X erreichen und uns an diesem Tag dann doch nicht glücklich fühlen, dann löst sich der Tag X auf und wir müssen einen neuen Tag X erschaffen, um unseren Halt nicht zu verlieren. Wir müssten uns eingestehen, dass unser Körper doch noch nicht perfekt genug, der Job doch nicht richtig oder der Lohn doch nicht ganz perfekt ist. Dabei merken wir nicht, dass wir uns die ganze Zeit über etwas vormachen. Denn wir wollen nicht mit der Wahrheit konfrontiert werden, die uns aufzeigen würde, dass nichts und niemand im Außen uns das Glück bringen wird, das wir so verbissen suchen.

Alle meine erreichten Ziele führten nie dazu, dass ich mit meinem Körper wirklich glücklich und zufrieden war. Es gab immer irgendetwas, das mich störte. Ich wollte immer noch etwas mehr abnehmen, noch definierter oder trainierter sein. Den Tag, an dem ich mich wirklich lieben und annehmen konnte, erreichte ich durch Dinge im Außen nie. Dennoch folgte ich dieser riesengroßen Illusion und bin mir sicher, dass es vielen von uns so geht.

Nach zwei Wochen in meiner Wohnung, die ich voller Euphorie und Freude genossen hatte, spürte ich, dass diese Veränderung im Außen doch nicht dazu führte, dass ich plötzlich mein Leben im Griff hatte und dauerhaft Leichtigkeit und Glück empfand.

Je mehr meine Hochstimmung abnahm, desto deutlicher kam das überdeckte Gefühl der Ablehnung wieder zum Vorschein – wie bei einem rostigen Stück Metall, das man mit frischem Lack übergesprayt hatte, der aber nun wieder abblätterte. Meine Fassade bröckelte rasant und mit einem Schlag. Mein Gefühl der Ablehnung und meine Urthemen kamen diesmal mit so einer Wucht zurück, dass ich vollkommen überfordert war und mir nur noch wünschte, dass sie wieder verschwanden. Ich wusste nicht, was ich mit ihnen machen sollte und mein Weg war immer schon der der Flucht gewesen. Die Lösung war meine altbekannte Schutzstrategie des Essens, die ich ja schon früher häufig erfolgreich angewandt hatte. Meine Gedanken an Essen waren stärker als je zuvor. Es war klar, dass ich nicht standhaft bleiben konnte, und es nur eine Frage der Zeit war, bis ich letztendlich wieder darauf zurückgriff. Denn Essen war für mich eine emotionale Betäubung und ein Werkzeug, mit dem ich mir schnell das Gefühl von Glück und Spaß holen konnte. Außerdem schrie alles in mir nach Leichtigkeit, die ich in meinem Leben einfach nicht hatte, weil ich täglich hart mit mir ins Gericht ging und alles zu kontrollieren versuchte. Essen war hier ebenfalls eine Möglichkeit, die Kontrolle für einen Moment loszulassen. Alles in allem wurde Essen zu einer Droge für mich, die ich brauchte, um mich für einen Moment lang frei und glücklich zu fühlen.

Ebenfalls wie bei einer Droge fing alles schleichend an und steigerte sich so lange, bis ich Essen am Ende immer öfter brauchte – und zwar nur noch, um mich besser zu fühlen. Und genauso wie bei Drogen ließ auch der Höhenflug irgendwann nach, sodass man auf Dauer immer mehr und immer öfter davon braucht, um dasselbe High zu bekommen wie bei den Malen davor. Deswegen ist es nicht verwunderlich, dass ich nach dem ersten Kontrollverlust noch vielen weiteren unterlegen war. Der Kontrollverlust in der Küche der Bar war für mich eine zusätzliche Schlüsselerfahrung, die mir bestätigte, dass es etwas gab, was mir meinen Schmerz und meinen Kummer für einen Moment nehmen konnte.

Der Zustand, den ich als „Trance“ bezeichne, konnte mich komplett von mir und meinen unangenehmen Gefühlen wie Angst, Anstrengung oder Trauer abschneiden und stattdessen einen Zustand erschaffen, in dem ich mich fühlte, als wäre ich in Watte gepackt, und in dem ich alles um mich herum vergessen konnte. Auch wenn das anschließende Erbrechen nach diesen langen Fressanfällen äußerst anstrengend für mich war, fühlte ich mich währenddessen einfach nur frei. Das mag für einen Außenstehenden unglaublich verwirrend klingen.

Doch wie sehr mich die Fressanfälle auch beflügelten und mir guttaten, genauso stark und hart waren auch die Schuldgefühle und der Selbsthass danach. Die negativen Gefühle sind in der Regel so unerträglich, dass man als Reaktion darauf versucht, sie so schnell wie möglich auch wieder loszuwerden.

In den allermeisten Fällen wissen wir zu dem Zeitpunkt nicht, dass das Problem tiefer sitzt und einen ganz anderen Ursprung hat. Wir vermuten, dass die Ursache des Problems der Kontrollverlust war, was wir auf der Stelle abstellen wollen. Für mich gab es zwei vermeintliche Lösungen, die ich immer wieder im Wechsel anwandte:

1. Schutzstrategie „Diät/Kontrolle“: Durch Kontrolle und Disziplin versucht man, den Selbsthass loszuwerden, indem man noch strenger und stärker wird als jemals zuvor. Die Kontrolle sorgt dafür, dass der Selbsthass und die negativen Gefühle verschwinden.
2. Schutzstrategie „Essen“: Man betäubt die negativen Gefühle und das schlechte Gewissen mit Essen, das man BRAUCHT, weil man es schlichtweg nicht mehr aushält. Man „isst“ sich die Gefühle weg.

Ich verfiel damals der zweiten Schutzstrategie, weil ich nicht mehr in der Lage war, die erste aufrechtzuerhalten, denn ich brauchte dringend etwas, das mich nicht irgendwann in der Zukunft glücklich machte, sondern JETZT. So bin ich an besagtem Abend in einem endlos langen Fressanfall gelandet.

Das Verrückte daran ist, dass ein solches Verhalten so gut wie jeden von uns betrifft. Doch die Wenigsten erkennen dieses Verhalten an sich selbst oder sie sehen diesen ständigen Wechsel zwischen Kontrolle und Kontrollverlust in ihrem Leben als normal an, weil es sich versteckt in unseren Alltag eingeschlichen hat und wir es meistens nicht selbst erkennen oder nicht als Essstörung wahrnehmen. So kennt mit Sicherheit jeder von uns das Gefühl des Überessens. Also den Zustand, wenn wir über unseren Hunger hinaus essen, obwohl unser Körper eigentlich nicht mehr danach verlangt – wie bei einem Besuch in einem „All-you-can-eat“-Restaurant, wenn bereits die Bauchschmerzen einsetzen, wir aber dennoch weiteressen, weil uns das Essen gerade diese Glücksgefühle beschert. Genau an diesem Punkt hast

du ein sicheres Zeichen dafür, dass eine Verknüpfung in deinem Unterbewusstsein besteht, bei der das Essen mit dem Gefühl von Freude und Spaß verknüpft ist.
Versetze dich für einen Moment in die Situation am Tisch des „All-you-can-eat"-Restaurants, in der dir das Essen so gut schmeckte und dir Freude bereitete. Gehe nun in Gedanken zurück an den Punkt, an dem du bereits all deine körperlichen Signale und dein Sättigungsgefühl ignoriert hattest, sodass es dir aufgrund des Überessens gerade nicht mehr gut ging. Stelle dir jetzt vor, man hätte dir einfach dieses Sättigungsgefühl genommen und erklärt, dass du ab sofort weiteressen könntest, ohne dabei zuzunehmen. Wie hättest du darauf reagiert? Hättest du weitergegessen? Natürlich hättest du das! Du hättest weitergegessen, weil das Essen dir gerade Freude machte und so ein Glücksgefühl brachte! Wieso solltest du denn dann auch mit dem Essen aufhören?
So ähnlich kann man das auf meine damaligen Fressanfälle übertragen. Denn ich befand mich durch das Essen dauerhaft in einem glücklichen Zustand und hatte zudem eine Möglichkeit für mich gefunden, dabei nicht zuzunehmen, auch wenn ich dafür diese oder jene Schmerzen in Kauf nehmen musste. Wieso sollte ich mit dem Essen aufhören, obwohl ich in dem Moment Freude empfand, die sonst in meinem Leben zu kurz kam? Für mich zählte nur noch eins: so viel Platz, wie möglich, in meinem Magen zu schaffen, um das Gefühl der Freude und des Glücks, so oft wie möglich und wann immer ich wollte, zu erlangen.

Freude erlangen

Wusstest du, dass hinter allem, was du tust, immer nur das Ziel steckt, Freude zu erlangen und/oder Schmerz zu vermeiden?? Das gilt ausnahmslos für jedes Ziel, das du dir setzt, und jeden Wunsch, den du hast:

- Es geht nie darum, den perfekten Körper zu haben, sondern darum, wie du dich fühlen wirst, wenn du diesen Körper erreicht hast. An diesem Tag X zählt nur, wie selbstbewusst du sein wirst und wieviel Anerkennung du an diesem Tag von außen bekommen wirst.
- Es geht nie darum, dein Traumauto zu besitzen, sondern darum, wie du dich fühlen wirst, wenn du in deinem Traumauto sitzt und es endlich vor der Tür stehen hast.
- Es geht nie darum, deinen Traumpartner an deiner Seite zu haben, sondern um das Gefühl der Geborgenheit, der Freude oder der Verbundenheit, das er dir gibt.
- Es geht nie darum, deinen Traumjob zu bekommen, sondern um das Gefühl von Freiheit, Selbstbestimmtheit oder vielleicht sogar Stolz, weil du ihn bekommen hast.

Ich zähle hier nur einige Gefühle auf, die der Hintergrund für dein Bestreben sein könnten. Natürlich kann der Grund für deinen Weg an unzählig vielen anderen Gefühlen liegen. Eins steht jedoch fest – nämlich, dass hinter jedem Bedürfnis die Sehnsucht nach einem Gefühl steckt.

Ich bin damals in einen Kreislauf des Essens und des Erbrechens gefallen, um mir zwischendurch das Gefühl von Glück und Freude holen zu können, wann immer ich es brauchte. Essen wurde zu meiner Droge und ich hatte das Gefühl, dass ich keine Kontrolle mehr über die Situation hatte.
Wieso das so ist, möchte ich im Folgenden erklären, indem wir uns anschauen, was hierbei auf der neurologischen und unterbewussten Ebene in unserem Körper passiert.

Notzustände haben Auswirkungen

Auswirkungen auf neurologischer Ebene (Nervensystem)

Unser System und unser Körper arbeiten IMMER für uns und versuchen, uns mit verschiedenen Schutzmaßnahmen vor Gefahren zu bewahren. Evolutionär betrachtet, funktioniert unser Körper immer noch nach unserem Urinstinkt, der auf Gefahr entweder mit Flucht oder Kampf reagiert. Das bedeutet, dass wir in gefährlichen oder bedrohlichen Situationen entweder kämpfen oder davor fliehen. Damit wir in Gefahrensituationen das Maximum aus unseren körperlichen Fähigkeiten herausholen können, unterstützt uns unser Gehirn dabei, verschiedenste Hormone im Körper auszuschütten, die bewirken, dass unser Herz schneller schlägt, sich unsere Atemfrequenz erhöht, der Blutdruck steigt, Fett und Zucker in unserem Blut als Energie genutzt werden und vieles mehr. Der Körper aktiviert die verschiedensten Prozesse innerhalb von Bruchteilen einer Sekunde mit dem Ziel, im Fall eines Kampfes die maximale Körperkraft oder im Falle der Flucht die maximale Sprintkraft entwickeln zu können. Das sind die besagten Momente, in denen Mütter sogar in der Lage sein sollen, ein Auto hochzuheben, wenn ihr Baby sich hilflos darunter befinden sollte. Unser Nervensystem fährt in diesem Zustand in unermessliche Höhen und mobilisiert unglaubliche Kräfte.

Der Körper befindet sich während bedrohlicher Gefahrensituationen jedoch in einer puren Stress- und Notsituation, die höchst anstrengend für ihn ist. Früher erfuhren wir diese Stress- und Notsituation dann, wenn wir uns in einer echten und lebensbedrohlichen Gefahrensituation befunden haben, zum Beispiel, wenn ein Säbelzahntiger vor uns stand, was heute in der Regel nicht mehr oder eher selten vorkommt. Dafür hat sich unser Leben dahin entwickelt, dass wir in unserem Alltag beständig Situationen ausgeliefert sind, die Stress in uns und unserem Körper auslösen. Da unser Körper noch genauso funktioniert wie früher, geraten wir heute meist durch seelischen Stress in diese gefühlten Notsituationen.

Du kennst das vielleicht: Du hast Streit mit einer anderen Person und merkst, dass Emotionen in dir aufsteigen. Du wirst unruhiger, nervöser, lädst dich mit Energie auf und hast das Gefühl, gleich zu explodieren oder zu platzen. Der Körper weiß in dem Moment nicht, wohin mit all dem Stress, und findet seine Entladung über Wut und Geschrei, Weinen oder auch in der Flucht aus der Situation. Oft merken wir im Anschluss, dass es uns dann wieder etwas besser geht. In den meisten Fällen jedoch ist es uns nicht möglich, den Stress zu entladen. In unserem Alltag müssen wir uns nämlich oft zusammenreißen und den Stress bzw. Ärger herunterschlucken. Ganz häufig erkennen wir gar nicht, dass wir uns gerade in einer Notsituation befinden, dabei wird sie im Alltag fast durchgehend in uns aktiviert:

- Du befindest dich im Auto auf dem Weg zur Arbeit und gerätst in einen Stau. Du merkst, wie du nervös wirst, und malst dir schon aus, wie wütend deine Chefin sein wird.
- Deine To-Do-Liste wird immer länger und du merkst, wie Stress und Panik in dir aufsteigen, weil du dir Sorgen machst, nicht alles erledigen zu können.
- Deine Kinder schreien herum und streiten sich in deiner Nähe, während du die Buchhaltung machen willst.

Das alles führt dazu, dass wir immer mehr Entspannungstechniken zum Ausgleich benötigen, die unser Stressniveau wieder sinken lassen. Doch auch hierfür bleibt oft viel zu wenig Zeit. So sind die Stresshormone häufig dauerhaft in unserem Körper aktiv und unser Nervensystem ist komplett überlastet. Die Folge sind diverse Krankheiten und eine dauerhaft aggressive Grundstimmung in unserer heutigen Gesellschaft.

Auswirkungen auf unterbewusster Ebene

Auf der unterbewussten Ebene können wir ebenfalls in einen Gefahren- und Notzustand geraten. Die Auslöser hierfür sind Triggerpunkte oder Berührungen unserer alten Seelenwunden:

- Deine Chefin kritisiert deine Arbeit und du reagierst überempfindlich, indem du dich schrecklich fühlst, traurig oder wütend bist, weinst oder indem du dich stundenlang bei deinen Freundinnen darüber beschwerst. Hier ist wahrscheinlich der verletzte Teil in dir aktiviert worden, der deinen Wert mit Leistung verknüpft hat.
- Du bekommst mit, dass dich eine Kollegin nicht mag und über dich lästert. Hier ist wahrscheinlich der verletzte Teil in dir aktiviert worden, der denkt, nicht gut genug zu sein.
- Dein Partner vergisst eure Verabredung. Hier ist wahrscheinlich der verletzte Teil in dir aktiviert geworden, der denkt, nicht wichtig zu sein.

All diese Situationen können unsere Seelenwunden und Urthemen berühren. Da wir unterbewusst in eine Situation zurückversetzt werden, die sich für unser System nach einer Gefahren- und Notsituation angefühlt hat, reagieren wir mit psychischem und emotionalem Stress. Das liegt daran, dass wir zu gegebener Zeit (meist unserer Kindheit) nicht wussten, wie wir mit gewissen herausfordernden Situationen umgehen sollten. Zudem waren wir in unserer Kindheit davon abhängig, dass andere Menschen sich um uns sorgten und uns das Gefühl von tiefer Sicherheit gaben. Bekamen wir dieses Gefühl in gewissen Situationen nicht, bedeutete das für unser System, das es sich in einer Gefahren- und Notsituation befand. Bei unbearbeiteten Seelenwunden kann es außerdem dazu kommen, dass das Nervensystem fast dauerhaft hochgefahren ist. Dadurch ist die Situation für unseren Körper besonders anstrengend. Wir versuchen dann automatisch, Mittel zu finden, die diesen Zustand regulieren und das Stressniveau senken. Essen kann genau das! Und zwar hervorragend! Daraus resultiert, dass unser Nervensystem zwangsläufig auch auf der körperlichen Ebene irgendwann nach Essen verlangen wird. Denn wir alle haben im Laufe unseres Lebens gelernt, dass Essen uns beruhigen kann und dafür sorgt, dass es uns erstmal besser geht, wenn wir uns schlecht fühlen.

Die Verknüpfung entsteht in unserem Unterbewusstsein, weshalb wir oft gar nicht wissen, wann sie entstanden ist. Doch aufgrund unserer heutigen Erziehungsmaßnahmen können wir davon ausgehen, dass sie bei jedem von uns existiert. Hierfür reicht es schon völlig aus, wenn du z.B. früher mit einem Eis belohnt wurdest oder du bei Stress gerne zur Schokolade greifst.

Wann immer dein Nervensystem hochgefahren ist oder sich in einer Notsituation befindet, wird alles in dir nach einer Regulation schreien. Hast du gelernt, dass Essen das kann, dann wird alles in dir nach Essen schreien. Im Grunde genommen ist das Ganze nur eine Schutzmaßnahme unseres Körpers, damit sich unser System wieder beruhigt. Sollte sich das Stresslevel über ein gewisses Niveau heben, dann schaltet sich noch zusätzlich der Teil unseres Gehirns ein, der für unser Überleben zuständig ist. Wenn das passiert, ist es kaum noch möglich, rationale Entscheidungen zu treffen oder vorausschauend zu denken. Denn es geht ab jetzt nur noch darum, uns JETZT und SOFORT aus dem Gefühl der Gefahrensituation rauszuholen. Wie früher in der lebensbedrohlichen Situation stehen wir „unserem Säbelzahntiger" gegenüber und kämpfen oder müssen fliehen. In dieser Situation können wir nur noch instinktiv handeln und keine rationalen Entscheidungen mehr treffen. Dieser uralte Schutzinstinkt unseres Körpers sorgt dafür, dass wir uns wie ferngesteuert und in „Trance" fühlen.

Essen wird meine Droge

Als sich alles nur noch ums Essen drehte, befand ich mich in einer Phase meines Lebens, in der mein Nervensystem fast durchgehend sehr hochgefahren war. Durch die Ablehnung, die ich auf verschiedenen Seiten erfuhr und das Gefühl von Wertlosigkeit und Einsamkeit waren meine Seelenwunden fast dauerhaft aktiv. Ich versuchte zwar, mich davon abzulenken, klebte aber nur ein Pflaster auf. Dieses Pflaster ging mir jedoch immer wieder ab, womit die Wunde immer wieder offen lag.

Da ich nicht verstand, was mit mir los war, geschweige denn gewusst hatte, wie ich diese Seelenwunden ausheilen lassen konnte, gab es für mich nur die Möglichkeit der Betäubung.

Es ist dasselbe wie bei körperlichen Schmerzen. Wenn der Schmerz zu stark wird und wir nicht mehr wissen, wie wir mit dem Schmerz umgehen können, weil wir ihn nicht mehr aushalten, greifen wir zu Medikamenten, um den Schmerz ganz einfach zu betäuben. Das Gleiche passiert auf der seelischen Ebene. Wird der seelische

Schmerz zu stark und wissen wir nicht mehr, wie wir mit ihm umgehen sollen, greifen wir zu etwas, das diesen Schmerz betäubt. In meinem Fall war es das Essen. Sobald aber die Wirkung meines „Medikaments“ nachließ, brauchte ich schnell wieder Nachschub. Also folgte ein Fressanfall nach dem anderen. Ich tat dies, um die nicht aushaltbaren Schmerzen nicht mehr fühlen zu müssen.
Essen brachte mir nicht länger nur Freude, sondern ich war längst an dem Punkt angelangt, an dem ich das Essen BRAUCHTE.

Ich missbrauche Essen, um meine Seele zu füttern

Essen soll eigentlich unseren Körper nähren und uns Energie schenken. Ich aber benutzte Essen schon seit längerer Zeit, um meine innere Leere zu füllen und irgendwie mit meinen tiefen emotionalen Wunden klarzukommen. Der Hunger, den ich dabei verspürte, fühlte sich damals für mich wie echter körperlicher Hunger an. Dabei war es der Ruf meiner Seele, die nach etwas ganz anderem verlangte.
Essen bzw. Nahrung sollte dafür da sein, unseren Körper zu nähren und nicht unsere Seele. Versuchen wir jedoch, unsere Seele mit Essen zu nähren, ist es so, als füllten wir ein Fass ohne Boden. Unsere Seele können wir nur mit Selbstfürsorge „nähren“, indem wir uns um uns und unsere inneren Bedürfnisse kümmern. Dabei gilt es im ersten Schritt zu erlernen, unsere inneren Signale zu unterscheiden und richtig zuzuordnen. Denn wir verwechseln gerne das *Signal des Hungers* mit dem *Signal unserer Gefühle.*

8. SPORT – DER WEG RAUS AUS DEM EMOTIONALEN ESSEN?

Es waren ein paar Monate vergangen, in denen ich immer tiefer in den Kreislauf des emotionalen Essens gezogen wurde. In dieser Zeit hatte ich eine Menge Geld fürs Essen ausgegeben und belog mein ganzes Umfeld, um meine Essstörung vor ihnen zu verheimlichen. Ich hatte mir eine zweite Identität aufgebaut, von der niemand außer mir etwas wissen durfte. Ich war mit meinen Kräften am Ende und hatte unzählige Male versucht aufzuhören. Doch es gelang mir nicht immer und so schaufelte ich täglich mehrere Male riesige Mengen an Essen in mich hinein. Dabei sagte ich mir jeden Abend aufs Neue, dass ab morgen alles anders werden würde. Und trotzdem kam ich nicht mehr weg von diesen Fressanfällen. Ich hatte in der Zwischenzeit einen neuen Freund kennengelernt, den ich jeden bis jeden zweiten Tag, meistens abends, sah. Er hatte mich kennengelernt als die starke, disziplinierte und schlanke Jackie, die auf ihr Gewicht achtete. Gemeinsames Essen war schwierig für mich. Denn während ich meine Suppe schlürfte, aß er regelmäßig und gerne Pizza oder Brote mit Nussnougatcreme, was ich nur schwer aushalten konnte. Meine Gier war oft so stark, dass ich mir heimlich einen Löffel mit Nussnougatcreme in den Mund schob, wenn er mal kurz im Bad verschwunden war. Natürlich musste ich mich danach übergeben, aber ich war inzwischen so geübt darin, dass es schnell und leise ging. Meistens schloss ich die Tür hinter mir ab und ließ dabei den Wasserhahn laufen. Die Angst war jedoch sehr groß, dass er mich erwischen und schlecht über mich denken könnte. So kämpfte ich die meiste Zeit mit eiserner Disziplin gegen meine Gier an.

Auch wenn es hart war, hatte es etwas Positives, denn die Abende halfen mir, weniger zu essen, mich mit anderen Dingen zu beschäftigen und nicht nur mit Essen vollzustopfen. Mein Freund war eine Stütze für mich und er gab mir meinen fehlenden Halt, ohne dass er es wusste. Der Halt war damals so wichtig für mich und tat mir sehr gut. Ich war plötzlich nicht mehr allein und er half mir in vielen schwierigen Situationen. Er war von Anfang an ganz anders als ich. Er hatte sein Leben unter Kontrolle, war sparsam und ordentlich. Also genau das Gegenteil von mir.

Einerseits tat mir das gut, doch auf der anderen Seite wurde mir dadurch auch immer aufgezeigt, wie schlecht ICH eigentlich war. Ich fühlte mich neben ihm sehr klein und dachte immer, dass ich ihm nicht genügte. Er zeigte mir das auch gerne und betonte oft, dass ich froh sein könnte, ihn zu haben, was mich dazu brachte, ihm schnell unterwürfig zu werden. Ich hatte das Gefühl, dass ich ohne ihn den Boden unter meinen Füßen verlieren würde, und ebenso, dass ich ihn brauchte, um nicht noch tiefer zu fallen. Mein Freund hatte zwei Seiten: eine Seite, die streng zu mir war und bestimmte, was ich tun und wer ich sein sollte, die andere Seite, die Blödsinn mit mir machte, Spaß hatte und mir das Gefühl von Leichtigkeit in mein Leben zurückbrachte. Ich begann, beide Seiten zu schätzen. Denn ich hatte die Hoffnung, durch ihn besser zu werden und endlich auch mein Leben in den Griff zu bekommen. Ich tat viel dafür, um ihm zu gefallen. Es fühlte sich so an, als halte er mein Leben zusammen. Deshalb entschloss ich mich ein Jahr später dazu, mit ihm zusammenzuziehen. Mit ihm in einer Wohnung zu wohnen brachte mir viele Vorteile. Ich aß weniger, bezahlte meine Miete rechtzeitig und konnte meinen Kühlschrank füllen.

Trotz all meiner guten Vorsätze war ich gerne allein in der Wohnung und nutze jede erdenkbare Situation, um mir Essen zu besorgen. Das Thema war für mich zu diesem Zeitpunkt auf gar keinen Fall beendet.

Ich hatte bei ihm immer das Gefühl, nicht genug zu sein. Auch das Gefühl, als Frau begehrt zu werden, kannte ich nicht, und unsere Beziehung wandelte sich schnell zu einem Freundschaftsverhältnis, in dem wir zusammenlebten wie beste Freunde. Sein Verhalten bezog ich auf mich, was mich dazu veranlasste zu denken, dass ich besser und schöner werden musste, wenn ich begehrt werden wollte. So kam mir der Gedanke, von nun an ins Fitnessstudio zu gehen.

KAPITEL 8

MEIN SPORTZWANG STARTET DURCH

Ich war 20 Jahre alt, als ich mich zum ersten Mal in einem Fitnessstudio anmeldete. Ich hatte große Pläne und wollte so richtig durchstarten. Doch genaue Vorstellungen, wie mein Training aussehen sollte, hatte ich nicht. Ich wollte sportlich und definiert werden und endlich loslegen. Daher nahm ich das Angebot, mir bei der Anmeldung einen Trainingsplan erstellen zu lassen, dankend an.

Nachdem ich mich innerhalb kürzester Zeit mit den Gewichten angefreundet hatte, erweiterte ich mein freies Training erstmals mit Kursen. Ich testete alles aus, was angeboten wurde und mich letztendlich meinem Ziel so schnell wie möglich näherbrachte: Bauch, Beine, Po, Bauchexpress, Step, Bodypump. Es gab keinen Kurs, den ich nicht austestete. Dabei powerte ich jedes einzelne Mal meinen Körper bis zum Ende aus, sodass meine Muskeln zitterten und brannten. Auch der tägliche Muskelkater konnte mich nicht ausbremsen. Denn ich war fest entschlossen, mein Ziel zu erreichen, um endlich einen richtig tollen Körper zu haben. Aufgeben war nie eine Option für mich und so biss ich mich immer wieder durch, als wäre ich eine Verrückte, die von ihrem Ziel besessen ist, während viele andere Kursteilnehmer meistens irgendwann aufgaben. Nur kurze Zeit später reichten mir die täglichen Kurse nicht mehr aus, sodass ich mich dazu entschied, gleich 2–3 Kurse hintereinander durchzupowern. Dadurch fühlte ich mich unglaublich stark und hatte das Gefühl, endlich wieder meine Disziplin zurückerlangt zu haben.

Auch ließ ich niemals mein freies Training und das Training an den Geräten schleifen und trainierte nach den Kursen mit meinen Gewichten weiter. Bereits nach ein paar Wochen kannte mich im Fitnessstudio jeder. Für die Mädels am Empfang war ich ebenfalls zu einem bekannten Gesicht geworden, da ich mich mehrmals beschwert hatte, dass ich nur vier Stunden im Parkhaus parken durfte. Die Zeit war mir zu kurz und ich wollte unbedingt einen Vorschlag bzw. Kompromiss erzwingen, um nicht jeden Tag 2 Euro fürs Parkhaus bezahlen zu müssen. Ich war jetzt nämlich jeden Tag im Fitnessstudio und konnte mein Training keinen einzigen Tag ausfallen lassen.

KRAFTTRAINING BESTIMMT JETZT MEIN LEBEN

Ich beschäftigte mich auch zwischen meinen Besuchen im Fitnessstudio mit meinem Training. So las ich intensiv Bücher und Blogeinträge oder sah mir Videos und Filme zum Thema Fitness an. Dabei stieß ich auch auf Artikel von bekannten Fitnessmodels, die ihre Trainingspläne veröffentlichten und darüber berichteten. Ich saugte alles auf, was mir bei meinem Ziel helfen könnte, und testete anschließend die Übungen und Trainingspläne selbst aus.

Ich hatte in meinem Kopf ein genaues Bild davon, wie ich aussehen wollte. Dafür hatte ich mir ein ganz großes Vorbild aus der Fitnessszene ausgesucht. Sie war durch und durch trainiert und so definiert, dass man jeden einzelnen Muskel bei ihr sah. Sie

hatte ein Sixpack, starke straffe Beine, runde Schultern und kein Gramm Fett an sich. Ja, genau SO wollte ich aussehen und dafür war ich bereit, alles zu tun!
Mein Training ausfallen zu lassen, kam für mich nicht infrage, auch wenn mich mein Freund oder eine Freundin darum baten. Ich ging inzwischen zur Uni und selbst hier ließ ich gerne eine Vorlesung ausfallen, wenn ich sonst nicht hätte zum Training gehen können oder es anders nicht zu vereinbaren war. Das Training stand an oberster Stelle und hatte die größte Priorität für mich. Wenn ich es mal nicht zum Training schaffte, ging es mir psychisch schlecht und ich redete mir den ganzen Tag ein, dass ich so mein Ziel nie erreichen werde. Ich hatte an solchen Tagen das Gefühl, „weicher" geworden zu sein, und Angst, meine hart erarbeiteten Muskeln wieder zu verlieren.

ERNÄHRUNG UND TRAINING MÜSSEN PERFEKT PASSEN

In all den Büchern, Artikeln und Filmen über Fitness hatte ich auch gelernt, dass ich meine gewünschten Ergebnisse nur erzielen konnte, wenn auch mein Essen perfekt auf das Training abgestimmt war. Durch das Training wurden sogar meine Fressanfälle weniger, denn ich wusste, dass sie für mein Fitnessziel kontraproduktiv waren. Es gab dennoch Phasen, in denen es mich einfach überkam und schließlich doch in einer heftigen Essenseskalation endete, nachdem ich mir alle möglichen Lebensmittel tagelang verboten hatte.

Jetzt war es endgültig an der Zeit, hier strenger und disziplinierter zu werden. Ich studierte die Ernährungsweisen der Fitnessmodels und wollte es genauso durchziehen wie sie. Also dauerte es nicht lange, bis ich einen eigenen festen Ernährungsplan hatte, den ich auch exakt so einhalten wollte. Darauf standen ausschließlich Lebensmittel, die viel Protein und nur ein bisschen Fett hatten. Fett stand zwar auf den Ernährungsplänen der Fitnessmodels, doch für mich hatte ich beschlossen, da noch strenger zu sein. Außerdem hatte ich in den letzten Jahren große Angst vor Fetten entwickelt, weil sie doppelt so viele Kalorien hatten wie Proteine oder Kohlenhydrate. Kohlenhydrate strich ich komplett, denn ich glaubte verstanden zu haben, dass sie es waren, die mich dick machten. So bestanden meine Mahlzeiten hauptsächlich aus Hühnchen oder Fisch mit Brokkoli und Salat. Darüber hinaus aß ich auch nicht mehr jedes Gemüse, denn ich hatte gelernt, dass Gemüse unterschiedlich viele Kohlenhydrate enthielten. Kohlenhydrate aß ich ausnahmsweise morgens, wenn ich mir 30g Haferflocken aufkochte, die ich mit viel Wasser und Flohsamenschalen aufquellen ließ, um mich davon möglichst gesättigt zu fühlen. Mein Ernährungsplan war sehr streng. Es gab festgeschriebene Mahlzeiten, die ich vor und nach dem Training aß, sowie zusätzliche Nahrungsergänzungsmittel, die meinen perfekten Ernährungsplan abrundeten. Wenn ich meinen Trainings- und meinen Ernährungsplan nicht richtig einhalten konnte oder mir jemand dazwischenkam, hatte ich das Gefühl, die Kontrolle zu verlieren. So kam es einmal dazu, dass ich einen riesengroßen Streit mit meinem damaligen Freund hatte, weil er beim Kochen versehentlich nicht nur das Eiklar benutzte, son-

dern auch das Eigelb. Ich verwendete immer nur das Eiklar, weil sich darin die Proteine ohne das lästige Fett befinden. Ich wurde sogar garstig, wenn ich in unseren gemeinsamen Urlauben nicht so trainieren konnte, wie ich es gewohnt war. Sport und Ernährung waren nicht mehr nur ein Teil meines Lebens, sondern zu meinem Lebensinhalt geworden. Alles andere versuchte ich, an meinen Fitnessalltag anzupassen.
Von meinen Fressanfällen und dem Erbrechen danach konnte ich mich allerdings nie ganz lösen. Denn durch die vielen strengen Regeln und strikten Maßhaltungen, denen ich mich unterzog, kreisten meine Gedanken ständig ums Essen. Ich versuchte, sie in den Griff zu bekommen, indem ich Gerichte kreierte, die viel Volumen und dennoch wenig Kalorien hatten, sodass ich trotzdem ständig und immer essen konnte. Wenn ich doch mal die Kontrolle verlor, stiegen anschließend direkt heftige Gefühle von Selbsthass, Selbstzweifeln und Selbstverurteilungen in mir hoch. Sie bekam ich meistens nur wieder unter Kontrolle, wenn ich danach umso härter und strenger trainierte.

MEINE TRAINERKARRIERE BEGINNT

Mittlerweile waren die Kurse für mich so einfach geworden, dass ich mir oft dachte, dass auch ich locker die Kurse geben konnte. Da ich mich seit über einem Jahr jeden Tag für mehrere Stunden im Fitnessstudio aufhielt, kannte ich das gesamte Personal. Es dauerte also nicht lange, bis ich mit dem Chef des Fitnessstudios zusammensaß. Ich war fest entschlossen, meinen Kellnerjob ge-

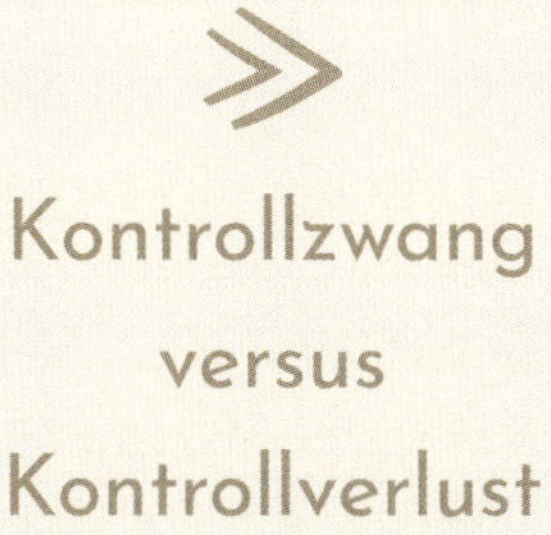

Kontrollzwang versus Kontrollverlust

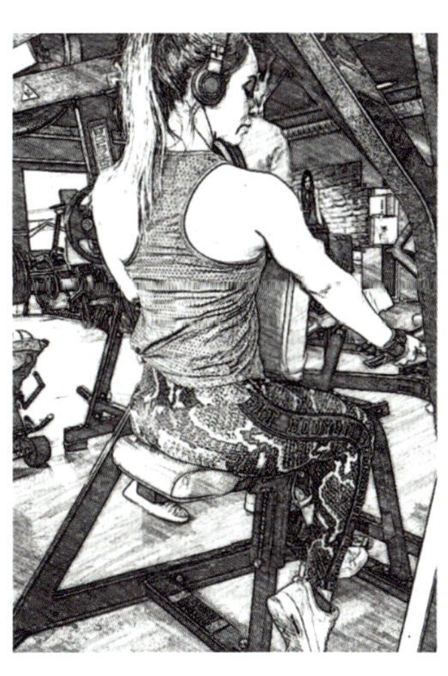

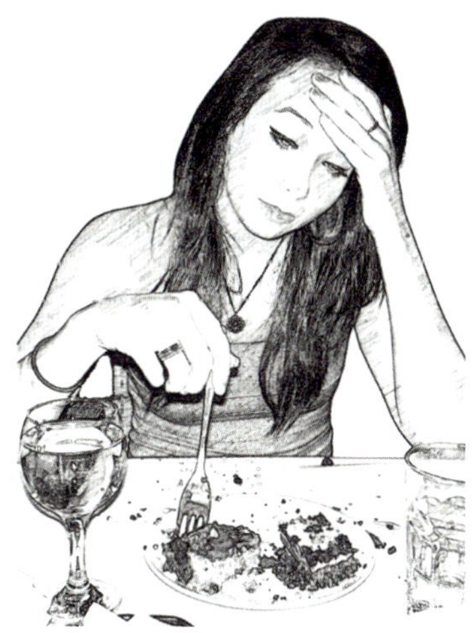

gen einen Trainerjob einzutauschen, denn ich wusste, dass ich fitter war als die meisten anderen Trainer und Trainerinnen im Studio. Und auch mein Wissen ging inzwischen weit über das der anderen Trainer hinaus. Das fiel auch dem Studiochef schnell auf, nachdem er mir einige Ernährungs- und Trainingsfragen gestellt hatte. Er gab mir die Zustimmung, dass ich noch am gleichen Tag in seinem Fitnessstudio als Trainerin beginnen durfte, vorausgesetzt, dass ich nachträglich die Trainerlizenz machen würde. Natürlich war ich einverstanden und meldete mich direkt für die Trainerlizenz an. Alles, was ich dort lernen sollte, kannte ich bereits und es machte mir große Freude zu sehen, dass ich endlich etwas lernte, was mir leichtfiel, und dass ich dabei war, die Beste in diesem Bereich zu werden.

Nachdem ich meine Trainerlizenz in der Tasche hatte, startete meine Trainerkarriere durch. Diese Lizenz sollte nur die erste von vielen weiteren werden. Es machte mir so viel Spaß, mein Wissen an andere weiterzugeben und ihnen ebenfalls den perfekten Plan zu schreiben!

DREI JAHRE SPÄTER

Inzwischen waren drei Jahre vergangen, in denen ich glaubte, meine große Leidenschaft gefunden zu haben. Natürlich war ich jetzt so definiert, dass ich kaum noch Fett an mir hatte und man jeden Bauchmuskel an mir sehen konnte. Zudem war ich für alle zur großen Expertin geworden und man suchte gerne bei mir Rat, um auch so einen tollen Körper zu bekommen, wie

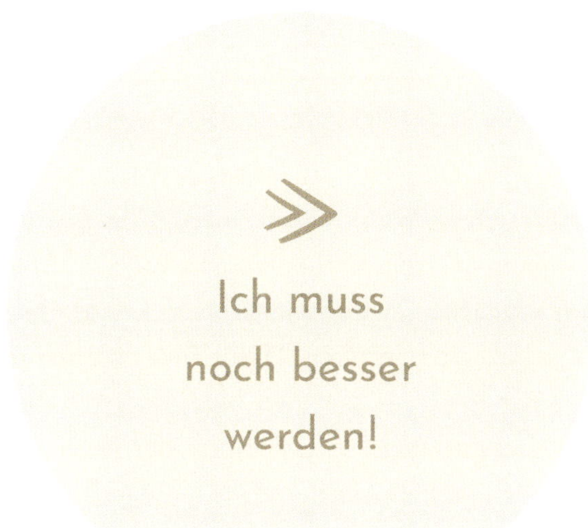

»

Ich muss noch besser werden!

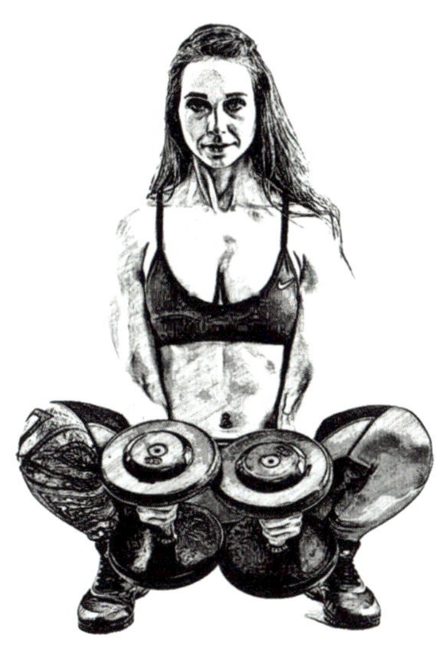

ich ihn hatte. Diese Meinung konnte ich allerdings nie teilen, denn ich konnte mich immer noch nicht leiden. Ich hatte immer noch große Vorbilder, die alle so viel besser aussahen als ich. Bei ihnen waren die Beine straffer, der Po runder und alles schien mir fester und definierter. Ich konnte nicht zufrieden sein, bis ich dasselbe erreicht hatte. Also traf ich die Entscheidung, mir ab sofort einen Wettkampftrainer zu buchen und an einem Bikini-Athleten-Wettbewerb teilzunehmen. Die Frauen, die auf der Bühne standen, sahen immer so perfekt aus und ich glaubte, genauso aussehen zu können. Dafür brauchte ich jedoch dieses klare Ziel, das ich nicht aus dem Blick verlieren durfte, und zusätzliche Unterstützung von jemanden, der in diesem Bereich erfahren war. Ich war mir sicher, dass ich dadurch endlich glücklich und zufrieden mit mir werden konnte.

MEINE WETTKAMPFVORBEREITUNG

Ich hatte beschlossen, mein Leben komplett dem Sport und meinem Ziel zu widmen. Dafür gab ich mein altes Leben auf und ließ alles und jeden zurück, um in eine neue Großstadt zu ziehen, in der ich mein neues Leben als selbstständige Personaltrainerin und Ernährungsberaterin startete.
In meinem neuen Fitnessstudio baute ich aufgrund gleicher Interessen schnell Kontakte auf und bekam kurze Zeit später auch schon eine Empfehlung für einen Wettkampfcoach. Einen Monat nach meinem Umzug lernte ich ihn kennen. Er war sehr streng und verlangte viel von mir. Aber für mich konnte es nicht

streng genug sein, denn ich hatte ja auch große Ziele. Zudem wollte ich so auch ein für alle Mal von meinen Fressanfällen wegkommen. Ich dachte, über diesen Weg sollte es klappen.
Ich erhielt einen strengen Ernährungsplan und durfte nur noch sehr wenig essen. Der Coach verbot mir jede Form von Süßstoff und auch das Proteinpulver, das ich so sehr liebte, durfte ich nicht mehr benutzen. Ich nutzte es oft, wenn ich mich nach dem Geschmack von Süßem sehnte. Doch ab sofort sollte meine Ernährung nur noch aus Deftigem bestehen. Es waren nur noch sehr wenige Lebensmittel erlaubt, sodass sich meine Ernährung ausschließlich auf Pute, Rindertartar, Fisch, Gemüse und ab und an ein bisschen Reis reduzierte. Neben meinem Ernährungsplan bekam ich noch einen harten und strengen Trainingsplan.
Hielt ich mich nicht exakt an den Plan oder trainierte in dem Studio, in dem ich auch Personaltraining gab, bestrafte mich mein Trainer mit Unverständnis. Von ihm ging ein hoher Druck aus, doch ich hatte das Gefühl, genau das zu brauchen. Ich versuchte, mich an alles zu halten und machte jeden Tag Fotos, um mir meinen Erfolg und Fortschritt anzuschauen. Auch mein Coach machte das regelmäßig. Dafür musste ich einen Bikini mit ins Studio bringen, damit er einen Formcheck machen konnte. Gleichzeitig lernte ich das Posen auf der Bühne und übte meinen Wettkampfauftritt.
Oft ging ich morgens nach dem Training völlig erschöpft und hungrig nach Hause und hatte nur noch drei winzig kleine Portionen für den restlichen Tag offen. Dadurch fühlte ich oft tiefen Schmerz. Am Anfang kämpfte ich wie eine Wahnsinnige gegen all meine Essensgelüste an, doch irgendwann konnte ich

dem nicht mehr standhalten. Immer wieder verlor ich mich in heftigen Fressanfällen und erbrach selbstverständlich alles danach. Ich hasste mich unglaublich für diese Schwäche und konnte nicht verstehen, wie ich meinen großen Auftritt selbst so boykottieren konnte. Doch wenn ich mich in den Momenten des Essensdrangs befand, hatte ich keine Chance dagegen anzukommen. Denn auch hier war ich in meinem tranceartigen Zustand, in dem ich die Kontrolle über mich verloren hatte.

MEIN GROSSER AUFTRITT

Es waren fünf Monate vergangen, in denen ich kaum etwas aß und in denen ich die meiste Zeit über komplett erschöpft war. Ich war schon kaputt, wenn ich morgens aus dem Bett stieg und saß sogar beim Personaltraining oft nur auf dem Boden, während ich meinen Klienten Trainingsanweisungen gab, weil ich mich vor Erschöpfung kaum noch auf den Beinen halten konnte. Doch ich hielt durch!

Und da war er nun. Der ganz große Tag. Ich hatte am Tag davor fast nichts getrunken und an diesem Tag durfte ich überhaupt nichts trinken. Alle Wettkampfteilnehmenden hatten Matten dabei, weil wir vor dem Auftritt nur noch in der Lage waren zu liegen. Mein Kreislauf brach immer wieder zusammen und ich hatte ständig Krämpfe, die so schmerzhaft waren, dass ich hätte schreien können.

Doch ich hatte mich fünf Monate auf diesen Tag vorbereitet – gedanklich sogar noch viel länger – und fieberte jetzt nur noch dem Moment entgegen, an dem alles vorbei sein sollte. Die letzten Wochen waren die Hölle für mich gewesen und ich wollte nur noch, dass es endete. Aber Aufgeben kam für mich nicht infrage, denn ich wollte immer noch diesen perfekten Körper erreichen, auch wenn ich wollte, dass es endlich vorbei war.

Durch meine Fitnesskollegen bekam ich mit, dass es in der Szene normal war, sich nach dem Wettkampf mit Essen vollzustopfen und so besorgte ich schon einmal im Vorfeld Süßigkeiten im Wert von über 300 Euro. Ich konnte den Moment, an dem ich mich endlich darüber hermachen konnte, kaum erwarten. Ich freute mich unheimlich darauf, denn es war der Moment, in dem es mir erlaubt war, frei zu essen, was immer ich wollte. Ich freute mich unglaublich darauf, diesen Moment mit meinem Freund und meinen neuen Freunden teilen zu dürfen.

Ich mochte meinen Körper immer noch nicht und natürlich machte mich das unheimlich traurig. Ich war enttäuscht von mir und redete mir ein, dass es an den Fressanfällen lag, die ich weiterhin zwischendurch hatte. Ich fand meine Beine und meinen Po immer noch ganz schrecklich und schämte mich sogar dafür. Mir graute es vor dem Moment, an dem die Jury meine Rückansicht bewerten sollte, denn ich fühlte mich furchtbar und dieser Bewertung einfach nicht gewachsen. Meine Selbstzweifel zerfraßen mich und am liebsten wäre ich kurz davor weggelaufen. Das Einzige, das mich bestärkte, war der Gedanke an das Essen danach. Oh, wie sehr ich mich darauf freute. Ich konnte es kaum abwarten und allein beim Gedanken daran bekam ich weiche Knie.

Mein Herz sprang mir fast aus der Brust, aber ich stellte mich diesem großen Moment und ließ eine Reihe von fremden Menschen

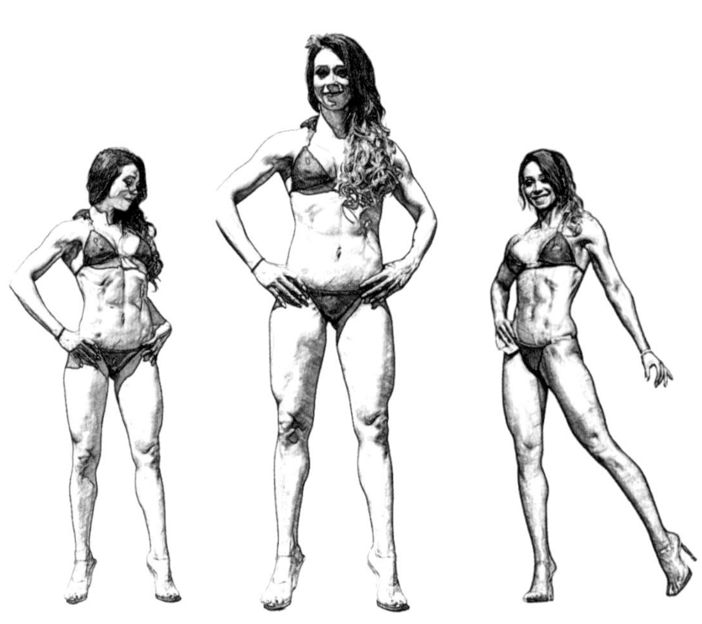

meinen Körper mit Punkten bewerten. Ich war mir sicher, dass ich zu den letzteren Plätzen zählen würde, bis dann letztendlich die Entscheidung kam, in der mir verkündet wurde, dass ich mich für die deutsche Meisterschaft qualifiziert hatte.

Ich hätte mich freuen sollen, aber für mich brach augenblicklich eine Welt zusammen. Ich ertrug den Gedanken nicht, noch weitere zwei Wochen diese Qualen durchmachen zu müssen. Gleichermaßen gab mir der Erfolg auch eine Bestätigung dafür, dass ich doch nicht so schlimm aussehen konnte, wie ich dachte. Ich versuchte, den Gedanken an die deutsche Meisterschaft erst einmal nach hinten zu schieben, und wollte mich jetzt einfach nur aufs Essen freuen. Wir fingen noch vor Ort an zu essen, denn mein Freund hatte Kuchen mitgebracht und meine Freunde alle möglichen Riegel. Noch am Veranstaltungsort wurde mir schlecht. Aber das sollte erst der Anfang sein. Wir aßen anschließend stundenlang ununterbrochen bis in die Nacht hinein. Und natürlich schlich ich mich immer wieder heimlich davon, um mich zu übergeben.

DIE DEUTSCHE MEISTERSCHAFT

Ich hatte mich entschieden, nicht an der deutschen Meisterschaft teilzunehmen. Aber als mein Coach unglaublich sauer auf mich war und mich dazu drängte, ließ ich mich doch überreden.

Durch meine Essenseskalation, die zwei ganze Tage andauerte, war mein Körper aufgeschwemmt und aufgedunsen. Das lag daran, weil er über einen längeren Zeitraum völlig ausge-

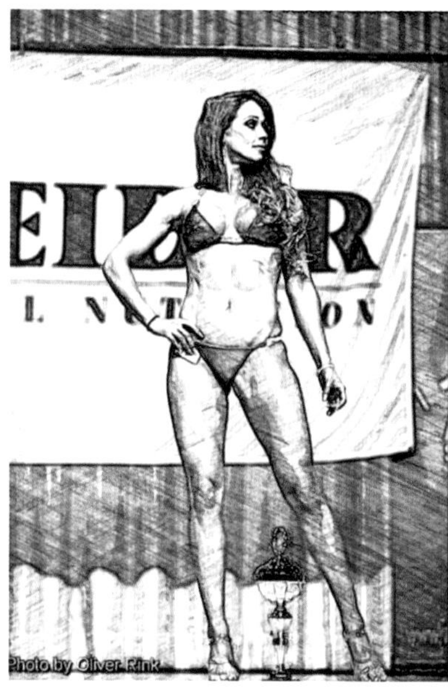

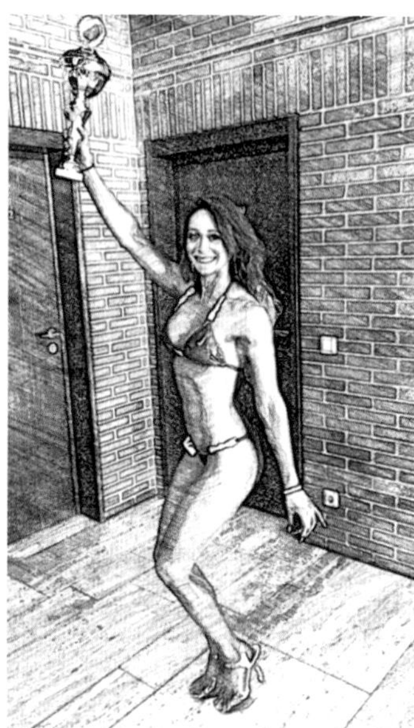

trocknet war und sich nun das Wasser aus all den schlechten Lebensmitteln zog. Wir hatten nur noch eine Woche Zeit bis zur deutschen Meisterschaft und somit nur sieben Tage, um mich wieder in Form zu bringen.

Mein Coach gab mir Tabletten zum Entwässern und zusätzlich noch irgendetwas, das ich nicht kannte. Aber das war mir egal. Meine Gesundheit war mir eh immer schon unwichtiger gewesen als meine optischen Ziele.

Mir ging es in dieser Zeit ziemlich schlecht, aber ich musste es durchziehen. Auch meine Beziehung machte die Situation nicht besser, denn ich stritt mich fast täglich mit meinem Freund und seine Eifersucht war kaum auszuhalten. Oft floh ich aus der

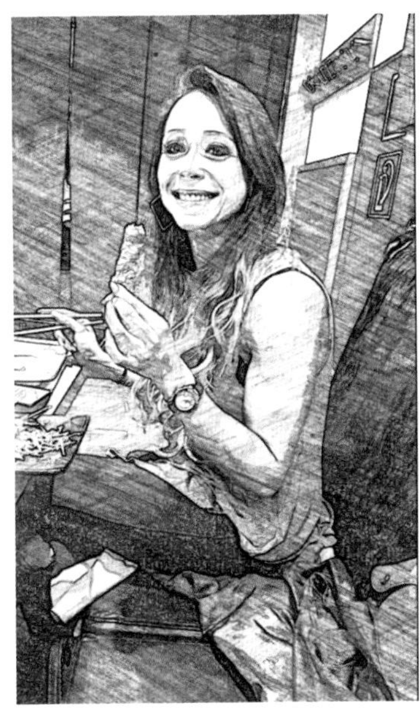

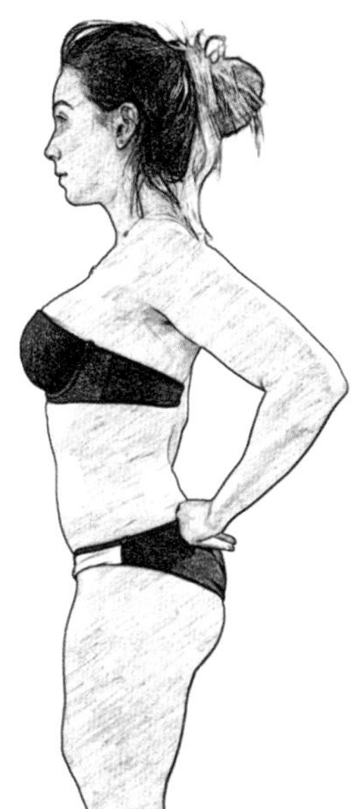

Situation, weil mir die Kraft für diese Auseinandersetzungen fehlte. Dann war der Tag gekommen. Ich war motivationslos und fühlte mich körperlich schrecklich. Es war außerdem bis zum letzten Tag nicht klar, ob mein Freund kommen würde oder nicht, denn wir standen ständig kurz vor der Trennung. Ich war in die nächste toxische Beziehung geraten, in der ich mich abhängig von meinem Partner gemacht hatte und ihn brauchte. Das Leben war sehr anstrengend.

Zu meiner großen Freude qualifizierte ich mich auf der deutschen Meisterschaft nicht. So konnte ich vor Erleichterung erst einmal tief aufatmen, bevor ich anschließend in den nächsten großen Fressanfall fiel.

WAS IST WIRKLICH PASSIERT?

Ich hatte sehr lange geglaubt, endlich meine große Leidenschaft im Sport gefunden zu haben. Außerdem dachte ich wie so viele Frauen heute, dass ich mich durch meine Besuche im Fitnessstudio größtenteils aus meiner Essstörung rausgeholt hatte. Ich dachte, dass ich es geschafft hatte, durch eiserne Disziplin und Strenge wieder ein normales gesundes Leben führen zu können. Ich dachte wirklich, ich hätte es geschafft und könnte stolz auf meine Stärke sein.

Erst viel später durfte ich erkennen, dass ich in eine neue Form der Essstörung gefallen war bzw. dass sich meine Essstörung nur verlagert hatte.

Nachdem ich mit meinem Freund zusammengekommen war, wurde mir wieder ständig der Spiegel vorgehalten, nicht gut genug zu sein, wodurch das Gefühl, das ich immer schon in mir getragen hatte, erneut aktiviert wurde. Denn wie schon in den Kapiteln davor beschrieben, war das Gefühl immer da. Ich konnte es nur in bestimmten Phasen in meinem Leben mal besser und mal schlechter verstecken und verdrängen. Durch meinen neuen Freund hatte ich ständig das Gefühl, nicht gut genug zu sein. Ich fühlte mich nicht intelligent, eloquent und hübsch genug und dieses Gefühl war fast ununterbrochen aktiv in mir. Auch in der Uni lief es nicht so, wie ich es mir erhofft hatte. Ich hatte mich für Architektur entschieden, weil ich dachte, hier meine Kreativität fließen lassen zu können. Schnell stellte sich jedoch heraus, dass der Studiengang anspruchsvoller und zeitaufwendiger war, als ich dachte und gehofft hatte. Ich erkannte schnell, dass ich nicht mehr zu den

Besten gehören würde wie noch auf der neuen Schule damals, weshalb das Gefühl aufkam, nicht gut genug zu sein. Dadurch, dass ich das durchgehend von mir selbst dachte, bekam ich es natürlich auch irgendwann von meiner Außenwelt gespiegelt.

Von INNEN nach AUSSEN

Wir versuchen oft mit aller Gewalt, unsere Außenwelt in der Hoffnung zu verändern, dass wir dadurch glücklich werden. Dabei erkennen wir nur leider nicht, dass unsere Außenwelt schlichtweg unsere Innenwelt widerspiegelt. Das bedeutet, dass wir immer das in unser Umfeld ziehen, was wir eigentlich in unserem Inneren von uns selbst denken. Das bezieht sich auf Menschen genauso wie auf Situationen.
Vielleicht kennst du das selbst. Du befindest dich immer wieder in Situationen, die dir zeigen, dass du schlecht oder nicht genug bist:

- Ziehst du immer wieder Männer in dein Leben, die dich betrügen?
- Fühlst du dich immer wieder auf der Arbeit den Aufgaben nicht gewachsen oder denkst, dass andere es sowieso besser hinbekommen würden?
- Gerätst du immer wieder an Freundschaften, die dir gegenüber nicht loyal sind?

Ich bin
nicht gut
genug!

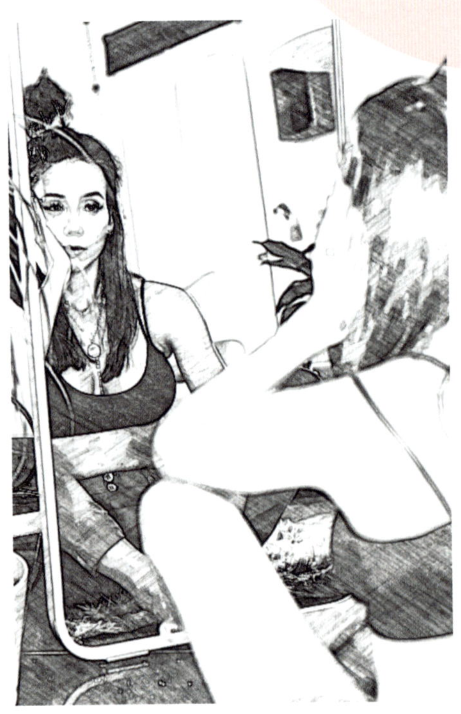

All diese Beispiele spiegeln dir nur das wider, was du tief in dir über dich selbst denkst. Denn diese Gedanken sind tief in deinem Unterbewusstsein verankert. Wir dürfen uns eine Sache merken:
„UNSERE AUSSENWELT IST IMMER NUR DER SPIEGEL UNSERER INNENWELT!"

Würdest du WISSEN, dass du wirklich wertvoll bist, dann

- wärst du mit keinem Mann zusammen, der dich nicht schätzt,
- wüsstest du, dass alle Projekte, die du in die Hand nimmst, gut werden,
- würdest du deine Werte kennen und nur mit Menschen befreundet sein, die dich und deine Werte schätzen.

Veränderst du deine Innenwelt, also deine Gedanken, Einstellungen, Werte und Ansichten, dann verändert sich automatisch auch deine Außenwelt.
Alles andere endet nur in einem Kampf,

- wenn du versuchst, unter Druck zwanghaft besser auf der Arbeit zu werden, um deinem Chef oder deiner Chefin zu gefallen, aber in dir Angst hast, nicht wertvoll genug zu sein,

- wenn du zwanghaft versuchst, einen Partner zu finden, der dich liebt und schätzt, aber du dich selbst nicht liebst,
- wenn du dir Freunde wünschst, die ehrlich und loyal sind, aber du innerlich denkst, das nicht zu verdienen.

Es liegt also an unserer Innenwelt, wie sich alles um uns herum aufbaut. Deshalb ist es wichtig, dass man seine Außenwelt immer nur als Spiegel betrachtet, um herauszufinden, was in unserem Inneren noch geheilt werden möchte.

Ich persönlich hatte immer noch das Gefühl, nicht gut genug zu sein. Ich hatte innerlich so starke Überzeugungen über mich aufgebaut, dass ich mich in meiner Beziehung und der Uni gehemmt fühlte. Oft hatte ich vor meinem Freund oder den Kommilitonen Angst, etwas Falsches zu sagen, was mich dumm dastehen ließe.
Es waren meine inneren Überzeugungen, die ich bereits in meinen frühen Jahren aufgebaut hatte und die sich in meinem Leben immer mehr gefestigt hatten. Ich hatte das Gefühl, all dem nicht gerecht werden zu können, und nahm deswegen jede kleine, nur spaßig gemeinte Anspielung als Beweis dafür, dass ich nicht gut genug und nicht wertvoll war. Das lag ausschließlich an meinen inneren Überzeugungen und an der eigenen Bewertung meines Wertes. Die Meinung über mich selbst war dafür verantwortlich, welche Menschen ich überhaupt in mein Leben zog.

Da ich bereits vor langer Zeit meinen Körper mit meinem Wert verknüpft hatte und durch die vielen Fressanfälle meinen Körper stark vernachlässigte, indem ich dem Gefühl des Kontrollverlusts und der Ohnmachtssituation unterlag, beschloss ich genau HIER wieder anzusetzen, um mir die Kontrolle und mein Gefühl der Wertigkeit zurückzuholen. Deshalb fasste ich damals den Entschluss, ins Fitnessstudio zu gehen und meinen Körper in Form zu bringen. Dass es hier nicht bei einem normalen Verhalten bleiben sollte, war absehbar. Ein normales Verhalten wäre gewesen, den Sport zu nutzen, um meinen Körper gesund zu halten, und dafür zwei bis drei Mal in der Woche das Fitnessstudio zu besuchen. Doch ich ging von Anfang an mit dem Gefühl ins Fitnessstudio, nicht gut genug zu sein, und mit dem Drang, besser werden zu müssen. Ich erhoffte mir, durch das Training und durch meinen zukünftigen Körper endlich das Gefühl der Wertigkeit zu erreichen.

Das Training hatte für mich von Anfang an ein starkes Etikett: Für mich war es von Anfang an viel mehr als nur das Training meines Körpers, denn das Training und die damit verbundene Disziplin entschieden darüber, ob ich mich wertvoll fühlte oder nicht. Somit passierte es fast zwangsläufig, dass ich fanatisch und abhängig davon wurde. Es war dasselbe Muster wie bei meinen damaligen Diätplänen. Das Ganze hatte sich nur verlagert. Wenn ich eine Trainingseinheit ausfallen ließ, beschimpfte ich mich und fühlte mich wie ein Versager. Exakt wie damals, wenn ich meinen Diätplan nicht einhielt.

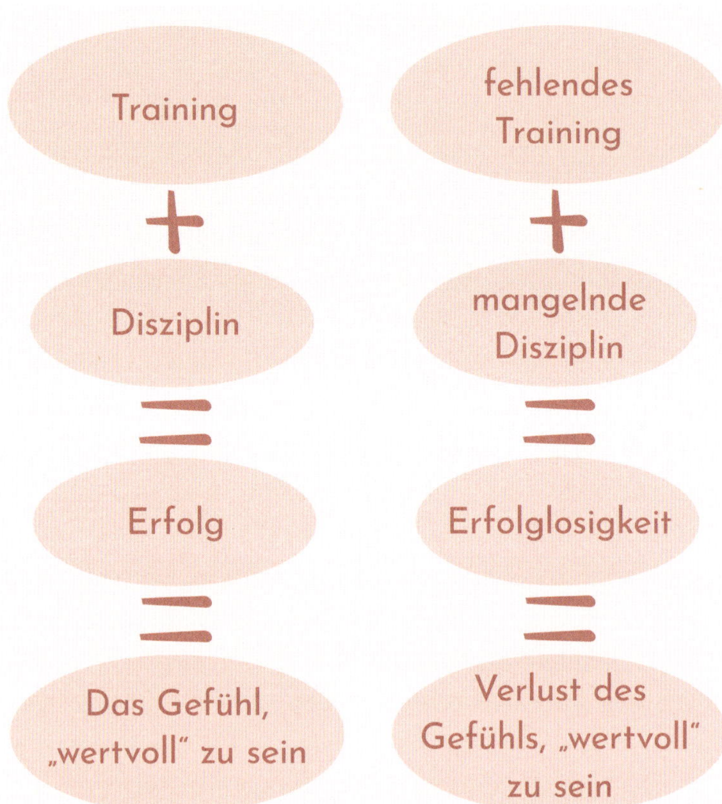

Training und Disziplin waren verknüpft mit Erfolg, was wiederum dazu führte, dass ich mich wertvoll fühlte.

Fehlendes Training und mangelnde Disziplin waren verknüpft mit Erfolglosigkeit, was wiederum dazu führte, dass ich mich nicht wertvoll fühlte.

!

Wenn wir aus dem verletzten Anteil heraus handeln

In meinen Kursen oder über meine Social-Media-Kanäle erreichen mich immer wieder Fragen wie diese: „Aber das Training und eine gesunde Ernährung sind doch so super wichtig für unsere Gesundheit. Es kann doch nicht falsch sein, beides fest in unser Leben zu integrieren, oder doch?“ Daraufhin erkläre ich immer, dass ein und die selbe Sache aus unterschiedlichen Motiven heraus angegangen werden kann und es hier entscheidend ist, auf welchem Fundament das Ganze steht. Es stellt sich die Frage, ob wir Sport machen und uns gesund ernähren, weil es uns guttut und ein Teil unserer Selbstfürsorge ist oder weil wir uns hassen und denken, so besser und wertvoller werden zu können.

Kommt die Motivation aus dem verletzten Anteil heraus, der alles dafür tut, die Gefühle nicht fühlen zu müssen, die sich dahinter verbergen – nämlich aus dem Gefühl, nicht gut und wertvoll zu sein – dann sind das Training und eine zwanghaft gesunde Ernährung nicht das Richtige für unsere Gesundheit, weil die Motivation und der Antrieb auf einem Fundament des Selbsthasses aufgebaut sind, was man ganz gut daran erkennen kann, wenn man sich selbst Druck macht.

Denke gerne mal darüber nach, ob auch du in irgendeiner Sache einen Antrieb verspürst, der vor allem auf Druck aufgebaut ist: In welchen Situationen machst du dir ganz viel Druck und verurteilst dich, wenn nicht alles perfekt nach Plan läuft? Solltest du dich hier wiederfinden, dann kannst du davon ausgehen, dass deine Motivation aus deinem verletzten Anteil heraus entstanden ist. Der Anteil, der versucht dich anzutreiben, damit du dich endlich wertvoll fühlst, und der versucht, dich nicht fühlen zu lassen, was tief in deinem Inneren schlummert. Höchstwahrscheinlich sind es auch bei dir Gefühle der Wertlosigkeit, die seit deiner Kindheit unbearbeitet geblieben sind.

Da ich mir zum wiederholten Male einen Tag X erschaffen hatte, an dem ich mich endlich glücklich und wertvoll fühlen sollte, konnte ich nicht anders, als mich in die Fitnesssache hineinzusteigern und mich darin festzubeißen. Folglich war der Antrieb nicht nur das Training oder das sportliche Ziel, sondern der tiefe Wunsch, endlich wertvoll zu sein und gesehen zu werden. Demnach war es von vornherein klar, dass ich mich in meinem Training verlor und damit identifizierte. Jede Abweichung von meinem Vorhaben bzw. meinem Plan fühlte sich an wie ein Kontrollverlust.

Außerdem baute ich mir dadurch eine neue Identität auf. Ich war plötzlich die sportliche Jackie, die eisern ihr Ziel verfolgte und die viel disziplinierter war als alle anderen. Ich genoss den Zuspruch von außen in vollen Zügen und hatte endlich das Gefühl, dass andere zu mir aufschauten. Nachdem ich mich mein ganzes Leben lang klein und unbedeutend gefühlt hatte sowie dachte, jemand anders sein zu müssen, hatte ich nun das Gefühl, endlich jemand zu sein. Ich lernte wie eine Besessene alles Mögliche über Fitness und saugte es in mich auf, ähnlich wie ich damals bei meinen Diäten die Kalorien aller Lebensmittel auswendig lernte. Durch das eiserne Lernen erhoffte ich mir, dass ich so mein Ziel, endlich wertvoll zu sein, schneller erreichen würde. Ich dachte

damals, dass ich alles über das Thema lernen wollte, weil es meine neue Leidenschaft war, aber erkannte nicht, dass der Wunsch dahintersteckte, endlich glücklich zu sein.
Durch das harte Training veränderte sich auch mein Körper, für den ich plötzlich viel Zuspruch und Bewunderung erhielt. Genau an dieser Anerkennung hielt ich mich fest und zog all meine Energie daraus. Umgekehrt zog es mich extrem herunter, wenn ich meinem Trainingsplan mal nicht haargenau nachging. Dann hatte ich das Gefühl, mich selbst zu hintergehen und mir nicht treu zu sein.
Auch war es nicht verwunderlich, dass ich die Beste werden wollte, und versuchte, mir so viel Wissen wie möglich anzueignen. Denn ich handelte aus meinem verletzten Anteil heraus, der mir starken Antrieb gab. Zudem hatte ich zum ersten Mal das Gefühl, etwas mit Leichtigkeit zu erlernen. Das motivierte mich zusätzlich so sehr, dass ich sogar meinen beruflichen Weg in diese Richtung einschlug.

Der unerreichbare Tag X

Die ganze Zeit über und bei jedem Training fieberte ich meinem Tag X entgegen, an dem ich mich endlich im Spiegel betrachten konnte und dabei zufrieden und glücklich sein würde. Für mich war es eine logische Schlussfolgerung, dass ich nur hart genug arbeiten musste und sich dadurch die Probleme an meinem Tag X in Luft auflösen würden.
Für meine Unzufriedenheit machte ich meinen Körper verantwortlich. Im Umkehrschluss dachte ich, dass ich einfach nur meinen Körper verändern müsste, um glücklich zu wer-

den. Doch diese Lösung war auf einem Irrglauben aufgebaut. Ich konnte nämlich noch nicht erahnen, dass mein Tag X niemals eintreten würde! Denn selbst wenn ich mein Ziel erreicht hätte, wären meine innere Unzufriedenheit nicht behoben und meine inneren Themen nicht gelöst. Folglich hätte ich mir einfach einen neuen Tag X gesetzt, indem ich mir eingeredet hätte, dass es wiederum 1–2 kg mehr sein mussten, um mein Ziel der Zufriedenheit letztendlich zu erreichen. Das Spiel wäre immer so weitergegangen.
An dieser Stelle kannst du dich gerne hinterfragen, wie oft auch du diese Erfahrung bisher machen musstest:

- Wie oft hast du dein Ziel bzw. dein Wunschgewicht in der Vergangenheit schon erreicht, um dann feststellen zu müssen, dass du doch nicht glücklich und zufrieden warst?
- Wie ist dir anschließend doch noch irgendetwas an dir aufgefallen, was du doch noch optimieren könntest?
- Wie oft sagest du zu dir selbst, dass es doch noch 1-2 kg weniger sein könnten?

Die Fragen müssen sich nicht ausschließlich auf dein Gewicht beziehen, sondern auch auf den Job, deine Beziehungen, die vermeintliche Traumwohnung usw. Wir erhoffen uns ständig,

dass wir glücklich und zufrieden werden, wenn wir erst einmal unsere Ziele erreicht haben werden. Wenn wir feststellen müssen, dass es doch nicht so ist, dann ist die Enttäuschung umso größer. Als Reaktion auf unsere Enttäuschung setzen wir uns meistens einfach ein neues Ziel in der Hoffnung, dass irgendwann das Glück über uns kommt.
Ich kann dir versichern, dass dieser Tag X niemals eintreten wird! Denn er ist eine reine Fiktion. Die Lösung liegt einzig und allein darin, dass wir unsere inneren Themen und die Ursache unserer Unzufriedenheit bearbeiten. Mit einem Tag X legen wir all unsere Erwartungen in irgendetwas im Außen, das unsere Themen für uns lösen soll. Immer in der Hoffnung, dass unser negatives Gefühl irgendwann nicht mehr da ist, wenn wir es mit unserer Disziplin und Kontrolle besiegt haben.

Auch wenn ich noch so hart trainierte und meine Ernährung noch so perfekt darauf abgestimmt war, konnte ich meinen Tag X nie erreichen. Egal wie viele meiner gesetzten Ziele ich erreichte und wie oft ich meinen Tag X verschob und neu ansetzte, ich wurde nie das Gefühl der Unzufriedenheit und Ablehnung los.
Ich erschuf mir in dieser Lebensphase ein Umfeld von durchtrainierten Fitnessathletinnen, die in meinen Augen einfach nur perfekt waren. Dadurch verlor ich vollkommen den Blick für mein eigenes Spiegelbild und sah mich durch eine falsche Brille. Als mir mein damaliger Coach sagte, dass ich nicht weit von diesen perfekten Bikini-Models entfernt war, fühlte ich mich von ihm sogar getäuscht und dachte, er wollte mir nur Mut machen.

Meine Selbstwahrnehmung war vollkommen verzerrt. Ich war aber fest entschlossen, mein Ziel zu erreichen, denn es war in meinen Augen die einzige Möglichkeit, meine negativen Gefühle endlich loszuwerden. Deswegen ging ich „über Leichen“ und gefährdete sowohl meine Gesundheit, meine Selbstständigkeit, meine Beziehung und als auch alles andere um mich herum. Obwohl ich meinem großen Tag immer näherkam, war ich unzufrieden mit mir und verlor gegen Ende die Motivation, die mich aus meinem verletzten Teil antrieb. Nachdem ich körperlich und seelisch mit meinen Kräften am Ende war, sehnte ich mich danach, wieder zu Kräften zu kommen. Dadurch dass mein Halt, den ich durch die Kontrolle und Disziplin aufgebaut hatte, schleichend verschwand, war es nur noch eine Frage der Zeit, bis ich ihn wieder in meinen Fressanfällen suchte. Nach dem großen Fressanfall im Anschluss an den Wettkampf machte ich mir große Vorwürfe und suchte die Schuld darin, nicht so auszusehen, wie ich es mir gewünscht hatte. Daher fühlte ich mich eher als Versagerin, anstatt mich über den Sieg zu freuen, was mich aber nicht davon abhielt, mich weiter zu quälen, denn ich wollte die Erwartungen meines Coaches erfüllen, um seine Anerkennung bekommen.

9. WENDEPUNKT – MEINE SEELE MUSS HEILEN

Seit meinem großen Auftritt war ein Jahr vergangen. Ich hatte meinem Coach inzwischen den Rücken zugewandt, denn ich brauchte nach meiner gefühlten Niederlage dringend eine Pause, um all meine Kräfte zu sammeln. Mein Coach war deswegen so sauer, dass wir in großem Streit auseinandergingen.

Mein Körper war nach dem Wettkampf am Ende. Ich hatte ihn während meiner Vorbereitungszeit auf den Wettkampf monatelang darauf konditioniert, mit nur noch ca. 500 Kcal täglich klarzukommen. Ein Übriges tat mein Essverhalten, auch das der vergangenen Jahre. Nicht nur mein Körper, sondern auch meine Stoffwechselprozesse waren aus dem Gleichgewicht geraten.

Hinzu kam, dass nach dem Wettkampf eine Zeit der Depression folgte. Jeder Wettkampfathlet kennt dieses Tief. Der Körper ver-

ändert sich schlagartig und in kürzester Zeit. Die Form, die man auf der Bühne hatte, kann man einfach nicht lange halten und das ist auch gut so. Denn was man seinem Körper in dieser Zeit zumutet und antut, ist absolut gesundheitsschädlich! Gerade wir Frauen benötigen von Natur aus immer einen gewissen Anteil an Fett und auch Wasser, das der Körper als Reserve einlagert, um auf eine mögliche Schwangerschaft vorbereitet zu sein.
Nach der deutschen Meisterschaft fuhren wir direkt in einen Kurzurlaub, um vor allem zu baden. Doch wie ein Bikini-Model sah ich überhaupt nicht mehr aus. Mein Körper hatte sich so stark verändert, dass man mich kaum wiedererkannt hätte. Er hatte durch das viele Essen so viel Wasser gezogen und gespeichert, dass man meine Konturen am Bauch, an den Beinen und Schultern nicht mehr sah. Es fühlte sich an, als hätte ich mich monatelang umsonst gequält. Ich fühlte mich schrecklich. Zwar kämpfte ich anfangs noch hart gegen meine Veränderungen an, indem ich zwanghaft versuchte, wieder ein paar Kilos loszuwerden, aber das alles nützte nichts mehr. Es war aussichtslos, denn alles, was nur ein klein bisschen über 1200 Kcal am Tag hinausging, speicherte mein Körper nun ab, wodurch ich zunahm. Auch der Versuch, meinen Körper langsam wieder an meinen Grundumsatz zu gewöhnen, indem ich Kalorien nach und nach hochschraubte, funktionierte nicht. Er schien zu machen, was er wollte, und ich hatte das Gefühl, die Kontrolle zu verlieren. Hinzu kam, dass ich viele Lebensmittel nicht mehr vertrug. Mein Körper spielte nicht mehr mit und beim kleinsten Bissen blähte sich mein Bauch so dermaßen auf, dass ich aussah, als wäre ich im fünften Monat schwanger. Auch an meiner Kleidung machte

sich das bemerkbar. Nichts passte mehr. Der aufgeblähte Bauch war mir nicht nur peinlich und unangenehm, ich hatte auch noch unglaublich starke Schmerzen. Ich versuchte mich, so gut es ging, zu verstecken, denn das Ganze ging mir massiv auf die Psyche. Wenn ich Personaltraining-Stunden im Sommer gab, trug ich die meiste Zeit lange Klamotten oder sogar eine Jacke. Und in meiner Freizeit bevorzugte ich Kleidung, die meinen Bauch weitestgehend kaschierten, obwohl das kaum noch möglich war. Das ging etwa ein Jahr lang so. Ein Jahr voller Kampf und Verzweiflung. Neben dem Wunsch, meinen damaligen Körper zurückzubekommen, stieg aber der Wunsch in mir auf, gesund, schmerz- und beschwerdefrei zu werden. Ich war sogar so weit, dass ich zum Arzt ging. Doch die Medikamente, die ich dort bekam, halfen mir wenig.

Ich hatte mich bisher mein halbes Leben damit beschäftigt, welche Lebensmittel am wenigsten Kalorien hatten und wie ich am besten abnehmen konnte, aber wie mein Körper im Inneren wirklich funktionierte, damit beschäftigte ich mich nie. So war mir, während ich meinen Körper so sehr quälte und alles von ihm abverlangte, nicht bewusst, wie sehr ich ihm damit schadete und meine Stoffwechselprozesse ins Ungleichgewicht brachte.

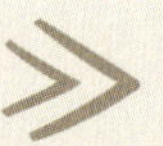

Verdauungsprobleme
Ausschlag
Energielosigkeit
Sodbrennen
Müdigkeit
Bauchschmerzen
Völlegefühl
Blähbauch
Hautprobleme
Krankheiten
Unverträglichkeiten

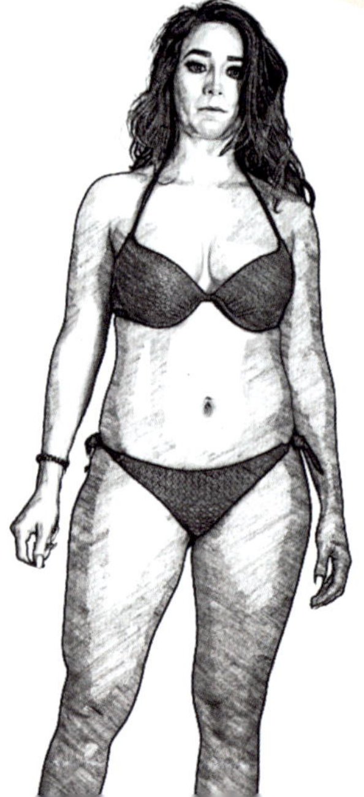

MEINE BEZIEHUNG WIRD DER SPIEGEL MEINES INNEREN KAMPFES

Das Jahr war nicht nur aufgrund meines Körpers eine große Belastungsprobe für mich, sondern auch wegen meiner Beziehung, die sich als höchst toxisch herausstellte. Ich war erneut in eine emotionale Abhängigkeit gefallen und so blieb ich, aus Angst mein Leben nicht allein in den Griff zu bekommen, über Monate in einer höchst unglücklichen Beziehung. Er belog und betrog mich, während er mich auch noch schlecht behandelte. Zudem hatte er mehrere Affären mit doppelt so alten Frauen und sogar Lügengeschichten über mich erzählt. Paradoxerweise hatte ich das Gefühl, ihm helfen zu wollen. Die Affären befeuerten dennoch meine Selbstzweifel und mein Gefühl, nicht gut genug zu sein.

MEIN UMDENKEN BEGINNT

Ich versuchte, trotz der Umstände meine Beziehung zu retten. Hierfür forschte ich sogar in Büchern nach. Ich wollte verstehen, wieso mein damaliger Freund sich so verhielt, und suchte auf der psychologischen Ebene nach Antworten, was mich auf den Gedanken brachte, auch bei mir nachzuforschen. Zum ersten Mal hinterfragte ich, ob es auch nicht aufgearbeitete Themen bei mir gab, die dafür sorgten, dass es mir heute so ging, wie es mir ging.

Boykottierte ich mich etwa selbst? Kämpfte ich mein ganzes Leben lang womöglich schon gegen mich an? Hatten diese nicht aufgearbeiteten Themen von früher vielleicht dafür gesorgt, dass ich ein Leben führte, in dem ich unglücklich war? War das eventuell der Grund, wieso ich mir weder meines Wertes bewusst war noch eine liebevolle Beziehung mit mir selbst oder anderen führen konnte?

Ab diesem Moment wollte ich mehr darüber erfahren und meine Reise in die Welten der Psychologie, der Traumaarbeit und Persönlichkeitsentwicklung begann. Ich begann erstmalig, mich selbst kennenzulernen. Es fühlte sich an, als hätte ich mein Leben lang geschlafen und wäre plötzlich aufgewacht. Ich hatte wohl die ganze Zeit über einen Schleier vor den Augen und wandelte blind und wie ein Roboter durch diese Welt. Doch plötzlich wurde alles klarer und mit jedem neuen Buch über das Thema hatte ich ein Stück weit mehr das Gefühl, mich endlich kennenzulernen. Ich begann Themen, Situationen, mein Umfeld und meinen Alltag zu hinterfragen und stieß auf einmal auf Gedanken, die mir vorher völlig unbekannt waren. Erstmals stellte ich mir Fragen, die mit „Warum“ begannen und dabei fiel mir auf, dass ich mein Leben lang immer nur nach dem „Wie“ gefragt hatte:

- Wie kann ich noch mehr abnehmen?
- Wie kann ich den perfekten Körper erreichen?
- Wie kann ich besser werden?
- Wie kann ich meine Beziehung retten?
- Wie kann ich aufhören, ständig ans Essen zu denken?
- Wie kann ich mich noch besser ernähren?

Das erste Mal stellte ich mir Fragen, die mit „Warum“ begannen:

- Warum will ich immer weiter abnehmen?
- Warum will ich unbedingt den perfekten Körper erreichen?
- Warum will ich immer besser werden?
- Warum will ich an einer toxischen Beziehung festhalten?
- Warum denke ich ständig ans Essen?
- Warum dreht sich mein ganzes Leben nur ums Essen?

Dadurch eröffneten sich mir eine neue Welt und mit ihr viele neue Möglichkeiten, die ich vorher so nie betrachtet hatte. Endlich fühlte ich mich bereit dazu, mich ernsthaft mit mir auseinanderzusetzen, anstatt die ganze Zeit nur gegen mich anzukämpfen.

EINE NEUE BEKANNTSCHAFT HÄLT MIR DEN SPIEGEL VOR

Als hätte das Leben bemerkt, dass ich bereit war, tiefer zu gehen, schickte es mir eine neue Bekanntschaft in mein Leben. Es war an einem Sonntagmorgen, als ich folgende Nachricht von Joachim bekam: „Hallo, ich bin für zwei Wochen in Deutschland und würde gerne in dieser Zeit jeden Tag Personaltraining in Anspruch nehmen.“ Auf diesem Weg lernte ich Joachim kennen. Joachim war ein erfolgreicher Geschäftsmann, aber völlig anders als meine anderen Klienten. Er trug sein Herz auf der Zunge und sprach alles aus, was er dachte. Er nahm dabei kein Blatt vor den Mund und war ein sehr herzlicher, gleichzeitig ehrlicher und kritischer Mensch. Nachdem wir zwei Wochen trainiert hatten und uns gut verstanden, lud er mich für ein Bootcamp nach Panama, seinem neuen Wohnort, ein. Er wünschte sich, dass ich seiner Haushälterin beibrachte, wie sie seine Ernährung optimal vorbereitete, und wollte mir dort ebenfalls seinen Personaltrainer vorstellen, um gegebenenfalls ein paar Trainingsansätze zu optimieren. Ich hatte das Gefühl, dass das genau das war, was ich gerade brauchte. Daher flog ich zwei Wochen später zusammen mit einer Freundin nach Panama, um dort Urlaub zu machen und auch Geld zu verdienen. Joachim und ich wurden neben dem Arbeitsverhältnis zu echten Freunden. Er lernte meinen Alltag kennen und er schaute zu, wie ich jedes Gramm Essen abwog, wie ich mir den ganzen Tag Gedanken darum machte, was ich essen konnte, wie ich mehrere Stunden täglich im Fitnessstudio verbrachte, und begann mein Verhalten zu hinterfragen. Immer wieder fragte er mich, ob mein Verhalten nicht fanatisch wäre und ob ich glaubte, dass das normal sei. Mein Blähbauch fiel ihm auch auf, worauf ich ihm erklärte, dass mein Körper und mein Stoffwechsel durch den Wettkampf durcheinandergekommen waren. Er konfrontierte mich fast täglich mit derselben Frage, woher mein fanatisches Verhalten denn komme. Und ich wehrte mich mindestens genauso oft, in dem ich versuchte meinen Lebensstil zu verteidigen. Ich erklärte ihm, dass das eben meine Leidenschaft, Lebensphilosophie und Berufung seien, während er mich gleichzeitig zum Nachdenken brachte. Denn ich war bereits empfänglich für diese Fragen geworden.

ERST NACH EIN PAAR MONATEN MACHT ES KLICK

Zurück in Deutschland, war die nächste Zeit sehr intensiv für mich. Joachim und ich hatten noch in Panama beschlossen, beruflich zusammenzuarbeiten. Wir hatten uns die letzten Wochen sehr gut kennengelernt und er war beeindruckt von meinem harten und disziplinierten Weg, den ich bereits in meinen jungen Jahren gegangen war.
Er war bereit, mich zu unterstützen und investierte in einen großen Traum von mir. Ein paar Monate später brachte ich meine eigene Sportklamotten-Kollektion auf den Markt. Es folgten viele Monate harter Arbeit. Und da ich hierfür einen besonders starken Halt brauchte, redete ich mir ein, dass ich ihn in meinem Freund finden könnte, wenn ich es nur schaffen würde, seine Lügen gut genug zu verdrängen und zu ignorieren. Ich dachte wirklich, dass ich das alles niemals allein schaffen würde. Und so arbeiteten wir gemeinsam hart an den gesteckten Zielen, während ich immer tiefer in eine emotionale Abhängigkeit fiel.
Joachim blieb nicht immer der gute Freund, den ich kennengelernt hatte. Inzwischen hatten wir eine Businessbeziehung, bei der es um Geld ging. Und wenn etwas nicht so lief, wie er sich das vorgestellt oder gewünscht hatte, dann konnte er sehr laut, ungemütlich und auch sogar beleidigend werden. Auch hier kam ich oft an meine Grenzen. Denn egal, wie stark ich an mir arbeitete, kam ich immer noch nicht klar mit dem Thema Streit – eines meiner größten Urthemen. Er kritisierte immer mehr, dass ich so viele Stunden täglich im Fitnessstudio war, anstatt zu ar-

beiten. Das führte dazu, dass ich es nach und nach reduzierte und sich meine Prioritäten verschoben. Natürlich, weil ich das Lob und die Anerkennung von Joachim haben wollte.

Einige Monate später waren wir auf einer großen Fitnessmesse mit einem Stand vertreten. Ich fühlte mich schrecklich, da ich meine angestrebte Form nicht geschafft hatte. Mein Körper rebellierte immer noch und in Stresssituationen geriet ich immer wieder in heftige Fressanfälle.

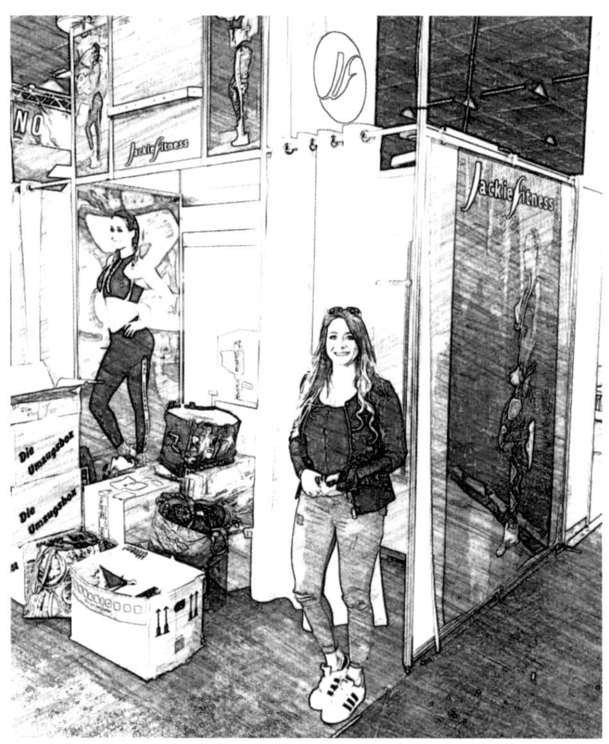

MEIN KLICK-MOMENT

Nun stand ich da. Auf der weltweit größten Fitnessmesse mit meinem eigenen Stand und mit meiner eigenen Fitnesskollektion. Groß gedruckt stand mein Name auf unseren Plakaten und meine Fotos hingen daneben. Joachim war auch anwesend. Er war schockiert und machte sich lustig über all die „Fitness-Verrückten", wie er sie nannte. Überall waren braun angemalte Menschen, die posten, Selfies machten und versuchten, sich ins beste Licht zu rücken.

Am Anfang ärgerte ich mich über sein Verhalten. Diese Menschen waren doch seit vielen Jahren meine Freunde. Sie verstanden die Leidenschaft und die Lebensphilosophie, die ich lebte. Oder lag ich doch völlig daneben? Hatte ich mir doch gerade erst vorgenommen, wieder so richtig Gas zu geben, sobald die Messe vorbei war, um nächstes Jahr krasser auszusehen als die meisten hier. Aber irgendwie schwangen diesmal die Gedanken mit, „Warum" ich das überhaupt wollte. Die Antwort war: Ich kannte keinen anderen Weg, um glücklich zu werden. Für mich war dieser Tag, an dem ich endlich den perfekten Körper erreicht hätte, immer noch der erstrebenswerteste Tag. Joachim hörte nicht auf zu sticheln und war immer entsetzter über die Auftritte meiner Bekannten.

In einem ruhigen Moment, als Joachim gerade nicht auf mich einredete, stand ich einfach nur da und schaute mich um. Sollte er recht haben? Waren all diese Menschen doch nicht auf dem richtigen Weg und doch nicht so stark und diszipliniert, wie ich immer dachte? Während ich vor einer meiner Kabinen stand, stellte sich ein junger Typ, den ich von einer Freundin kannte, vor

meinen Stand und fing an zu posen, während sein Kumpel Fotos von ihm machte. Da eskalierte am Stand neben uns die Situation. Es war eine bekannte Marke in der Fitnessszene, die gerne provozierte und polarisierte. Die Leute schrien herum und es war bereits publik geworden, dass am Abend zuvor eine Schlägerei zwischen zwei Konkurrenten stattgefunden hatte.
In diesem Moment schaute ich mir dieses ganze Fitnessszenario wohl das erste Mal in meinem Leben aus einer völlig anderen Perspektive an. Ich wurde zur Beobachterin, anstatt dem Ganzen wie gewöhnlich nachzueifern. Und zum allerersten Mal in meinem Leben bewunderte ich diese Menschen nicht mehr, sondern sah diesen tiefen Schmerz in ihnen. Ich sah in die Menge und sah das erste Mal, wie viele traurige Seelen sich hier ihren Weg über den perfekten Körper und ihren nie zu erreichenden Tag X suchten, um endlich irgendwann für irgendjemanden beliebt, wertvoll und gut genug zu sein.

WAS IST WIRKLICH PASSIERT?

Ich war an einem Punkt angelangt, an dem alles in mir danach schrie, geheilt zu werden. Nachdem ich meinen Körper jahrelang gequält und ihn harten Stresssituationen ausgesetzt hatte, waren meine Stoffwechselprozesse vollkommen ins Ungleichgewicht geraten. Mein Körper funktionierte nicht mehr so, wie er sollte. Ich hatte mich mein Leben lang darauf konzentriert, meinen Körper zu perfektionieren, anstatt genauer hinzuhören und darauf zu achten, wie es ihm ging, wie er sich fühlte und was er

brauchte. Ich wünschte mir zum ersten Mal nichts sehnlicher, als gesund zu sein und keine Schmerzen mehr zu haben.
Ich hatte nie versucht, mit meinem Körper zusammenzuarbeiten, sondern arbeitete durchweg gegen ihn. Solange ich zurückdenken konnte, war er mein Feind gewesen, gegen den ich kämpfte und den ich besiegen wollte. Durch die körperlichen Schmerzen und meinem aufgeblähten Bauch machte ich mir zum ersten Mal in meinem Leben Gedanken darüber, was ich tun konnte, damit es mir körperlich wieder besser ging. Auch wenn ich noch nicht genau wusste, was ich tun sollte, war der erste Stein geworfen. Bisher ich war zu sehr darauf konditioniert gewesen, gegen ihn zu kämpfen, anstatt hinzuhören und ihn liebevoll zu versorgen.
Jetzt begann ich, in mich hineinzuhören, wenn ich etwas aß, und zu hinterfragen, ob diese Lebensmittel mir gut bekamen oder nicht. Zum ersten Mal ging es nicht mehr ausschließlich um die Kalorien oder den Geschmack, sondern um die Qualität, die ich mir zuführte. Am Anfang kämpfte ich noch eine Weile gegen meine körperlichen Veränderungen an, musste dann aber schnell feststellen, dass ich keine Chance hatte und dem Wandel unterlegen war. Ich entschied mich für die Genesung und versuchte, die Situation so gut wie möglich zu akzeptieren.

Meine Beziehung

Ich bin der festen Überzeugung, dass jede Begegnung einen tieferen Sinn hat und der Betreffende zu einem Lehrer für uns werden kann. Dafür müssen wir lediglich erkennen, welchen Spiegel uns dieser Mensch vorhält. Mein Freund wurde mir geschickt, damit ich genau das erfahren und erkennen konnte. Ich hatte in meinem Leben bisher nur Männer kennengelernt und angezogen, die mir das Gefühl gaben, nicht genug zu sein. Sie spiegelten mir also schlichtweg meine eigenen inneren Gedanken wider. Sie alle waren emotional nur bis zu einem gewissen Grad zugänglich und erreichbar. Genau wie ich zu diesem Zeitpunkt. Sie alle hatten eine dicke Mauer um ihr Herz gezogen und konnten keine tiefe Liebe zulassen. Ebenfalls genau wie ich.

Dabei dachte ich sehr lange, dass ich die Person war, die ihr Herz öffnete. Ich sah nicht die große Lüge, die ich mir da selbst erzählte. Denn ich hatte damals keine Ahnung, was es bedeutete, sein Herz wirklich zu öffnen. Heute weiß ich, dass ich sehr weit von meinem Herzen entfernt war, denn ich konnte mein Herz gar nicht öffnen und anderen Liebe schenken, schlichtweg weil ich mich nicht liebte, schlecht behandelte und quälte. Und gleichzeitig erwartete ich von einem anderen Menschen, dass er anders mit mir umging, mich liebte und mich gut behandelte. Dass das nicht funktionieren konnte, musste ich schmerzhaft erfahren. Meine Beziehung und die harten Umstände ebneten mir den Weg in die Psychologie, in die Persönlichkeitsentwicklung und in die Spiritualität. Auch wenn ich noch lange brauchte, um all die Themen auf mich übertragen zu können, kam ich durch meine Beziehung das erste Mal damit in Kontakt und setzte den Fuß in eine neue Welt, die sich mir nach und nach öffnete. Zwar war diese Erfahrung schmerzhaft, aber heute bin ich sehr dankbar für diese Beziehung und diese Erfahrung.

Opferrolle
Manchmal erleben wir Dinge, die anfangs schwer für uns zu verstehen sind. Wir fallen in eine Opferrolle und fragen uns, womit wir all das verdient haben. Wieso kann das Leben nicht einfach mal schön sein? Wieso passiert ausgerechnet mir das? Häufig sehen wir nicht, dass in den vermeintlich „schlechten" Dingen ein großes Wachstumspotenzial und Informationen stecken, die wir erst viel später erkennen und verstehen.

Bereit für Veränderungen

Indem ich meine „Wie"-Fragen in „Warum"-Fragen umformulierte, veränderte sich alles. Ich begann plötzlich, meine Gewohnheiten und mich selbst zu hinterfragen, jedoch fand ich niemandem in meinem Umfeld, mit dem ich diese Themen teilen konnte. Ich brauchte Antworten, denn noch war alles nicht ganz greifbar für mich. In den kommenden Jahren machte ich die Erfahrung, dass wir zu bestimmten Zeiten in unserem Leben immer mit Menschen und Themen in Kontakt kommen, die uns dabei helfen, unseren nächsten Entwicklungsschritt zu beschreiten.

Menschen werden zu unseren persönlichen Lehrern
Ich glaube heute fest daran, dass jede Begegnung mit einem Menschen einen tieferen Sinn hat. Diesen Sinn gilt es zu erkennen und zu verstehen. Dafür müssen wir zunächst genau-

er hinschauen und sorgfältig analysieren, worauf uns dieser Mensch hinweisen könnte und welche Aufgabe er für uns bereithält. Denn jeder Mensch hält uns den Spiegel hin, der uns tief in unsere eigene Seele blicken lässt, besonders Menschen, die uns nah sind. Sie lassen uns Dinge sehen, die wir allein vielleicht nicht sehen würden oder nie gesehen hätten. Doch leider kämpfen wir oft genau gegen diese Menschen und fallen lieber in die Opferrolle, anstatt dieses kostbare Wachstumspotenzial zu erkennen, das sich uns anbietet.

So kam Joachim in mein Leben. Er gab mir nicht nur das Gefühl, etwas in meinem Leben erreichen zu können, nein, er zeigte mir auch ganz klar und deutlich meine Themen auf und hielt mir den Spiegel vor, der mich tief in meine Seele blicken ließ. Er ließ mich erkennen, dass ich mein Leben dem Sport verpflichtet hatte und wirklich glaubte, es über diesen Weg aus meiner Essstörung herausgeschafft zu haben. In Wahrheit jedoch hatte ich nicht einmal bemerkt, dass ich meine Kontrolle einfach nur von einer Sucht in die andere verlagert hatte. Und ich hatte nicht erkannt, dass das Problem dahinter sowie dessen Ursache und Auslöser die ganze Zeit über immer noch da waren.

Nie hatte jemand mein Verhalten kritisiert, da Disziplin, Kontrolle und Strenge in unserer Gesellschaft völlig akzeptiert und sogar gefördert werden. Im Gegenteil. Ich wurde für meine Stärke bewundert und erhielt eine Menge Anerkennung dafür. Allein dadurch konnte ich diesen Lebensstil erst aufrechterhalten, denn mein Bedürfnis nach Anerkennung war mein Motor hinter der ganzen Anstrengung. Ich wollte geliebt werden und

erhoffte mir, dadurch vielleicht irgendwann an den Punkt zu kommen, an dem ich mich selbst lieben konnte.
Durch Joachim wurde ich zum ersten Mal für mein strenges und kontrollierendes Verhalten getadelt. Er betonte immer wieder, dass mein Verhalten nicht normal war. Er kritisierte ständig unsere gesellschaftlichen Normen und machte sich gerne lustig darüber. Dabei begegnete er mir nicht nur auf einer freundschaftlichen Ebene, sondern wurde auch mal wütend auf der geschäftlichen Ebene, wenn ich zu lange trainierte, anstatt zu arbeiten.
Ich hatte nicht bemerkt, dass Joachim für mich eine Art Vaterrolle eingenommen hatte. Er gab mir das Gefühl, etwas schaffen zu können, und ich versuchte, ihn stolz zu machen, wie ich es damals in meiner Kindheit bei meinem Papa versucht hatte. Anfangs war ich sogar traurig darüber, dass er der einzige Mensch war, der meine Lebensphilosophie nicht gut fand und mir eben keine Anerkennung wie all die anderen gab. Doch durch seinen hohen Stellenwert, den er für mir hatte, dachte ich immer öfter darüber nach, ob er womöglich recht hatte mit all seinen Aussagen über meinen ungewöhnlichen und ungesunden Lebensstil. Dadurch eröffnete sich mir eine neue Gedankenwelt, die vorher für mich nicht zugänglich war.

Der grosse AHA-Moment

Ich wollte lange nicht erkennen und akzeptieren, dass ich mich immer noch mitten in der Essstörung befand. So dachte ich noch auf der weltgrößten Fitnessmesse, dass ich mich hier unter

Menschen befand, die mich und meinen Lebensstil wirklich verstanden. Ich schämte mich dafür, in diesem Jahr nicht so auszusehen, wie alle es von mir gewohnt waren. Dahinter stand die Angst, dass sie mich nicht mehr in ihrem Kreis anerkennen und verstoßen würden.

Über die Aussagen von Joachim war ich anfangs erschüttert, ich mochte nicht, dass er sich über meine vermeintlichen Fitnessfreunde lustig machte und den Fitnesslifestyle ablehnte. Wie alle in dieser Szene war auch ich lange der Meinung, dass jeder Mensch, der diesen Lebensstil ablehnte oder nicht nachvollziehen konnte, schlichtweg nicht die Disziplin hatte und einfach nur schwach war.

Durch die Vorbereitungen hatte ich seit Tagen kaum geschlafen, fühlte mich unwohl, untrainiert, gerädert und konnte mich nicht wie sonst mit meiner Szene identifizieren. Außerdem lag mein Fokus schon seit einigen Wochen nicht mehr komplett auf dem Sport, sondern eher bei den Vorbereitungen meines Messestandes.

Ich denke heute, dass ich es nur durch meinen damaligen Zustand und die vielen Kommentare von Joachim schaffte, die Identifikation mit all den Fitnessanhängern für einen Moment beiseitezuschieben und all das zu hinterfragen. Nur so konnte ich auf dieses Szenario mit einem anderen Bewusstsein blicken – als wäre ich durch eine Tür, die für viele leider für immer verschlossen bleibt, gegangen, um das Ganze von einer anderen Bewusstseinsebene aus zu betrachten. Ich sah die vielen Gesichter und extremen Körper sowie die komplette Fitnessszene aus einer anderen Perspektive. Als könnte man am Zustand der

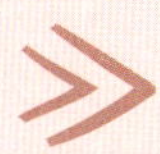

Auch der
Fitnesslifestyle
hat mich nicht
aus der Essstörung
gerettet!

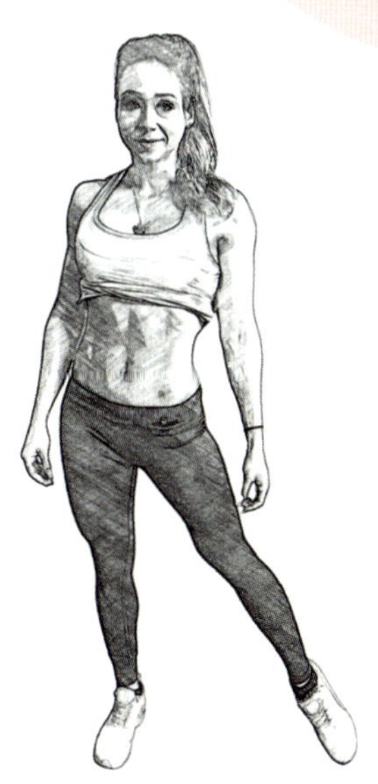

Muskulatur und am Grad des Volumens erkennen, wie groß die inneren Probleme dieser Menschen waren und wer von ihnen am meisten Liebe brauchte und nach Anerkennung schrie. Es schien, je krasser man sich machte, umso mehr Hilfe brauchte man eigentlich.

Ich konnte mich das erste Mal dafür öffnen und verstehen, dass viele meiner Verhaltensmuster in meiner Fitnessphase aus den gleichen alten Verletzungen stammten wie zu Zeiten meiner Bulimie.

10.
MEIN HEILUNGSWEG

Nach der Fitnessmesse sollte sich alles ändern. Denn ich hatte verstanden, dass es so nicht weiter gehen konnte. Ich wusste zwar noch nicht, wohin diese Reise gehen sollte, geschweige denn, wo ich beginnen sollte, aber ich war fest entschlossen, dass sich etwas ändern musste. Mir ging es körperlich und emotional nicht mehr gut und damit sollte jetzt Schluss sein. Ich hatte diesen ewigen Kampf gegen mich und meinen Körper satt und wollte nicht mehr leiden.

Mein Körper rebellierte immer noch und ich sah in meinen Augen schlimmer aus als vor der Zeit meines Fitnesswahns. Ich litt nicht nur an den körperlichen Folgen, sondern auch an sehr starken Selbstzweifeln. Mein Freund belog und betrog mich, Joachim zeigte mir ständig, dass ich mehr leisten könnte, und das Verhältnis zu meinen Eltern war auch nicht gerade das Beste. Doch ich war weder sauer auf meinen Freund noch auf Joachim oder meine Eltern. Die Einzige, auf die ich sauer war und der meine Wut galt, war einzig und allein ich selbst. Ich sah der Wahrheit endlich ins Gesicht und erkannte, dass ich der einzige Mensch war, der mich da rausholen und meine inneren Themen lösen konnte. Ich war bereit, etwas zu verändern! Und damit war nicht mein Körper gemeint, sondern meine Innenwelt.

Bisher hatte sich die Wut gegen mich selbst gerichtet, auch wenn ich sie ständig auf meine Außenwelt projizierte. Denn ich war mir selbst nie gut genug und deshalb kämpfte ich permanent gegen diese vermeintliche Schwäche an. Das erkannte ich zum ersten Mal.

Ich hatte mich oft mit den alten Verletzungen der anderen auseinandergesetzt, weil ich ihnen helfen wollte, vor allem meinem Freund, doch hatte ich mich nie mit meinen eigenen Seelenwunden beschäftigt. Ich erkannte, dass sie verantwortlich dafür waren, dass ich dachte, immer besser werden zu müssen, um mich irgendwann annehmen und lieben zu können. Außerdem erkannte ich, dass ich diesen Punkt nie erreicht hatte, egal was ich auch probierte. Zum ersten Mal in meinem Leben nahm ich wahr, dass die tiefe Ablehnung gegen mich selbst ein ständiger Begleiter in meinem Leben und permanent da gewesen war. Zudem hatte ich nie den Zusammenhang zwischen den alten verletzten Anteilen in mir und meinen Fressanfällen bzw. meinem Sportzwang gesehen. Ich hatte nie gesehen, dass es einen Ursprung und Grund für all das gab.

Ich dachte sehr viel darüber nach, wieso das alles so war und es sollte noch viele Monate und Jahre dauern, bis ich die Zusammenhänge letztendlich verstehen konnte.

ANFANG MEINER TIEFEN INNEREN REISE

Als ich nach dem Wochenende von der Messe nach Hause kam, war ich ziemlich erschöpft und ausgelaugt. Außerdem war mein Kopf voll, denn es kam eine Erkenntnis nach der anderen in mir hoch. Ich hatte das Gefühl, nicht mehr klar denken zu können. Auf der einen Seite kam ich meinen Antworten auf die Fragen näher, die ich mir seit Längerem stellte, auf der anderen Seite wusste ich auf einmal nicht mehr, wer ich eigentlich wirklich war. Ich fragte mich, wer ich überhaupt war ohne meinen Sport, ohne mein Sportlabel, ohne mein Personaltraining und ohne meine Fitnessfreunde, mit denen ich mich tagtäglich über die richtige Ernährung und das effektivste Training unterhielt. Jeder kannte mich als die disziplinierte und sportliche Jackie. Doch wer war ich wirklich, wenn man all das beiseiteschob?
Mein heutiges Leben hatte sich auf meiner angeblichen Liebe zum Sport aufgebaut. Wenn ich das jetzt alles aufgeben und verlieren sollte, war ich doch plötzlich ein Niemand. Ich wusste nur, wer ich definitiv nicht mehr sein wollte. Auch wenn ich keine Ahnung hatte, wer ich dann sein würde.
Recht schnell verstand ich die Zusammenhänge zwischen meiner gegen mich gerichteten Wut, meinem Kontrollzwang, meinem Perfektionismus und auch meiner toxischen Beziehung. Ich

konnte erkennen, dass all das miteinander verknüpft war und eine gemeinsame Ursache haben musste. Jetzt war es an der Zeit, mich endlich davon zu befreien. Hierfür galt es, zunächst Schritt für Schritt das wieder in Ordnung bringen, was ich in den letzten Jahren vernachlässigt hatte. Daher versprach ich mir drei Dinge:

Versprechen 1: Ich pflege meinen Körper wieder gesund

Mein Körper rebellierte nun seit fast einem Jahr. Dabei versuchte ich, ihn wieder in seine alte Form zu pressen. Ich probierte vieles und ließ einige Lebensmittel weg. Dennoch hatte ich ständig diese Bauchschmerzen und musste permanent meinen Bauch kaschieren, wenn er sich aufblähte. Ich hatte nie gelernt, meinen Körper zu unterstützen, damit es ihm gut ging. Bisher kannte ich nur den Kampf GEGEN meinen Körper, anstatt liebevoll MIT ihm umzugehen. Daher traf ich eine sehr harte, aber grundlegende Entscheidung, die mir zwar schwerfiel, aber auf allen Ebenen sehr bedeutend für mich war:

Ich beschloss, meinen Körper gesund zu pflegen, auch wenn es dafür nötig war zuzunehmen!

Ich wollte all die Nährstoffe zu mir zu nehmen, die der menschliche Körper benötigt, und vor allem wollte ich wieder unbekümmert Kohlenhydrate essen. Einfach, weil sie ein essenzieller Baustein in unserer Ernährung sind und ich wieder ein ganz natürliches Essverhalten aufbauen wollte. Außerdem beschloss ich, mein Trainingsverhalten zu überdenken und so auszurich-

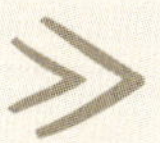

Was du isst,
ist eine Form der
Selbstliebe!

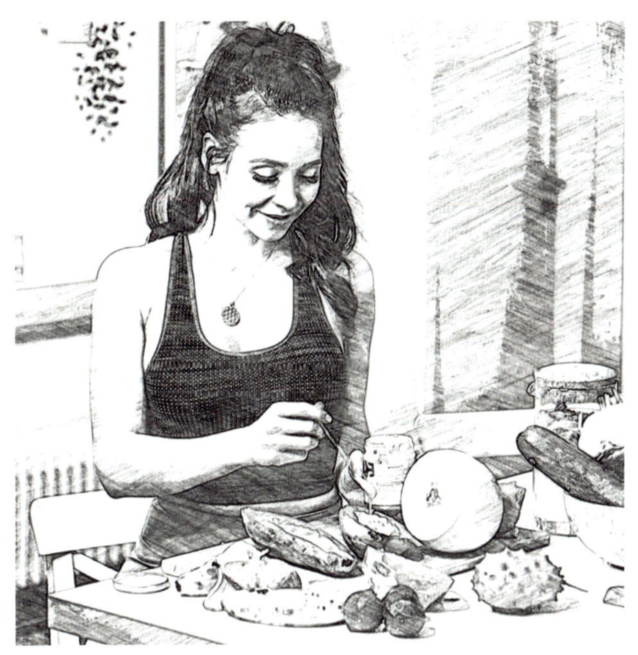

ten, dass es meinen Körper von nun an in seiner Heilung unterstützt, anstatt ihn wie bisher jedes Mal bis ans Limit auszupowern und auszulaugen. Diese Umstellung war einer der schwierigsten Prozesse in meinem bisherigen Leben! Denn mein bisheriger Kampf galt immer dem einen Ziel, nicht zuzunehmen. Doch ich verstand, dass mein Weg der Genesung nur über diesen Weg funktionieren würde. Ich hatte meinen Körper über Jahre stark gequält und vieles war aus dem Gleichgewicht geraten. So gehörte eine vorübergehende Gewichtszunahme zu meinem Umstellungsprozess dazu, bis meine Stoffwechselprozesse wieder ins Gleichgewicht kamen, mein System aus diesem Notzustand rausfand, damit sich alles anschließend wieder normalisieren konnte.

Ich hatte beschlossen, wieder auf meinen natürlichen Grundumsatz zurückzukommen. Da ich mich intensiv mit diesem Thema befasste, wusste ich, dass meine Stoffwechselprozesse unter anderem erst dann wieder richtig funktionieren würden, wenn ich mehr aß. Ich wollte wieder bei meinem natürlichen Grundumsatz angekommen sein, ohne dabei zu- bzw. abzunehmen.

Damals hatte ich über einen langen Zeitraum so wenige Kalorien zu mir genommen, dass dieser Zustand für meinen Körper als normal galt. Wenn ich nun mehr aß, nahm ich zu. Um die Grenze wieder nach oben zu setzen, musste ich eine vorübergehende Gewichtszunahme in Kauf nehmen. Mit dieser Erkenntnis wurde mir zum ersten Mal richtig bewusst, dass ich meinem Körper wichtige Nährstoffe und Bausteine entzogen hatte, die er gebraucht hätte, um richtig zu funktionieren – und das alles nur, um ein bestimmtes Gewicht und eine gewisse Optik an meinem

Tag X zu erreichen. Was ich dabei die ganze Zeit vollkommen vernachlässigt hatte, war meine Gesundheit. Ich hatte mir zu keiner Sekunde Gedanken darüber gemacht, wie sehr ich mir, meinem Körper und meiner Gesundheit in Wahrheit schadete. Es war mir schlichtweg egal gewesen. Hinzu kam, dass ich während meiner Fressanfälle, dem anschließenden Erbrechen und dem Weiteressen danach unfassbare Mengen an „Müll" in mich hineinstopfte. Überwiegend Essen, das meinem Körper schadete und ihn schwächte. Natürlich hatte ich manchmal Angst davor, krank zu werden oder vielleicht sogar daran zu sterben, aber das Essen und die Erlösung von meinen negativen Gefühlen waren mir damals einfach wichtiger. Doch ab sofort wollte ich liebevoller mit mir umgehen. Einen Umgang, den ich nie gelernt hatte.

Versprechen 2: Ich stelle meine Ernährung um

Ich konnte all die Regeln, Gedanken und Pläne natürlich nicht einfach so loslassen, aber ich war bereit sie umzustellen. Ich war bereit, aus diesem Gefängnis herauszukommen, in das ich mich vor vielen Jahren gesetzt hatte. Mein derzeitiger Ernährungsplan bestand immer noch hauptsächlich aus Fleisch, Fisch und Gemüse. Dabei sehnte ich mich seit Jahren nach Nudeln, Kartoffeln, Reis und vielen anderen kohlenhydratreichen Beilagen. Also war ich bereit, wieder Kohlenhydrate in meinen Ernährungsplan einzubauen sowie verschiedene Obst- und Gemüsesorten, die ich mir lange Zeit verboten hatte. Außerdem beschloss ich, meine Kalorien nach und nach hochzuschrauben, um aus meinem Kaloriendefizit herauszukommen.

Die Ernährungsumstellung fiel mir nicht leicht, oft hatte ich starke Zweifel. Es war psychisch nicht leicht für mich zuzunehmen, denn dadurch wurde ja meine Angst, die Kontrolle zu verlieren, aktiviert, und ich hätte am liebsten wieder eine Diät gemacht. Ich musste mir immer und immer wieder sagen: „Ich will ein normales Leben führen! Ein Leben ohne Verzicht, ohne schlechtes Gewissen, ohne danach auf die Toilette zu rennen und ohne Fressanfälle. Ich will entspannt mit Freunden essen gehen und mein Leben genießen können. Ich wusste, dass ich dafür all meine Ängste und vor allem die Kontrolle loslassen musste und durfte.

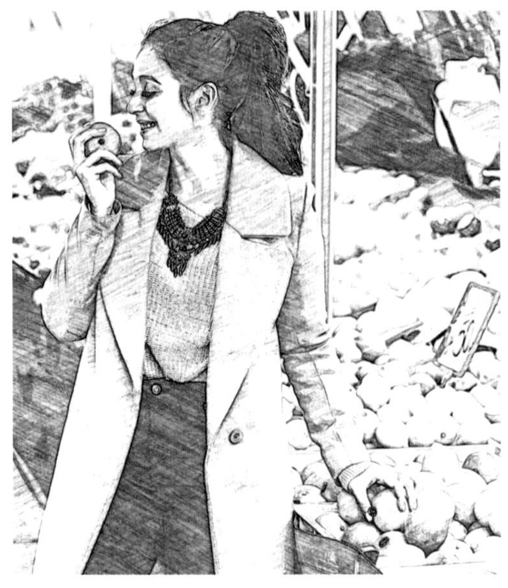

Versprechen 3: Ich werde meine Seele heilen lassen

Es dauerte noch eine Weile, bis ich wirklich verstand, dass ich seit vielen Jahren eine Essstörung hatte und schleichend immer tiefer in das Thema hineingerutscht war. Selbst die Bulimie, die Fressanfälle und auch das Hungern hatte ich für mich nie als eine Essstörung betrachtet und anerkannt. Wenn ich heute über meine Geschichte schreibe, gibt es für mich kaum etwas Offensichtlicheres als das, aber damals wollte ich es nicht sehen. Zudem hatte ich auch nicht erkannt, dass mein Sportwahn ebenfalls eine versteckte Form bzw. Verlagerung der Essstörung darstellte. Im Gegenteil, ich war fest davon überzeugt gewesen, dass der Sport die Lösung war und mich aus der Essstörung herausgeholt hatte. Leider wird das heute in den sozialen Medien oft genauso suggeriert. Ich dachte zu jeder Zeit und in jeder Situation, dass ich alles unter Kontrolle hatte und jederzeit damit aufhören konnte, wenn ich es nur wollte. Dabei redete ich mir ein, dass ich es einfach nur nicht wollte, weil es mir gerade guttat und mir so viel Freude machte.

Im ersten Schritt musste ich mir eingestehen, dass ich eine Essstörung hatte!

Diese Einsicht war der erste Schritt zur Besserung! Nur dadurch hatte ich eine Chance zu heilen. Mit der neuen Einsicht und meinem neuen Bewusstsein verstand ich auch, dass die Essstörung nie das eigentliche Problem war. Sie war nur ein Symptom des eigentlichen Problems in meinem Inneren, das versuchte, durch die verschiedensten Formen an die Oberfläche zu kommen.

Anfangs probierte ich, gegen all diese Formen der Essstörung anzukämpfen, denn ich wollte nur normal sein und sie weghaben. Ich wollte stärker sein als sie, durfte aber schnell feststellen, dass ich sie nicht bekämpfen konnte. Denn bekämpft man ein Symptom und besiegt es, dann drückt es sich einfach in Form eines weiteren anderen Symptoms an einer anderen Stelle aus. Der einzige Weg, die Symptome loszulassen, ist, dass man die Ursache dahinter erkennt, sie bearbeitet und sie auflöst. Dazu war ich bereit!

Ich wollte, dass mein Verhältnis zum Essen, zum Sport und zu meinem Körper endlich normal und natürlich wird!

Tief in meinem Inneren wusste ich, dass das bedeutete loszulassen. Und zwar speziell den Teil loszulassen, der in mir kämpfte. Auch wollte ich nicht mehr vor meiner Essstörung fliehen, indem ich sie mit anderen Dingen kompensierte oder mich ablenkte. Es fühlte sich an, als hätte ich mein Leben auf der Essstörung aufgebaut, die sich aus verschiedenen Situationen, Gedanken und Emotionen heraus entwickelt hatte. Doch wer war ich ohne all das?

Ich musste also herausfinden, wer ich vor diesen Situationen, Gedanken und Emotionen und vor meiner Essstörung gewesen bin. Nur so konnte ich zurück zu meinem natürlichen Zustand kommen und dahin zurückfinden, wer ich eigentlich war. Denn zu diesem Zeitpunkt gab es noch keine Essstörung und so fragte ich mich, ob ich über den Weg zurück zu mir zurück zu einem Leben ohne Essstörung finden konnte. Ich hatte tausende Fragezeichen in meinem Kopf und durch die vielen Gedankenströme konnte ich kaum noch schlafen. Ich hatte ständig neue Erkenntnisse und das Gefühl, mich mit jedem Gedanken immer ein Stück weit bes-

ser kennenzulernen. Es war sehr verwirrend für mich, denn ich hatte verstanden, dass ich mich nie wirklich gekannt hatte.
All diese Erkenntnisse kamen auf mich zu, weil ich mich wegen meines Ex-Freundes mit den Themen beschäftigt hatte. Dadurch lernte ich mehr über innere verletzte Anteile, Schutzprogramme und Konditionierungen und konnte das Wissen eins zu eins auf mich und meine Themen übertragen.
Ich erkannte jetzt, dass meine Essstörung nur ein Symptom war. Sie war ein Pflaster für meine Seelenwunden und gab mir Halt und Linderung. Außerdem brauchte ich sie, um meine alten Verletzungen nicht fühlen zu müssen, und indem ich mir einen Tag X erschuf, baute ich mir die Hoffnung auf, irgendwann endlich glücklich zu werden. All das war nun endlich zugänglich und begreiflich für mich. Ich empfand eine so tiefe Sehnsucht, genauer hinzuschauen, um herauszufinden, was wirklich in mir geheilt werden wollte. Zudem wollte ich die Hilfeschreie in mir nicht länger ignorieren oder verdrängen sowie meine Gefühle wahrnehmen und annehmen. Und dazu gehörten vor allem die negativen Gefühle. Ich verstand, dass ich mir in all den Jahren ein Schutzsystem aufgebaut hatte, um mit negativen Gefühlen und schmerzhaften Situationen klarzukommen.
Ich begann, mich von Grund auf neu kennenzulernen – als würde ich jemand anderen neu kennenlernen. Dabei gab ich mir dieselbe Chance, so wie ich sie einer anderen fremden Person geben würde. Ich begann, meine Gedanken und Emotionen niederzuschreiben, und fing an zu meditieren. Letzteres half mir dabei, mir selbst zuzuhören und meinen Gefühlen freien Lauf zu lassen. Zwar fühlte sich alles unheimlich gut und befreiend an, aber gleichzeitig hatte

ich auch das Gefühl, nicht mehr zu wissen, wer ich eigentlich war. Erst viel später konnte ich begreifen, dass ich in diesem Prozess nicht mich verlor, sondern nach und nach die negativen Gedanken und die Anteile, die eh nicht zu mir gehörten, von mir abstreifte. Es waren die Anteile, die mir die ganze Zeit geholfen und mich vor Situationen beschützt hatten, die für mich nicht aushaltbar waren. Ich hatte mich über die Jahre so sehr mit meiner Essstörung und dem Sport identifiziert, dass ich gar nicht wusste, wer ich ohne all das sein sollte. Unter dem Strich hatte ich das Gefühl, mich eigentlich gar nicht zu kennen:

- Wenn ich nicht die Person war, die überdurchschnittlich diszipliniert war, die Sport liebte und die Essen in vollen Zügen genoss – wer war ich dann?
- Wenn ich nicht die Person war, die ihr Essen abwog und penibel auf alle Kleinigkeiten achtete, um schlank zu bleiben – wer war ich dann?
- Wenn ich nicht die Person war, die riesige Mengen an Essen in sich hineinstopfte und das vor allen verheimlichte – wer war ich dann?

Ich fühlte mich in dieser Zeit verloren und mir gleichzeitig näher als je zuvor. Eine der wichtigsten Erkenntnisse für meine Heilung war wohl, dass die Essstörung nicht auf Schwäche aufgebaut war, sondern eine reine Schutzfunktion darstellte. Selbst in meinen heftigsten Bulimiezeiten, in denen ich fast den ganzen Tag nur gegessen und erbrochen hatte, war ich nie schwach oder disziplinlos gewesen. Auch wenn ich mich für meine Schwäche und Disziplinlosigkeit immer so sehr verurteilt und gehasst hatte.

In mir gibt es ein ganzes Universum zu entdecken!

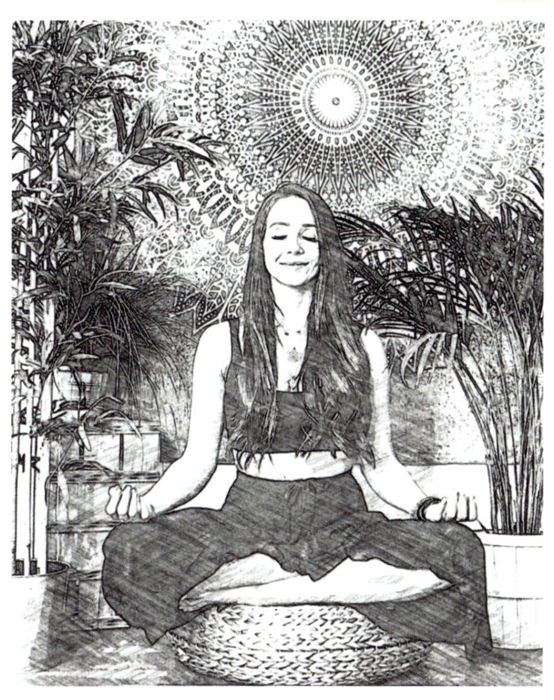

Ich verstand, dass mein komplettes System, mein Körper und mein Unterbewusstsein einfach nur Strategien entwickelt hatten, die mich schützen sollten. Dadurch entstanden eigene Schutzmuster, um all die Emotionen, Verletzungen und Schmerzen nicht fühlen zu müssen bzw. aushalten zu können.

Ich verstand plötzlich, wie hochkomplex mein System funktionierte, und dass all das notwendig war, um mich zu schützen!

Ich durfte erkennen und verstehen, dass ich die Essstörung schon in frühen Zeiten in meinem Leben aufgebaut hatte, weil ich anders nicht mit meinen Ohnmachtssituationen klargekommen wäre. Mein Selbstschutzsystem war so intelligent, dass es mich aus diesen Situationen herauszog, um mich zu retten.

Meine Essstörung war nie eine Schwäche gewesen, sondern eher eine Stärke, voller Komplexität und Intelligenz meines eigenen Schutzsystems!

Als ich das verinnerlichte, drehte sich alles! Ich begann, alles aus einem anderen Blickwinkel zu betrachten und empfand plötzlich eine tiefe Dankbarkeit. Ich hatte mich so viele Jahre verurteilt, gehasst und mich als klein und schwach betrachtet. Dabei hatte ich völlig übersehen, dass es die ganze Zeit über nicht meine Schuld war. Und auch, dass ich gar nicht dagegen ankämpfen konnte bzw. es auch nicht sollte. Mein System hatte all das aufgebaut und die Steuerung übernommen, weil ich als Kind selbst nicht in der Lage war, die Belastung zu stemmen und die Emotionen zu tragen. Doch heute als erwachsene Frau war das anders. Heute war ich in der Lage, mit diesen Situationen, mit meinen Emotionen und mit meinen alten Verletzungen anders umzugehen.

Ich weiss instinktiv, dass ich keine Schutzstrategien mehr brauchen werde

Es ging nicht darum, einen Kampf zu führen. Es ging vielmehr darum, innerlich zu dem Teil zurückzufinden, der all das nicht mehr brauchte. Dafür musste ich zunächst meine Emotionen neu kennenlernen und vor allem lernen, wie ich sie tragen und ausheilen lassen konnte. Ich spürte, dass ich jetzt stark genug dafür war. Doch diesmal war es keine Stärke, wie sie sich nach einem Kampf anfühlte, sondern eine echte Stärke, die meine Verletzungen und Emotionen auffangen konnte. Und das nicht aus Härte gegen mich selbst, sondern aus einer tiefen Sanftheit heraus.

Ich war es leid, gegen mich zu kämpfen und vor mir selbst wegzulaufen. Außerdem war ich es leid, mein Leben auf einen Tag X auszurichten, an dem ich irgendwann perfekt sein sollte. Ich war bereit, mich WIRKLICH anzunehmen – und zwar so, wie ich bin, mit all meinen Verletzungen, Ängsten und Schwächen.

- Ich war bereit, mich tief in meinem Inneren anzunehmen!
- Ich war bereit, meine Emotionen zu ergründen!
- Ich war bereit, meine Verletzungen zu verstehen!
- Ich war bereit, innerlich zu heilen!
- Ich war bereit, aus mir herauszuwachsen!
- Ich war bereit, all das zu tragen!
- Ich war bereit, mich all dem zu stellen, wovor ich mein Leben lang weggelaufen war!
- Ich war bereit, mich endlich kennenzulernen!

- Ich war bereit, meine Schwäche zu zeigen, sie anzunehmen und ausheilen zu lassen.
- Vor allem war ich bereit, den Gedanken loszulassen, perfekt sein zu müssen, um glücklich zu sein!

DIE PRAKTISCHE UMSETZUNG

Anfangs glaubte ich noch, dass ich beim Thema Essen und Körper ansetzen musste, um wieder gesund zu werden. Doch wurde mir schnell bewusst, dass das nicht der Weg sein konnte. Denn die Essstörung hatte sich aus meinen alten Verletzungen heraus entwickelt und genau da musste ich ansetzen. Sie mussten zuerst ausheilen, damit ich die Essstörung nicht mehr benötigte. Und wenn das bei der Essstörung so war, dann galt es genauer hinzusehen, ob ich mich in anderen Bereichen meines Lebens genauso verhielt. Gab es womöglich noch andere Bereiche, von denen ich dachte, dass irgendwann alles gut werden würde, wenn ich nur hart genug dafür arbeitete? Ich fing an, meine Themen in den verschiedenen Lebensbereichen nicht mehr getrennt voneinander zu sehen, sondern sah sie nun als großes Ganzes, dessen Ursprung stets mein kaputtes Selbstwertgefühl war.

Die Antwort fand ich in meiner damaligen Beziehung. Denn ich war lange in einer toxischen Beziehung gefangen, ohne es bemerkt zu haben, in der ich aber sehr unglücklich war. Dass man mit mir so schlecht umging, konnte ich nämlich nur zulassen, weil ich ständig Angst hatte, dass mich niemand anderes jemals lieben konnte. Es ging hierbei gar nicht um meinen Freund, sondern allein nur um mich.

Ich verstand, dass mein Selbstwertgefühl das Problem war. Denn ich dachte, dass ich niemals etwas Perfektes und Harmonisches verdiene, weil ich selbst nicht perfekt war. Im Umkehrschluss dachte ich, wenn ich irgendwann mal in der Zukunft perfekt sein würde, dass ich auch dann erst eine perfekte Beziehung verdient hätte. Doch mir wurde klar, dass ich nicht in dieser Beziehung bleiben konnte, wenn ich wirklich heilen wollte. Denn die Beziehung war nur der Ausdruck meiner alten Ängste, Verletzungen und Überzeugungen. Und ich wusste, dass ich mich von all dem lösen musste, wenn ich meinen Gefühlen begegnen wollte, die dahinter lagen – auch wenn ich wahnsinnige Angst davor hatte, wie mein Leben ohne all das aussehen und was von mir übrig bleiben würde.

Ich erkannte auch, dass ich mir ständig einredete, dass ich ihn lieben würde. Aber tief in meinem Inneren wusste ich, dass ich vor allem bei ihm war, weil ich das Gefühl nicht aushielt, allein zu sein, und Angst hatte, keine Liebe mehr von jemand anderem zu bekommen. Das war auch der Grund, wieso ich abhängig von ihm war. Denn auch wenn er mich ständig verletzte, hatte ich durch ihn das Gefühl, geliebt zu werden und wichtig zu sein. All das, was ich mir selbst nicht geben konnte. Mein Fokus lag nur bei ihm, weil ich nie gelernt hatte, mich mit meinen Gefühlen zu beschäftigen. Mein inneres Zentrum, um das sich alles drehen sollte, lag nicht mehr bei mir. Ich gab es ab, legte es auf ihn und drehte mich nur noch darum.

Doch das alles galt es jetzt loszulassen!

KAPITEL 10

Loslassen ist das Zauberwort

Ich hatte bisher gegen mich angekämpft. Ich dachte, immer besser, stärker, schneller und erfolgreicher werden zu müssen. Ich dachte, für Dinge kämpfen zu müssen, um glücklich zu werden. Doch damit war jetzt Schluss! Denn der Weg zum Glück lag genau in der anderen Richtung. Eine meiner wichtigsten Erkenntnisse auf meinem Weg war, dass ich es nur durch LOSLASSEN finden konnte. Nur wenn ich lernen würde loszulassen, konnte ich auch lernen, mir selbst zu vertrauen. Und genau hier lag auch meine größte Angst, denn ich hatte nie gelernt, mir selbst zu vertrauen. Doch solange ich das nicht tat, musste ich es mir immer im Außen holen und einen künstlichen Halt aufbauen.

Es ging gar nicht darum, gegen meine emotionalen Abhängigkeiten, Ängste und Kontrollzwänge anzukämpfen, sondern darum, sie loszulassen!

Früher wollte ich mich lösen, um besser zu werden. Doch jetzt wollte ich mich lösen, um meinen Gefühlen auf einer tieferen Ebene zu begegnen. Somit traf ich die Entscheidungen ab sofort FÜR mich und nicht mehr GEGEN mich. Plötzlich war ich gespannt darauf, was das Leben für mich noch alles so bereithielt, wenn ich erstmal all die Dinge loslassen würde, die meiner Erfüllung entgegenstanden. Ich vertraute auf das Sprichwort „Wenn sich eine Tür schließt, dann öffnen sich zwei neue“, auch wenn ich noch viel mit meinen Ängsten arbeiten musste. Denn ich musste all meine bisherige Kontrolle loslassen. Viel wichtiger war mir jedoch, endlich meine echte Erfüllung zu erfahren und meine Entfaltung zu fördern.

Ich dachte immer, das Gegenteil von Kontrolle wäre Kontrollverlust, doch jetzt verstand ich, dass das Gegenteil von Kontrolle, Vertrauen war.
Wenn ich die nächsten Schritte gehen wollte, dann sollte ich erst einmal lernen zu vertrauen. Und das bedeutete auch, dass ich sowohl meine Beziehung loslassen durfte als auch alle anderen Dinge, an die ich mich anheftete und die mir Halt gaben.

Meine vier ersten Schritte auf dem Weg zur Heilung

Schritt 1: Ich löse mich von meiner Beziehung

Mein erster und wichtigster Schritt war zu verstehen, dass ich mich von meiner Beziehung lösen musste. Der Gedanke machte mir eine wahnsinnige Angst. Nicht wegen der Trennung an sich, sondern weil ich wusste, dass ich dann mit all meinen Gefühlen in Kontakt kommen würde, vor denen ich die ganzen Jahre geflohen war. Mein Kopf versuchte mich zu überzeugen, dass ich mein Leben allein nicht in den Griff bekommen würde und diesen Schritt nicht gehen sollte, aber tief in meinem Herzen wusste ich, dass es die richtige Entscheidung war und ich da jetzt durchmusste. Es war für mich und meinen Heilungsprozess wichtig, dass ich eine Weile allein war. Ich musste mir diese Zeit geben, damit ich mich meinen Gefühlen zuwenden und sie verstehen konnte.
Ich verstand die Zusammenhänge immer besser und betrachtete plötzlich sowohl meine Beziehung als auch die Essstörung

nicht mehr als das Hauptproblem. Sie waren nur die Signale im AUSSEN, dass etwas IN mir geheilt werden wollte. Wenn ich IN mir heilen durfte, dann würde ich all das im AUSSEN nicht mehr brauchen.

Die Zeit nach der Trennung war dennoch eine der schwierigsten Zeiten meines Lebens. Ich hatte mir fest vorgenommen, sie durchzustehen, ohne mich abzulenken oder zu betäuben. Ich war bereit, mich mit all den Gefühlen auseinanderzusetzen, die sich zeigen wollten. Und ich wollte keine Pflaster mehr auf meine Wunden kleben, um sie nicht fühlen zu müssen. Diesmal wollte ich sie endlich ausheilen lassen.

Die meiste Zeit verbrachte ich in dieser Phase zu Hause, weil ich viel weinte und mit meiner Gefühlswelt überfordert war. Nicht selten hatte ich auch das Bedürfnis, Männer kennenzulernen, mir neue körperliche Ziele zu setzen, zu essen, mich mit Freunden zu betrinken oder einfach nur eine Serie nach der anderen anzuschauen.

Es war eine völlig neue Situation für mich, denn einerseits hatte ich das Gefühl, in meinem Schmerz zu ertrinken, und andererseits, mich selbst zu beobachten. Es war fast so, als schaute ich mir zu, wie ich zu meinen bisher bekannten Pflastern greifen wollte. Der Unterschied war diesmal jedoch, dass ich nicht mehr in meinen Autopiloten fiel, sondern stattdessen in die Beobachterperspektive wechselte. Dabei wurde mir bewusst, dass ich mich betäuben wollte, um meine Gefühle nicht fühlen zu müssen.

Natürlich schaffte ich es nicht immer, mich komplett von all dem abzutrennen. Auch gab es in dieser Zeit den ein oder anderen Moment, in dem ich in meine erlernte Schutzstrategie zurückfiel. Denn es gab Augenblicke, in denen die Gefühle für mich schwer aushaltbar waren. Aber trotzdem war es diesmal anders als früher. Diesmal erkannte und verstand ich mein Verhalten und all die Muster dahinter. Dadurch konnte ich es viel besser akzeptieren und mir gegenüber Verständnis aufbringen, dass ich diese Betäubung gerade gebraucht hatte. Im Gegensatz zu früher hasste ich mich nicht mehr dafür. Ich machte mir auch keine schrecklichen Vorwürfe mehr oder versuchte, mit einem neuen Plan in einen neuen Tag X zu flüchten. Nein, diesmal behandelte ich mich völlig anders, wenn ich erneut einen Essanfall hatte. Ich setzte mich hin, beobachtete meine Gefühle, reflektierte mein Verhalten und wurde ganz sanft und ruhig in mir. Diesmal erkannte ich meinen Schmerz und begann, mir mit Mitgefühl zu begegnen. Den Gedanken, perfekt sein zu müssen, ließ ich mehr und mehr los und lernte, den Prozess zu akzeptieren. Ich schaute mir fast durchgehend von oben zu, sah meinen Schmerz, beobachtete meine Schutzreaktionen und nahm mich danach immer wieder selbst in den Arm.

All das war völlig okay. Und ich wollte mir die Zeit geben, die ich brauchte, um zu heilen. Mir gelang es immer öfter, meine Schutzstrategien zu erkennen, bevor sie überhaupt greifen konnten. Dann versuchte ich, sie beiseitezuschieben, damit ich meine Gefühle, meine innere Leere und meine tiefe Sehnsucht fühlen konnte. Auch wenn es nicht immer einfach war, kam ich mir selbst immer näher. Dabei erkannte ich, dass nicht ich das war, die all die Jahre versucht hatte, diese Gefühle zu unterdrücken, sondern nur der Teil in mir, der nie gelernt hatte, mit den Gefühlen klarzukommen.

Das bewusste Wahrnehmen und Beobachten meiner Gedanken, meiner Gefühle, meines Verhaltens und meiner Persönlichkeit öffneten mir die Tür zu einer neuen Bewusstseinsstufe. Später sollte sich herausstellen, dass das der Schlüssel war, um herauszufinden, wer ich wirklich war. Mir wurde klar, dass ich mir bis zu diesem Zeitpunkt nämlich nur eine Maske aufgezogen hatte, mit der ich mich hinter einer falschen Identität versteckt hatte.

Schritt 2: Ich gehe zurück in meine Biografie

Ich wollte gedanklich in meine Biografie eintauchen, um herauszufinden, woher das alles kam und wann es angefangen hatte. Also versuchte ich, in Gedanken zurück an den Punkt in meiner Kindheit zu gehen, an dem ich mir zum ersten Mal eingeredet hatte, dass ich anders werden musste, um besser und beliebter zu sein. Dabei half mir das Schreiben genauso wie das Meditieren. Mit jedem Mal konnte ich ein weiteres Puzzlestück finden, wodurch sich nach und nach die Zusammenhänge meines bisherigen Lebens zu einem Gesamtbild zusammenfügten.

Ich verstand, dass das Streben nach Perfektion nicht zu einem Zeitpunkt anfing, an dem ich glücklich, sondern unglücklich war. Ich erkannte, dass mein Lebensweg auf einem Fundament von Selbsthass aufgebaut war. Jeder einzelne Schritt, den ich die letzten Jahre gegangen war, war auf dem Wunsch aufgebaut worden, irgendwann glücklich, wertvoll und gut genug zu sein. Mit Freude und Entfaltung hatte das Ganze absolut nichts zu tun. Der Selbsthass war zum Mittelpunkt geworden, um den sich alles drehte. Ich verstand, dass ich dadurch nie wirklich kennenlernen konnte, wer ich abseits davon war. Eigentlich wusste ich gar nichts von mir. Weder wusste ich, was meine Charaktereigenschaften und Wünsche waren, noch welche Werte ich vertreten und für welche Prinzipien ich einstehen wollte. Bisher hatten sich meine oberflächlichen Charaktereigenschaften, Werte und Prinzipien lediglich aus den Handlungen und Versuchen geformt, die ich unternahm, um geliebt zu werden. Demnach

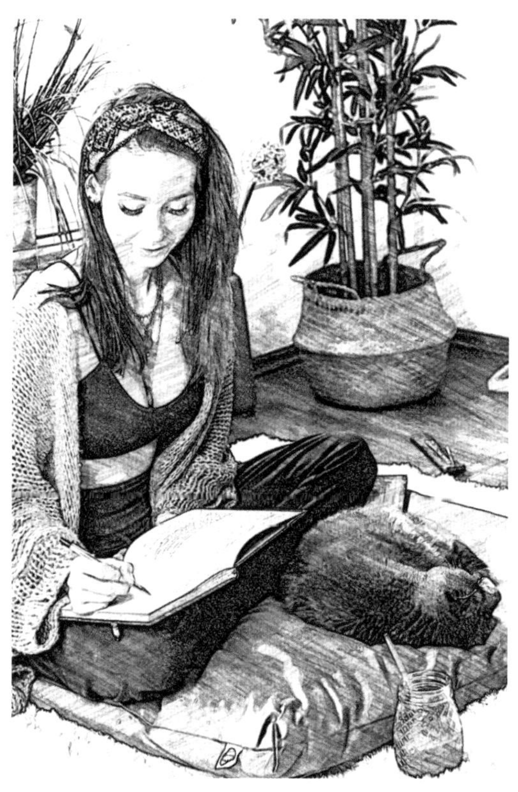

waren sie schwammig und änderten sich ständig. Ich hatte sie bisher immer wieder neu an die wechselnden Lebenssituationen und -umstände angepasst. Mit dem Loslassen der Angst konnte ich plötzlich hinter meine aufgebauten Schutzstrategien schauen. Es war, als hätte ich eine lange schlummernde Kraft in mir geweckt, die mit einem tiefen Urvertrauen gepaart war. Ich wusste intuitiv, dass ich lernen würde, wie ich mit dieser großen Herausforderung umgehen sollte. Alles, was ich dafür tun musste, war, mich zu öffnen.
In dieser Zeit las ich viel in alten Tagebüchern, ging in Meditationen zurück in meine Kindheit, durchleuchtete meine Verhaltensweisen, beobachtete mich und meine Reaktionen aus der Beobachterperspektive, schrieb meine Gedanken in Notizbüchern nieder und führte viele Gespräche mit meiner Familie. Das half mir, mich kennenzulernen, mein Leben sowie mein Verhalten besser zu verstehen und zu erkennen, wer ich eigentlich war.

Schritt 3: Ich lerne, mit meinen Gefühlen umzugehen

Einer der wichtigsten Schritte war zu lernen, wie ich besser mit meinen Gefühlen umgehen konnte. Dafür durfte ich in erster Linie lernen, all meine Gefühle zuzulassen, was natürlich keine leichte Aufgabe war. Denn vor ihnen hatte ich mich ja bisher mein ganzes Leben lang gefürchtet. Doch ich war bereit zu heilen und der Umgang mit meinen Gefühlen war definitiv der größte Schlüssel dazu.
Während ich mein bisheriges Leben durchleuchtete, kamen unglaublich viele Gefühle hoch. Viele davon waren mir bis dahin

sogar vollkommen unbekannt. Es fühlte sich an, als hätte ich all meine Gefühle irgendwann in eine Box gesteckt, sie fest mit einem Deckel verschlossen und tief in mir vergraben. Während ich die einzelnen Situationen aus meiner Vergangenheit analysierte, in denen ich die meisten seelischen Schmerzen hatte, bauten sich vor allem Gefühle wie Trauer, Frustration und Wut in mir auf. Mich selbst damit zu konfrontieren, war nicht leicht. Es war oft so unerträglich, als würde ich alles gerade nochmal durchleben. Allein durch die Erinnerung daran fühlte ich dieselbe Überforderung, Ohnmacht oder Verzweiflung, als wäre ich wieder in der damaligen Situation. Aber diese Zeit war auch unglaublich spannend für mich.

Die hochkommenden Gefühle waren oft so stark, dass ich den Drang verspürte, mich abzulenken. Zwischendurch musste ich ihnen sogar nachgeben, obwohl ich genau wusste, was gerade mit mir passierte. So schrieb ich z.B. meinem Ex-Freund, um Liebe und Zuspruch zu bekommen. Ein andermal kompensierte ich mit Essen oder lud mir eine Dating-App herunter. Doch diesmal wusste ich, was da gerade mit mir passierte, und erkannte meine Fluchtversuche. Diesmal konnte ich neben mir sitzen, das ganze Schauspiel beobachten und mich emotional begleiten.

Mal konnte ich den Drang zu fliehen überwinden, mal war er stärker und ich musste ihm nachgeben. Doch wenn das passierte, ließ ich es einfach zu und vergab mir mit viel Mitgefühl. Das Kämpfen hatte ich vollkommen abgelegt. Mit jeder Entscheidung und mit jedem Drang wurde ich sanfter in mir und im Umgang mit mir selbst. Es fühlte sich an, als würde ich mich viel besser verstehen. Es war, als würde ich das erste Mal bewusste

Entscheidungen treffen und nicht wie bisher aus dem Schmerz heraus handeln. Auch wenn der Schmerz noch so stark war und weiterhin versuchte, mein Leben zu bestimmen, begann ich, ihn als einen separaten Teil von mir zu betrachten.

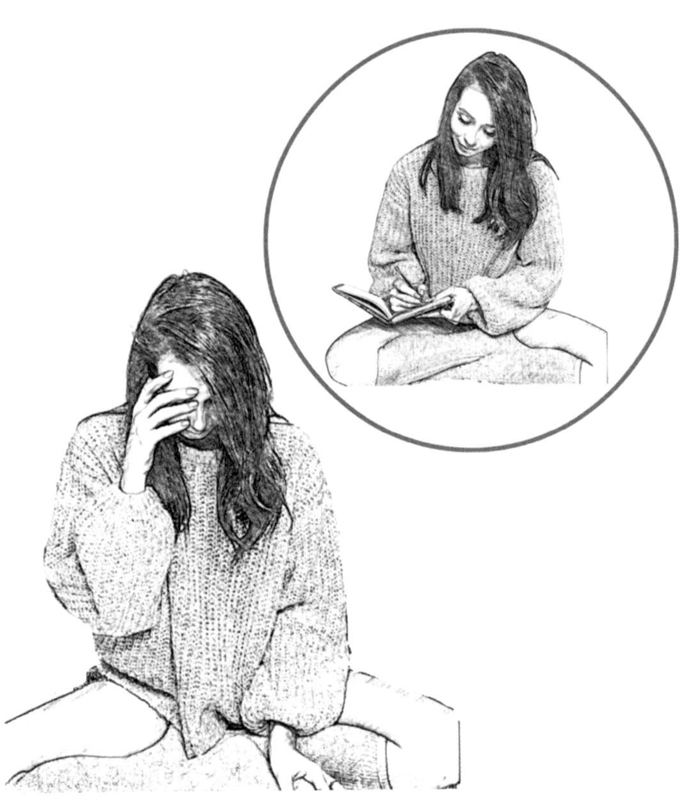

Je intensiver und häufiger die Arbeit mit mir wurde, umso weniger identifizierte ich mich mit diesem Teil von mir. Ich akzeptiere ihn und ließ ihn da sein. Ich versuchte ihn nicht mehr zu verdrängen und ließ ihn somit nach und nach los. Er war nicht mehr ich, sondern nur noch ein Teil von mir. Ich nahm das Zepter in die Hand, denn ich war schließlich die Person, die die Entscheidung traf. Somit bekam ich das Gefühl, aus diesem Autopiloten aufzuwachen. Mein Schmerz und meine Schutzstrategien hatten mein Leben lang dafür gesorgt, dass ich nie wirklich aufwachen konnte. Doch plötzlich war ich wach und nahm alles wahr. Ich fühlte alle Gefühle, die ich bisher nicht zugelassen hatte. All die Gefühle, die die ganze Zeit über gefühlt werden wollten. Ich dachte immer, dass sie mir schaden wollten, doch jetzt erkannte ich, dass sie nur ihren Raum bekommen und erhört werden wollten, um meine Seelenwunden letztendlich heilen lassen zu können. Diese emotionale Selbstbegleitung war der wichtigste Schritt und die wichtigste Erkenntnis auf dem Weg zu meiner Heilung.

Schritt 4: Ich lerne, den Prozess zu akzeptieren

Im nächsten Schritt lernte ich, den Prozess zu akzeptieren. Denn der Teil in mir, der nach Perfektion strebte, war natürlich nicht einfach so verschwunden. Es war vielmehr so, dass ich lernen durfte, ihn da sein zu lassen und zu akzeptieren, aber das Zepter stets bei mir zu behalten. Immer wieder erwischte ich mich dabei, wie ich in alte Muster fiel, mich nach Aufmerksamkeit sehnte oder wie ich mir zum Beispiel neue Diätpläne zum Abnehmen aufstellen wollte. Doch dieses Mal begann ich damit, den Prozess zu akzeptieren.

Ich akzeptierte, dass ich nach 13 Jahren im Kampf gegen meinen eigenen Körper nicht einfach von heute auf morgen alles vergessen und loslassen konnte. Demnach konnten sich meine bisherigen Denkstrukturen und Muster auch nur nach und nach verändern. Ich begann, meinen verletzten Anteil zu akzeptieren, ihn zu beobachten, zu begrüßen und ihm mit einem Lächeln entgegenzutreten. Ich erlaubte mir, dass er so lange da sein durfte, bis er nicht mehr gebraucht werden und von allein verschwinden würde. Dabei erkannte ich, dass er eigentlich nur da war, um mich zu schützen. Er war da, um mich vor den Gefühlen zu schützen, von denen ich so lange gedacht hatte, sie nicht tragen zu können. Er war also nicht gegen mich, sondern FÜR mich. Somit baute sich in mir eine immer größer werdende Sicherheit auf und mein Vertrauen wuchs von Mal zu Mal.
Ich hatte verstanden, dass Vertrauen und innere Sicherheit nicht plötzlich einfach da sind, sondern in kleinen Schritten wachsen. Und nach all den Jahren des Kampfes hatte ich beides höchstwahrscheinlich noch empfunden. Ich realisierte und akzeptiere, dass ich mich mitten in einem gewaltigen Prozess befand und dass meine Aufgabe jetzt war, meinen verletzten Anteil auf einer tiefen Ebene voll und ganz anzunehmen.

Mein Sportverhalten verändert sich

Mein Sportverhalten zu verändern, war nicht so leicht, wie ich es mir erhofft hatte. Ich wollte ein neues Gefühl zum Sport aufbauen. Das Ziel war es, von meinem Trainingsplan abzulassen und mehr Leichtigkeit und Spaß beim Training zu empfinden.

Doch das Ergebnis war, dass ich etwas unbeholfen und planlos durchs Fitnessstudio irrte und mir die Situation die Brust einschnürte und den Atem raubte. Ich führte innerlich einen Kampf aus. Denn die eine Seite in mir hasste es, im Fitnessstudio zu sein, und fand das Ganze ohne Disziplin und Strenge sinnlos, während die andere Seite in mir zwanghaft versuchte, Spaß und Freude daran zu empfinden. Natürlich und leicht fühlte es sich aber überhaupt nicht an. So schleppte ich mich ein paar Monate ins Fitnessstudio, bis ich erkannte, dass ich mir etwas vormachte.

Es brauchte noch eine gewisse Zeit der Erkenntnis, bis ich mir erlaubte, den Versuch aufzugeben, das Training mit einem neuen Gefühl verbinden zu wollen. Auch wenn ich es noch so sehr versuchte und mir wünschte, es funktionierte nicht, meine Einstellung dazu zu ändern und meine Gedanken davon zu überzeugen. Denn insgeheim steckte eigentlich der Wunsch dahinter, doch noch auf eine leichte Art und Weise meinen Wunschkörper zu erreichen. Außerdem traute ich mich immer noch nicht, das Training ganz wegfallen zu lassen, weil es mir vor der unausweichlichen Gewichtszunahme graute.

Es war auch hier an der Zeit, endlich loszulassen! Wenn ich eine Sache auf meinem bisherigen Heilungsweg verstanden hatte, dann war es diese: Loslassen ist das Schwierigste, aber auch verbunden mit dem größten Wachstumspotenzial. *Durch das Loslassen machen wir den Weg und Raum frei für neue Dinge. Auch wenn es sich oft so anfühlt, als würden wir etwas verlieren!* Durch das Loslassen können wir endlich die Dinge anziehen, die zu uns gehören und die sich gut anfühlen.

Mir wurde klar, dass ich auf mein Fundament des Selbsthasses nicht einfach ein neues Gefühl oder eine neue Gewohnheit packen konnte, sondern dass ich im ersten Schritt erst einmal die Dinge loslassen musste, die ich bisher darauf aufgebaut hatte. Ich beschloss also, mich nicht weiter zum Training zu zwingen, sondern stattdessen zunächst herauszufinden, woher eigentlich die ganze Zeit der Gedanke kam, Sport machen zu müssen, um wertvoll zu sein. Das konnte ich nur herausfinden, wenn ich eine Zeit lang bewusst auf Sport verzichtete, auch wenn dadurch Ängste in mir hochkamen.

Mein Körper verändert sich

Wie erwartet, musste ich zusehen, wie mein Körper sich durch den Sportverzicht veränderte. Und es wäre gelogen, wenn ich behaupten würde, dass mir die Gewichtszunahme überhaupt nichts ausmachte. Jedoch war es ein völlig anderes Gefühl als die Jahre zuvor. Denn es fühlte sich nicht mehr so an, als würde ich die Kontrolle verlieren. Auch fühlte es sich nicht mehr so an, als wäre ich nicht stark genug, die Disziplin aufrechterhalten zu können. Im Gegenteil! Diesmal fühlte es sich sogar gut an, denn ich war wirklich und ernsthaft dazu bereit, meine Heilung auf der körperlichen und seelischen Ebene zu meiner Priorität zu machen. Diesmal war ich bestärkt darin, dass dieser Weg nötig war, wenn ich wirklich genesen wollte, und bereit, ihn zu beschreiten. Trotz der Gewichtszunahme hatte ich meinen ersten Erfolg: Meine Bauchschmerzen wurden weniger.

Angst oder Heilung?

Meine Gewichtszunahme war nicht leicht auszuhalten und natürlich machte mir dieser Schritt große Angst. Doch meine Heilung war mir wichtiger. Am schlimmsten war es, wenn ich vor dem Spiegel stand und nicht leiden konnte, was ich da sah. Das waren die Momente, in denen ich mich dabei erwischte, wie ich mir gedanklich am liebsten wieder einen neuen Sportplan erstellen wollte oder darüber nachdachte, einfach wieder ins Kaloriendefizit zu gehen. Doch genauso konnte ich mich in diesen Momenten beobachten und daran erinnern, wieso ich all das tat.

Mein Körper war mir wichtig, doch diesmal auf eine andere Weise. Anders als vorher ging es nicht mehr darum, ihm Lebensmittel zu geben, die möglichst wenige Kalorien hatten, sondern Lebensmittel, die ihm halfen, wieder gesund zu werden.

Medikamente, die ich gegen meine Beschwerden vom Arzt bekam, ließ ich weg. Denn ich war der festen Überzeugung, dass man damit nur die Symptome unterdrückt und nicht die Ursache unter dem Pflaster bekämpft. Außerdem wollte ich meinen Körper auf natürliche Weise heilen und auf alles Chemische und Unnatürliche verzichten. Ich war bereit, meine Genesung selbst in die Hand zu nehmen. Dafür erweiterte und nutzte ich mein Wissen über die Stoffwechselprozesse im menschlichen Körper und wollte ihn wieder in sein natürliches Gleichgewicht bringen.

Ich verstand zum ersten Mal die Zusammenhänge und Ursachen, wieso es meinem Körper überhaupt so schlecht ging. Eigentlich war es ein kleines Wunder, dass mein Körper die Quälerei über all die Jahre mitgemacht hatte. Und immer, wenn mal die Gedanken aufkamen, einfach wieder abzunehmen, dann erinnerte ich mich daran, dass am Ende des Tunnels das Licht kommen würde. Ich hatte verstanden, dass ich gerade nur zunahm, weil mein Körper nicht mehr so funktionierte, wie er es in seinem natürlichen Zustand tun würde. Daher wusste ich auch, dass am Ende alles wieder gut werden würde, wenn er sich erst einmal von all dem erholen konnte. Zudem verstand ich, dass er für seine Genesung und seine Heilung wichtige Nahrung brauchte, anstatt sie ihm wie bisher zu entziehen.

Auch hier musste ich lernen, den Prozess zu akzeptieren, die Gedanken des Kontrollwunsches loszulassen und mich immer wieder selbst emotional zu begleiten.

DAS NEUE JAHR SCHENKT MIR EIN NEUES LEBEN

Seit meiner Erkenntnis auf der Fitnessmesse waren mittlerweile sieben Monate vergangen, die die intensivsten Monate meines bisherigen Lebens waren. Ich hatte mich nach und nach von den Erwartungen an mich getrennt, etwas tun zu müssen, etwas sein zu wollen oder etwas haben zu wollen, das mir irgendwann an einem Tag X das Gefühl geben würde, wertvoll zu sein. Außerdem hatte ich durchgehend analysiert und hinterfragt, was meiner Heilung entgegenstand und mich immer und immer wieder im Loslassen geübt. Ich hatte meine Beziehung beendet, alte

Freundschaften losgelassen, die Zusammenarbeit mit Joachim gekündigt, mein kontrollierendes Ess- und Trainingsverhalten aufgegeben, weitere Schutzstrategien abgebaut sowie meine Emotionen der Wut, Angst und Frustration aufgearbeitet. Auch das Gefühl, perfekt sein oder Dinge perfekt machen zu müssen, hatte ich allmählich losgelassen. Doch bis dahin war es ein langer Heilungsweg. Und auch hier erwischte ich mich oft dabei, dass ich versucht hatte, den Heilungsweg perfekt zu gehen, und durfte erkennen, dass ich diesen Perfektionismus nicht mehr anstrebte.

Ich wusste intuitiv, dass der Weg des „Loslassens der Kontrolle“ richtig war. Denn dieser Weg hatte mich direkt zu meinem Herzen geführt und weg von meinem Perfektionismus. Ich hatte eine starke Nähe zu mir selbst aufgebaut, die ich zuvor niemals kannte. Außerdem hatte ich mich auf einer tieferen Ebene kennenlernen dürfen. Ich hatte zum ersten Mal verstanden, dass ich mehr als meine künstlich aufgebauten Schutzstrategien war und dass ich NICHTS tun musste, um wertvoll zu sein.

All die Gefühle und all die Schutzstrategien hatten sich bereits in meiner Kindheit aufgebaut und ich hatte seitdem nie gelernt, damit umzugehen. Ich hatte nie gelernt, mir mein Glück und meine Anerkennung selbst zu geben, und daher war es auch kein Wunder, dass ich bis ins Erwachsenenalter dachte, dass ich es im Außen finden würde. Mein Selbstwertgefühl war so stark mit dem Glauben verknüpft, dass ich erst jemand werden musste, um irgendwann geliebt und wertvoll zu werden, sodass ich mich an alles anhaftete, was mir Anerkennung schenkte. Dabei hatte ich vollkommen übersehen, dass ich genau diese Anhaftungen loslassen musste und die Antworten sowie mein wahres ICH nur in mir selbst zu finden waren. Ich hatte nie gelernt, mich SELBST anzunehmen und SELBST zu lieben.

Selbstannahme und Selbstliebe

Leider haben wir heute ein völlig verzerrtes Bild von Selbstannahme und Selbstliebe. Gerade in den sozialen Medien versucht man uns permanent zu suggerieren, dass wir uns oder unseren Körper einfach nur akzeptieren, annehmen und lieben sollen. Doch so einfach ist das nicht! Denn Selbstliebe und Selbstannahme bedeuten so viel mehr als das. Das wahre Gefühl von echter Selbstannahme und Selbstliebe können wir nur erfahren und verstehen, wenn wir in die Tiefe hineingehen, wenn wir hinter all das blicken, was wir uns künstlich aufgebaut haben, wenn wir uns selbst erfahren, wenn wir uns emotional begleiten und wenn wir unsere Seelenwunden bearbeiten.

Die ersten Momente des puren Glücks und der Dankbarkeit durfte ich erfahren, weil ich gelernt hatte, eine echte Verbindung zu meinem wahren ICH aufzubauen. Hätte ich die ganze Zeit nur versucht, meinen Körper so zu akzeptieren, wie er eben ist, dann hätte ich dieses Gefühl garantiert nie erleben dürfen. Denn damit hätte ich mir nur etwas vorgemacht und eine Illusion aufgebaut, die irgendwann wieder in sich zusammengefallen wäre.

Durch die Beobachterperspektive hatte ich erkannt, dass ich weder meine Essstörung noch mein Job noch die immer gutgelaunte Freundin noch die Fitness-Jackie war. All das war nur eine Identifikation, die ich mir selbst oder die Gesellschaft mir aufgedrückt hatte. Mit dieser Erkenntnis fiel es mir leichter, nach und nach davon abzulassen und das alles loszulassen.

Es kam nun häufiger vor, dass ich morgens mit einem Lächeln im Gesicht aufwachte. Denn das Leben kam mir nicht mehr wie ein Kampf vor. Ich erfuhr Zufriedenheit und Glücksmomente, die ich ohne diese Erkenntnis niemals kennengelernt hätte.

Wir haben so eine unfassbare Angst vor dem Loslassen, weil wir denken, es könnte etwas Schreckliches passieren. Doch dadurch verpassen wir nur die Ausfahrten zu echter Zufriedenheit.

> *Glück versus Spaß und Freude*
>
> *Es wurde offensichtlich für mich, was echtes wahres Glück bedeutete und warum man es nicht durch äußere Umstände erfahren konnte. Denn Glück wird oft verwechselt mit Spaß und Freude. Während man sich Spaß und Freude an jeder Ecke im Außen holen kann, ist Glück etwas, das man selbst aufbauen darf und das sich nur über die Zeit und mit viel Geduld entwickeln kann. Genauso schnell kann es sich auch wieder abbauen, wenn man es nicht pflegt oder die Selbstfürsorge vernachlässigt.*

Tiefes Glück erfuhr ich in Momenten, in denen ich mit mir allein war, und immer dann, wenn ich mir selbst ganz nah war. Dieses Gefühl hatte ich zuvor nie erfahren. Und egal, wie sehr und wie oft ich es im Außen suchte oder mit Kontrolle und Disziplin zu erreichen bzw. zu erzwingen versuchte, die innere Sehnsucht nach Verbundenheit und Annahme blieb. Das Einzige, was ich im Außen finden konnte, war das Gefühl, meine Schmerzen zu betäuben und die Sorgen zu vergessen, indem ich für kurze Zeit Spaß hatte, der jedoch wieder verflog und den ich wie eine Droge immer wieder haben musste.

Ich war in diesen sieben Monaten viel allein mit mir gewesen, weil ich das Gefühl hatte, dass genau das nötig war. Und natürlich hatte ich diese Momente, in denen mir das Alleinsein Angst machte und ich mich einsam fühlte. Jedoch hatte ich verstanden, wieso Alleinsein und Einsamkeit zwei völlig verschiedene Dinge waren. Ich fühlte mich nämlich immer nur dann einsam, wenn ich Angst vor meinen Gefühlen hatte. Weil ich die Gefühle nicht ertragen konnte, musste ich sie immer wieder kompensieren, indem ich ständig unter Menschen sein und nichts verpassen wollte oder indem ich meine Gefühle mit Essen oder Fernsehen betäubte.

In diesen sieben Monaten begann ich das erste Mal, das Alleinsein zu genießen, weil ich die tiefe Verbindung zu mir selbst spüren konnte. Außerdem machten mich auf einmal die kleinsten Dinge um mich herum glücklich, die mir vorher nie aufgefallen waren. So kam es häufiger vor, dass allein der Anblick einer Blume oder eines Tieres Emotionen und Freudentränen in mir hervorriefen. Emotionen, die Dinge im Außen nie in mir hervorgebracht hatten. Zudem hatte ich nicht mehr das Gefühl, einen Partner zu brauchen. Denn ich hatte gelernt, mir dieses Gefühl der Verbindung und Liebe selbst zu schenken. Gefühle, die mir niemand im Außen hätte geben können und die nur entstanden waren, weil ich gelernt hatte, loszulassen und mich selbst zu fühlen.

Wenn ich mich jetzt mit Freunden traf, hatte ich keine Angst mehr, etwas falsch zu machen oder nicht gemocht zu werden. Meine Beziehungen begannen sich zu drehen. Denn ich hatte gelernt, mein inneres Glas selbst zu füllen, und brauchte niemandem mehr, der es mir füllte. Im Gegenteil – mein Glas war so gefüllt, dass ich anderen großzügig daraus einschenken konnte, ohne dafür eine Gegenleistung zu erwarten.

Meine Essstörung wird zu einem Geschenk

Eine Einstellung hatte sich in diesen sieben Monaten besonders geändert: Ich hasste meine Essstörung nicht mehr! Mittlerweile betrachtete ich sie sogar als ein Geschenk für mich. Denn sie zeigte mir all die Punkte auf, die ich verstehen und lernen sollte. Sie ließ mich meine alten Themen und Verletzungen erkennen und letztendlich aufarbeiten, die ich wahrscheinlich niemals gesehen hätte, wenn sie mich nicht immer wieder so sehr darauf hingewiesen hätte. Erst als ich damit aufhörte, gegen sie, meinen Körper und mich selbst anzukämpfen, wurde es ruhiger in mir. Während ich meine Essstörung die vielen Jahre über nur weghaben wollte und mich dafür hasste und verurteilte, erkannte ich nie, wieso sie überhaupt da war. Dabei war sie die ganze Zeit über eine Chance, mich mit mir selbst auseinanderzusetzen und einen neuen Umgang mit mir selbst aufzubauen. Ich hatte das Gefühl, dass die Essstörung mir die Möglichkeit gab, ganzheitlich zu heilen, wahre Erfüllung und echtes Glück zu finden. All das, was ich wahrscheinlich anders nie erfahren hätte.

Ich erkannte, dass die Essstörung zu einem Geschenk geworden war, das ich nun annehmen und auspacken durfte. Im Inneren des Päckchens befand sich mein wahres ICH, mit all meinen Facetten sowie meinen tiefen Wünschen und Sehnsüchten, die ich bisher auf der Strecke liegen gelassen hatte. Ich hatte das Gefühl, in diesen sieben Monaten endlich aufgewacht zu sein, um mich das erste Mal richtig zu spüren und zu entfalten.

Mein Essverhalten verändert sich zum Positiven

Auch mein Essensdrang war in den letzten sieben Monaten weniger geworden – nicht, weil ich ihn loswerden wollte, sondern weil ich Verbindung zu mir, meinem Herzen und meinem wahren Kern aufgebaut hatte. Ich hatte das Gefühl, das Essen nicht mehr zu benötigen, um mir auf diesem Wege Glück zu beschaffen. Ich hatte das Gefühl, die wahre Quelle des Glücks gefunden zu haben. Gleichermaßen wurde ich innerlich immer ruhiger. Denn ich konnte nun meine Gefühle annehmen und transformieren und brauchte nichts mehr im Außen zu suchen, das mich beruhigte.
Ich hatte zum ersten Mal in meinem Leben das Gefühl, echte Kontrolle über mein Leben zu haben sowie unabhängig und selbstbestimmt zu sein. Diese Kontrolle basierte nicht auf Druck, sondern auf einer sanften Führung meiner wahren Identität und dem Loslassen von dem, was nicht zu mir gehörte.
Auch hatte ich Freude daran gefunden, mich nährstoffreich und gesund zu ernähren. Denn ich spürte, dass ich durch die neue

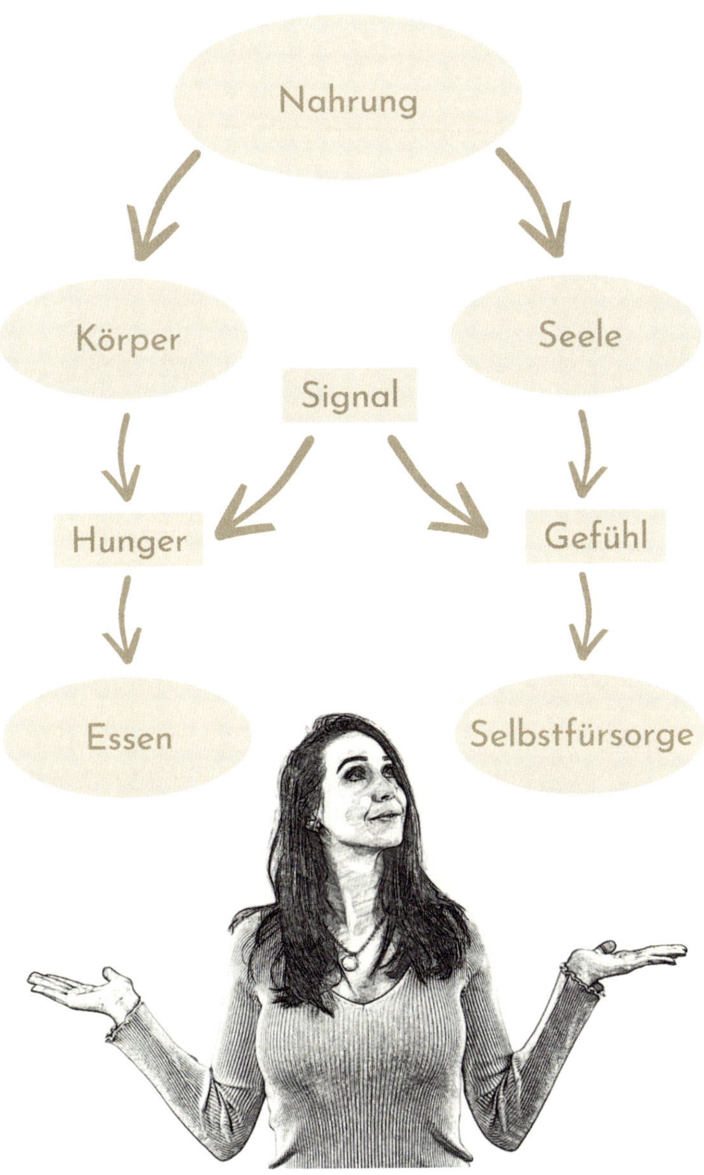
Nahrung
Körper
Seele
Signal
Hunger
Gefühl
Essen
Selbstfürsorge

Ernährungsweise so fit und vital wie nie zuvor in meinem Leben war. Meine Bauchschmerzen waren verschwunden und zum ersten Mal seit längerer Zeit aß ich wieder 2000 Kcal, ohne dadurch zuzunehmen. Mein Körper schien sich in dieser Zeit regeneriert zu haben und das neue Gefühl fühlte sich unfassbar gut an. Ich nährte meinen Körper, als wäre es mein eigenes Baby, um das ich mich sorgte und kümmerte. Ich hatte aufgegeben, meinen Körper perfektionieren zu wollen, und gelernt, mit ihm zusammenzuarbeiten. Mein Körper und ich waren zu einem Team geworden.

Mein Sportverhalten verändert sich zum Positiven

Nachdem ich beschlossen hatte, nicht mehr ins Fitnessstudio zu gehen, musste ich noch lange Zeit an meinen Emotionen arbeiten und es war ein harter Prozess der inneren Akzeptanz. Ich wusste instinktiv, dass mein Körper mit mir kommunizieren würde, wenn ich wieder bereit war, Sport zu machen. Mir war es wichtig, mich von dem Gefühl freizumachen, Sport machen zu MÜSSEN.

Aber auch hier musste ich erst einmal lernen loszulassen und zu akzeptieren. Und nachdem es mir nach und nach gelang, stellte sich nach einigen Monaten wieder der innere Wunsch ein, meinen Körper zu bewegen und ihn intensiver zu fühlen. Diesmal wollte ich ihn auf eine natürlichere und schonendere Art bewegen und probierte ein paar Sportarten aus, die vorher nicht interessant für mich gewesen waren, weil sie meinen Körper nicht so stark und klassisch formten wie beim Krafttraining. Meine Wahl fiel auf Yoga, weil es neben der körperlichen Ebene vor allem die seelische Ebene mit einband.

Beim Yoga hatte ich nicht das Gefühl, dass ich es machte, um einen schönen Körper zu bekommen, sondern einzig und allein dafür, um mich selbst zu fühlen und wahrzunehmen. Im Yoga ging es um die Atmung in Kombination mit den fließenden Bewegungen. Dadurch konnte ich zum ersten Mal spüren, wie die Energie durch meinen Körper floss und wie sie mich belebte. Es ging also nicht mehr darum, mit Sport meinen Körper bis zu seinem Leistungsmaximum zu quälen, sondern primär darum, meinen Körper zu fühlen. Es ging nicht mehr darum, etwas mit meinem Körper zu erreichen und Pokale zu sammeln, sondern darum, meinen Körper entscheiden zu lassen, was er gerade braucht und was nicht.

Mir war außerdem aufgefallen, dass ich mein Leben lang gedanklich nur in der Zukunft gelebt hatte. Dabei hatte ich immer verpasst, die Gegenwart zu genießen. Jetzt verstand ich erstmals, was es bedeutete, im HIER und JETZT zu leben und dass man sein Glück finden und erfahren kann, wenn man sich auf den gegenwärtigen Moment konzentriert. Denn nur hier hat man die Möglichkeit, ins Fühlen einzutauchen. Immer öfter übte ich mich darin, von meinem Kopf und dem Denken ins Herz und ins Fühlen zu kommen. Yoga half mir und öffnete mir die Türen dafür.

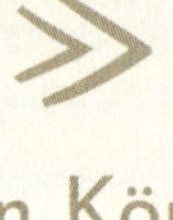

Mein Körper
ist mein Freund!

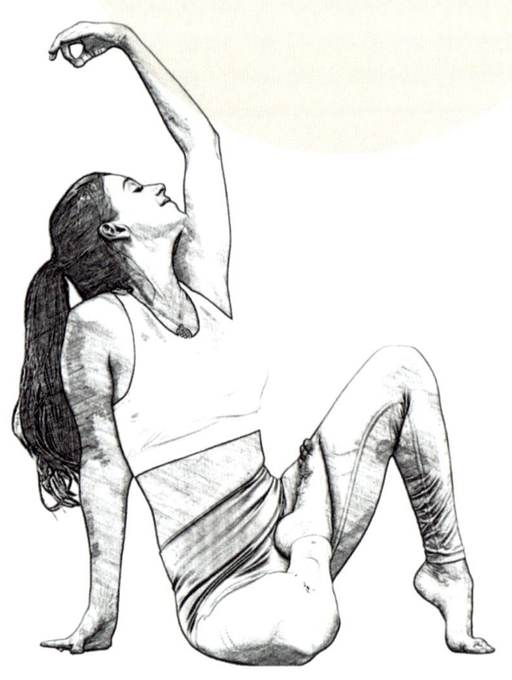

Mein Leben verändert sich zum Positiven

Es fällt mir etwas schwer in Worte zu fassen, was sich seit dieser intensiven inneren Reise alles in meinem Leben verändert hat und wie dankbar ich dafür bin. Ich würde es als ein tiefes Urvertrauen bezeichnen, das mich heute zu der festen Überzeugung bringt, dass ich alles schaffen kann, was ich mir wünsche und vorneh-me. Die Grundlagen dafür sind heute aber nicht mehr Disziplin und Kontrolle, sondern das VERTRAUEN in mich SELBST und in das Leben. Ich dachte lange Zeit meines Lebens, nicht gut genug zu sein, und hatte meinen Wert davon abhängig gemacht, ob andere mir das Gefühl gaben, wertvoll und beliebt zu sein. Doch heute weiß ich aus tiefstem Herzen, wie wertvoll ICH bin und wie wertvoll WIR alle sind.

Das Thema Werte bzw. Wertigkeiten hat für mich eine neue Bedeutung bekommen, indem ich lernte, von den Vorgaben, Vorstellungen und Erwartungen der Gesellschaft abzulassen – vor allem von den Erwartungen, die an uns Frauen gestellt werden, indem uns von klein auf vermittelt wird, dass wir zierlich, schön, schlank, perfekt, niedlich und hübsch sein müssen. Ich habe verstanden, dass ich dem nicht mehr folgen möchte, und diesen Vorgaben vollkommen den Rücken zugekehrt. Ich habe mich von diesen Vorstellungen gelöst und bewusst dafür entschieden, meinen Wert nicht mehr von meinem Aussehen abhängig zu machen und mich darüber zu definieren.

Ich dachte jahrelang, dass mein Wert von meinem Aussehen abhängig ist. Denn meine eigentlichen Werte, die mich einzigartig und individuell machen, waren mir nicht einmal ansatzweise

bewusst. Doch heute kenne ich meine echten Werte. Ich konnte mich und meine Bedürfnisse auf einer tieferen Ebene kennenlernen, wofür ich unheimlich dankbar bin. Dafür musste ich den Mut dazu aufbringen, meine bisherige Identifikation loslassen, um zu mir und zu der Person zurückzufinden, die ich eigentlich in meinem Herzen und meinem Wesenskern wirklich bin. Heute ist mir klar, wieso ich den Menschen, den ich im Spiegel sah, nie lieben konnte. Denn dieser Mensch war niemals ich, sondern nur ein aufgebautes Selbst, dass sich aus den Erwartungen anderer, meinem eigenen Kontrollzwang und meiner Angst zusammensetzte. Mittlerweile weiß ich, dass es da draußen sehr vielen so geht.
Seit Anbeginn unseres Lebens bekommen wir gesagt, wer wir sein sollen, was wir machen sollen und welche Charaktereigenschaften, Emotionen, Verhaltensweisen usw. okay sind und welche nicht. Und auch, wenn es unsere Eltern oder Bezugspersonen in den meisten Fällen gut und liebevoll mit uns meinen, wenn sie den Vorgaben, Erwartungen und Vorstellungen der Gesellschaft folgen, bewirken sie dennoch bereits in unserem Kindesalter, dass wir uns dadurch immer weiter von unserem Wesenskern entfernen – so weit, dass wir vor lauter Konditionierungen irgendwann nicht mehr wahrnehmen, wer wir eigentlich wirklich sind. Auch ich hatte diese Konditionierungen gut ein Viertel meines Lebens nicht bemerkt. Ich erkannte nicht, dass ich mein Leben auf einem Fundament von Selbsthass und Schutzstrategien aufgebaut hatte. Genauso wenig hatte ich bemerkt, dass meine Meinungen, Werte und Charaktereigenschaften nur aus dem Wunsch heraus entstanden, endlich geliebt zu werden. Mein Wesen, das ich bis dahin nach außen präsentierte, war niemals wirklich ICH. Es war

die ganze Zeit über nur ein dicker Schutzpanzer, den ich täglich versuchte aufrechtzuerhalten, um mit den tiefen Verletzungen meiner Seele nicht in Kontakt kommen zu müssen.

Mit diesem Fundament aus Selbsthass und Schutzstrategien hatte ich dann versucht, mich und meinen Körper zu lieben. Wie sollte das denn funktionieren? Wie sollte ich zu dem Menschen, den ich da morgens im Spiegel sah, eine Verbindung, echtes Selbstvertrauen, reine Selbstannahme und wahre Selbstliebe aufbauen? Richtig! Das konnte nicht funktionieren, solange ich nicht erkannte, dass mein Leben auf einem instabilen Fundament aufgebaut war. Ich durfte erst zu mir zurückfinden, meine Themen bearbeiten und meine Seelenwunden heilen lassen, um mich anschließend neu erfinden und letztendlich entfalten zu können.

Je mehr ich zurück zu meiner Wahrheit und eigentlichen Natur durchdringen konnte, umso mehr durfte ich erkennen, wer ich abseits von all diesen Ängsten war und umso mehr konnte ich meinen wahren Wert erkennen. All das führte dazu, dass ich mich heute selbst lieben und annehmen kann.

Heute weiß ich, dass das Thema Körper und Essen mir jahrelang Halt und Kontrolle gab, die ich bis dahin nie in meinem Leben hatte bzw. nicht in der Lage war, mir selbst zu geben. Indem ich zu mir zurückfand und meinem Wesenskern näherkam, verlor das Thema Körper und Essen immer mehr an Bedeutung. Dadurch, dass ich lernte, mich emotional zu begleiten und aufzufangen, habe ich heute eine sehr enge Verbindung zu mir aufgebaut und muss das Essen nicht mehr missbrauchen, denn die innere Leere wurde immer seltener und mein emotionales Loch immer kleiner, sodass es letztendlich auch nichts mehr zu stopfen gab.

Auch die innere Unruhe, die mich über viele Jahre begleitete, wurde weniger, da sich an deren Stelle nun das tiefe Gefühl von Urvertrauen einstellte.
Ich habe außerdem verstanden, dass ich mit meinem Sport und dem Essen oft mein Nervensystem beruhigt hatte. Aber auch das regulierte sich durch den inneren Frieden, der sich in mir ausbreitete, vollkommen von selbst.
Heute fühlt es sich so an, als hätte ich damals eine Tür gefunden, die plötzlich Licht in mein Inneres brachte und mit ihm ein tiefes Gefühl von Vertrauen und Frieden. Doch dafür musste ich erst all die Dinge loslassen und hinaus bitten, die nicht zu mir gehörten. So konnte ich Platz für Neues schaffen, wodurch es von da an immer heller und strahlender in mir wurde.

WAS IST WIRKLICH PASSIERT?

Ich war an einem Punkt in meinem Leben angekommen, an dem ich von allen Seiten darauf hingewiesen wurde, dass ich etwas verändern musste. Ich hatte mein Leben lang die Augen davor verschlossen, dass ich Seelenwunden in mir trug, die nach Aufmerksamkeit und Hilfe schrien. Das erste Mal in meinem Leben erkannte ich, dass ich vor meinen Gefühlen floh und dass ich mir alle möglichen Schutzstrategien aufgebaut hatte, um nicht mit ihnen in Kontakt kommen zu müssen. Doch mein Körper, meine Beziehung und Joachim schubsten mich nun genau auf diese Themen, sodass ich einfach nicht mehr wegschauen konnte. Zum ersten Mal konnte ich die Identifikation mit der sportlichen Jackie für einen Moment lang loslassen. Dabei erkannte ich, dass ich bisher gegen mich selbst gekämpft hatte. Denn ich mochte mich nicht und empfand eine starke Ablehnung gegen mich selbst.

Es war plötzlich völlig abwegig und gleichzeitig vollkommen verständlich, wieso ich probiert hatte, meinen Körper zu perfektionieren. Denn ich wollte mich dadurch endlich wertvoll fühlen. Indem ich mich zum ersten Mal selbst reflektierte und hinter die Fassade blickte, konnte ich sehen, dass das Thema von Anfang an auf einem Fundament von Selbsthass aufgebaut war. Gleichzeitig wurde mir bewusst, dass das Fundament nicht verschwinden konnte, solange ich nur probierte, an den Themen etwas zu verändern, die auf diesem Selbsthass aufgebaut waren. Die Grafik auf der nächsten Seite soll diese Metapher noch etwas besser verdeutlichen.

Ich konnte also noch so sehr versuchen, meinen Körper zu perfektionieren oder meinem Tag X hinterherzujagen, all das hat nie etwas daran geändert, dass ich mich selbst nicht leiden konnte. Auch wenn ich noch so sehr versuchte, meine Gefühle mit Disziplin und Kontrolle zu unterdrücken, es brachte nichts. Dieser Weg konnte gar nicht funktionieren. So konnte ich nie den Punkt erreichen, an dem ich mich durch meine körperlichen und optischen Veränderungen plötzlich lieben und annehmen konnte. Erst als ich meine Augen dafür öffnete, konnte ich sehen, dass es auch noch andere Wege gab. Wege, die mir halfen, meinen Kampf zu beenden. Doch zunächst musste ich erkennen und mir eingestehen, dass ich mich überhaupt in einem Kampf befand, den ich niemals hätte gewinnen können. Das war die

- Selbstverurteilung
- der ständige Versuch, besser zu werden
- Perfektionismus
- Kontrollverlust
- emotionale Abhängigkeiten
- Kontrolle
- Süchte
- der Tag X, an dem alles gut wird

Selbsthass

Mein ganzes Leben und meine Themen waren von Anfang an auf dem Fundament von Selbsthass aufgebaut.

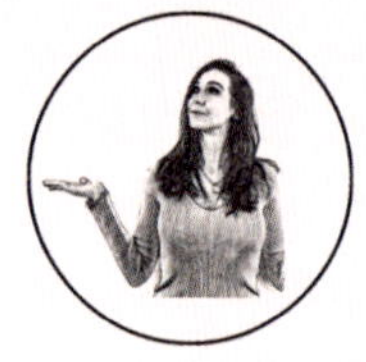

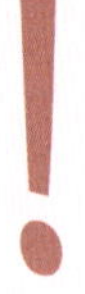

Grundvoraussetzung dafür, dass ich diesen Kampf beenden konnte.
Ich hatte so viele Jahre gegen mich selbst gekämpft und es noch nicht einmal bemerkt! Oft erkennen wir gar nicht, dass wir uns gerade in einem Kampf befinden. Doch das ist die wichtigste Erkenntnis, um den ersten Schritt in Richtung Heilung gehen zu können.

Befindest auch Du dich gerade in einem Kampf?
Nimm dir Zeit für eine kleine Gedankenpause und stelle dir die folgenden Fragen:

- Befindest du dich gerade an dem Punkt, an dem du erkennst, was hinter dem Kampf gegen deinen Körper und dem Essen steckt?
- Schämst du dich für deinen Körper und versuchst, ihn ständig zu verändern?
- Bis du ständig auf Diät, hast Essensgelüste oder einen ständigen Essensdrang?
- Kreisen deine Gedanken permanent ums Essen?
- Kontrollierst du dein Essverhalten oder wirst panisch, wenn du nicht ins Fitnessstudio kannst?

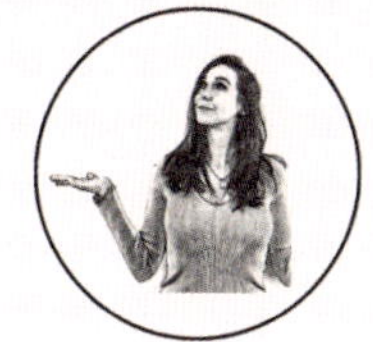
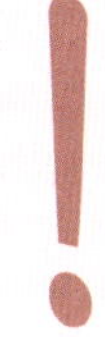

Wenn du nur eine dieser Fragen bejahen kannst, dann bitte ich dich jetzt von ganzem Herzen, dich dafür zu öffnen. Mache dir bitte Gedanken darüber, wann dieser Kampf bei dir begonnen hat. Lass dir dafür ausreichend Zeit und versuche anschließend die folgenden Fragen zu beantworten:

- Warst du zu dieser Zeit glücklich?
- Hast du dich zu dieser Zeit wertvoll gefühlt?
- Warst du zu dieser Zeit unbeschwert?

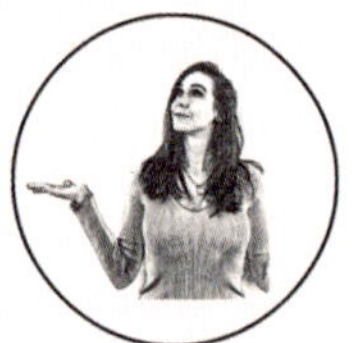

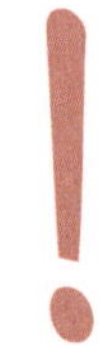

Mit Sicherheit war das nicht der Fall! Und wenn du jetzt noch erkennst, dass du aus dem Unglücklichsein heraus begonnen hast, über die Perfektionierung deines Körper glücklich zu werden, dann ist das dein erster WIRKLICHER Schritt zur Heilung.
Der zweite wichtige Schritt ist zu erkennen, dass du den Kampf gegen Dich selbst nie gewinnen wirst.

>> Die Definition von Wahnsinn ist, immer wieder das Gleiche zu tun und andere Ergebnisse zu erwarten.
Albert Einstein

Ich bin 13 Jahre lang immer und immer wieder den gleichen Weg gegangen und habe dabei nicht bemerkt, dass mein angestrebtes Ziel nicht auf dem Weg lag. Auf diesem Weg konnte ich niemals das Ziel von Glück, Annahme und Wohlbefinden finden.

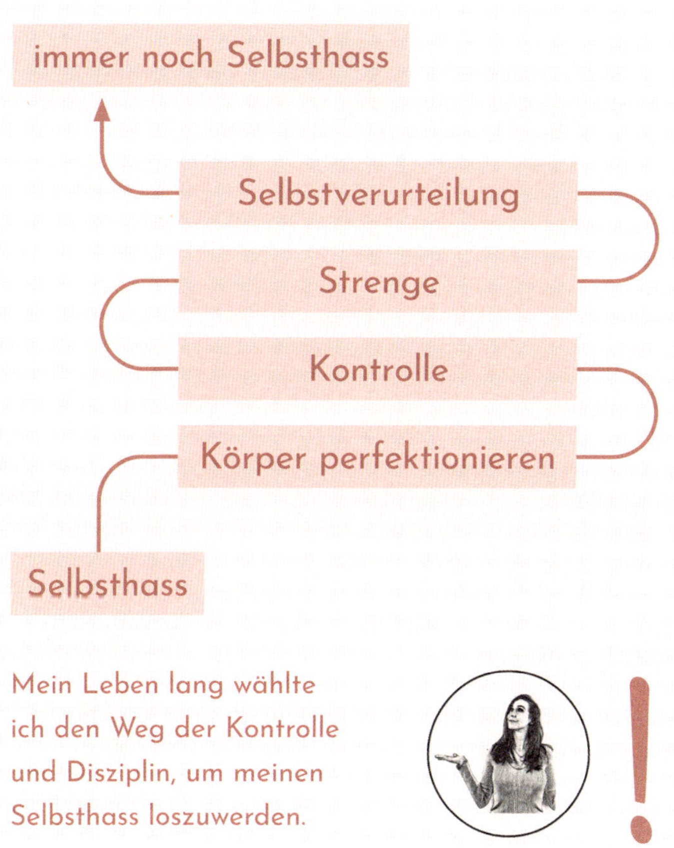

Mein Leben lang wählte ich den Weg der Kontrolle und Disziplin, um meinen Selbsthass loszuwerden.

Erst mit meinem Entschluss, einen neuen Weg zu gehen, konnte sich wirklich etwas verändern. Ich verstand, dass ich meinen alten Weg und all die Dinge loslassen musste, an die ich mich bisher geklammert hatte. Es war an der Zeit, neue Dinge auszuprobieren, um einen neuen Weg gehen zu können.

echte Annahme und Selbstliebe
Hingabe
Seelenwunden aufarbeiten
emotionale Selbstbegleitung
Mitgefühl
Selbsthass
Erst der Weg durch mein
Inneres hat mich zur ECHTEN
Selbstliebe geführt.

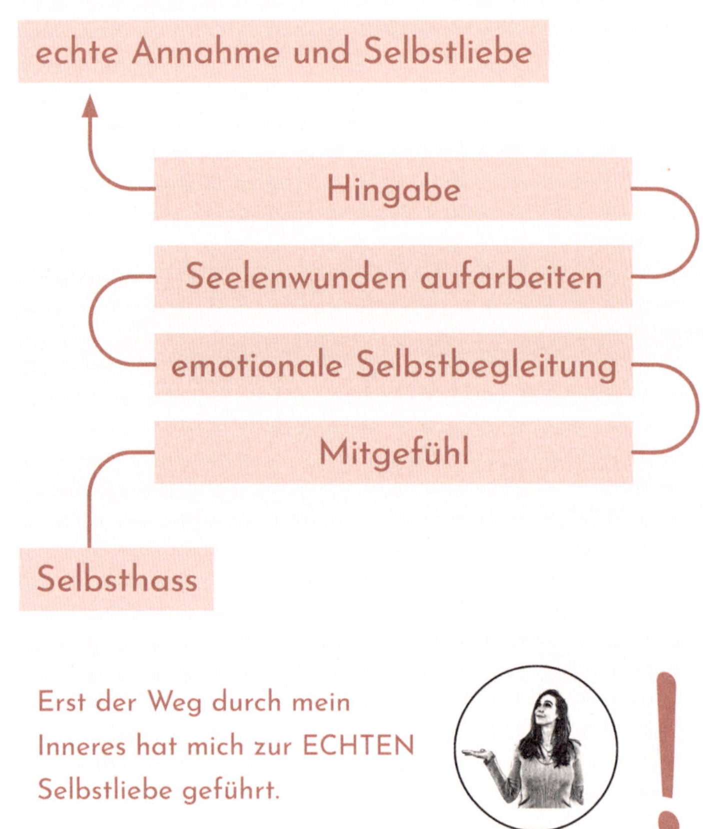

Körperliche Heilung

Zum ersten Mal in meinem Leben war ich bereit, meine alten festgefahrenen Glaubensmuster und etablierten Gewohnheiten loszulassen, um wieder gesund zu werden. Zum ersten Mal in meinem Leben traute ich mich, nicht nur eine bestimmte Optik meines Körpers anzustreben, sondern war bereit, alles dafür zu tun, um gesund zu werden.

Genau diese Bereitschaft hatte es gebraucht, um mich von meinen festgefahrenen Mustern nach und nach zu lösen. Ich hatte nie gelernt, mit meinem Körper zusammenzuarbeiten und auf meine Bedürfnisse zu hören. Es fühlte sich so an, als würde ich eine neue Sprache erlernen. Vokabel für Vokabel und Körpersignal für Körpersignal begann ich, meinen Körper kennenzulernen und zu verstehen, was ihm guttat und was nicht. Es war eine herausfordernde, aber gleichzeitig auch unglaublich interessante Zeit für mich. Ich nahm plötzlich Dinge wahr, die vorher in meinem Leben nicht existent waren. Es fühlte sich an, als würde ich eine Verbindung aufbauen, von der ich vorher gar nicht wusste, dass es sie gab. Nachdem ich jahrelang meinen Körper misshandelt und gequält hatte, empfand ich plötzlich Mitgefühl für mich und meinen Körper. Ich hatte meine Gesundheit nie geschätzt und gewürdigt. Doch jetzt veränderte sich mein Gefühl.

Natürlich waren die körperlichen Veränderungen auf der psychischen Ebene nicht einfach für mich, aber ich durfte mich in dieser Zeit immer wieder daran erinnern, wieso ich das tat. Der Wunsch und Wille, gesund zu werden, waren größer. Stück für Stück konnte ich meinen Körper besser verstehen und es schien mir immer abwegiger, mein ganzes Leben lang nach festen und strikten Ernährungsplänen zu leben, anstatt meinem Körper zuzuhören. Ich merkte immer deutlicher, dass es meinem Körper nicht gut ging, wenn ich Dinge aß, die ihm nicht guttaten oder wenn er zu wenig Nährstoffe und lebensnotwendige Bausteine bekam. Daraufhin reagierte er mit Magenzwicken und Bauchschmerzen oder ich fühlte mich einfach nur platt und gerädert.

Ich bekam Schritt für Schritt ein besseres Gefühl dafür, wie die ideale Ernährung FÜR MICH aussah, und verstand, dass niemand anders mir das vorschreiben oder vorgeben konnte. Es fing an mir Spaß zu machen, mich weiterzubilden. Ich wollte verstehen, wie mein Körper und meine Stoffwechselprozesse funktionierten. Und es war unheimlich befriedigend zu beobachten, wie allmählich meine Vitalität und Energie stiegen.

Ich vertraute darauf, dass mein Körper ganz natürlich das Gewicht halten wird, das für ihn am besten geeignet war. Ich wusste, dass ich mir absolut keine Gedanken mehr um Kalorien machen musste, wenn ich erstmal seine Sprache verstand. Die körperlichen Signale waren für mich am Anfang noch schwierig zu verstehen und zu lesen, denn ich hatte dies nie gelernt. Ich hatte gedacht, die Körpersignale wie Hunger, Durst und Sättigung zu kennen. Doch mir wurde mit dem Heilungsprozess klar, dass ich die ganze Zeit falsch gelegen und falsche Vorstellung von meinen eigenen körperlichen Signalen gehabt hatte. Kein Wunder, dass ich abhängig war von Plänen und Vorschriften anderer.

Die Veränderung und mein neues Wissen über mich selbst fühlten sich wie eine Befreiung an, die mir meine Selbstermächtigung zurückbrachte.

Seelische Heilung

Auch meine Seele durfte heilen. Ich erkannte, dass ich mich an einem Punkt befand, an dem ich seit Längerem versuchte, mein Gefühl von Selbsthass zu unterdrücken. Ich verstand, dass hinter meinen Schutzprogrammen ein Thema stand, das ausheilen durfte, und dass es die ganze Zeit gar nicht darum ging, nur dieses negative Gefühl nicht fühlen zu müssen.
Es hatte meine komplette Bereitschaft gebraucht, etwas verändern zu wollen. Dafür musste ich vieles loslassen, um anschließend neu aufbauen zu können.
Nachdem ich mein Leben und all meine Lebensbereiche hinterfragte, war ich bereit, mich dafür zu öffnen und herauszufinden, was hinter meinen vermeintlichen Problemen lag. Ich kam zu dem Entschluss, dass ich nicht weiter vor meinen Gefühlen fliehen wollte, die mir so eine Angst machten. Ich wusste intuitiv, dass ich mich ganz tief in die Gefühle hineinbegeben musste, um sie ausheilen zu lassen.

Angst vor Gefühlen und alten Verletzungen

Emotionale Arbeit ist unglaublich spannend, wenn wir uns einmal in sie hineinbegeben. Ich schreibe extra „hinein" begeben, weil es sich auch genauso anfühlt und die praktische Umsetzung so aussieht.
Wir bauen in unserem Leben viele Schutzstrategien auf, nur um vor unserer vermeintlichen Schwäche zu fliehen – unseren tiefen Ängsten und Verletzungen. Wir haben eine so große Angst vor diesen Gefühlen und denken bewusst oder unter-

bewusst, dass sie uns den Boden unter den Füßen wegreißen werden, wenn wir sie rauslassen bzw. zulassen. Wir denken, dass sie uns wie ein zähnefletschender Hund zerreißen, wenn wir erstmal die Tür aufmachen und sie sich ihren Weg nach draußen bahnen. Manchmal hämmern wir aus diesem Grund diese Tür zu und verriegeln sie mit tausend Nägeln. Oft auch auf der unterbewussten Ebene und ohne dass wir uns darüber im Klaren sind, dass sich unsere Gefühle tief in unserem Keller verschlossen befinden.

Egal ob wir diese Tür bewusst oder unterbewusst geschlossen halten, wir benötigen sehr viel Energie und Kraft, um sie verschlossen zu halten. Diese Energie fehlt uns dann in vielen anderen Lebensbereichen in unserem Tagesbewusstsein bzw. Alltag. Doch wir akzeptieren das einfach und tolerieren viele Bereiche, auch wenn sie uns weder erfüllen noch zufriedenstellen. Denn dafür fehlt uns schlichtweg die Kraft.

Wir halten jedoch hinter dieser Tür nicht nur die Gefühle fest, die uns Angst machen, sondern auch die Gefühle der Überschwänglichkeit, des tiefen Glücks und der Erfüllung. Denn die negativen Gefühle vergiften alles um sich herum, nicht aber weil sie so gefährlich oder gar tödlich sind, sondern weil sie einfach nur raus wollen. Sie toben und wüten so lange in unserem Keller herum, bis wir die Tür öffnen und sie endlich rauslassen. Sie wollen uns weder zerstören noch zerreißen. Sie wollen nach draußen gelassen werden, um sich ihren Weg in die Freiheit zu bahnen.

Wenn du dich dazu entscheidest, die tausenden Nägel zu lösen und die Tür zu öffnen, dann wirst du erkennen, dass weder et-

was passiert noch dich jemand zerreißt. Vielleicht werden diese Gefühle wie Hunde am Anfang deine Aufmerksamkeit benötigen, weil sie wild und ungebändigt sind, da sie sich viele Jahre nach Liebe und Aufmerksamkeit sehnten. Und vielleicht wird es anfangs deine volle Energie brauchen, aber sie werden dir niemals etwas tun oder dich gar töten. Du bist so viel stärker als sie und deshalb wollen sie auch nicht mit dir kämpfen. Sie wollen nur gehört, rausgelassen werden und da sein dürfen.

Wenn wir mit der emotionalen Arbeit beginnen, ist es oft so, dass wir uns am Anfang überfordert fühlen. Denn wir sehen vor lauter Bäumen plötzlich den Wald nicht mehr. Doch das Spannende dabei ist, je tiefer wir uns in die Arbeit und in die Gefühle hineinbegeben, umso klarer werden wir und umso mehr nimmt der Schmerz mit der Zeit ab. Falls du also Angst haben solltest, dich und deine Emotionen zu ergründen, dann versuche darauf zu vertrauen, dass nichts passieren wird. Und je tiefer du dich in die Gefühle hineinbegibst, umso mehr beginnen sie sich zu lösen.

Je tiefer ich mich in meine Gefühle hineinbegab, umso klarer wurde ich und umso eindeutiger wurde alles. Bis dahin hatte ich viele Situationen akzeptiert, weil ich Angst davor hatte, die Kontrolle zu verlieren, und damit dieser Ohnmachtssituation ausgesetzt war. Ich redete mir ein, dass der Schmerz mein Zuhause war und dass ich den Halt verlieren würde, wenn ich dieses Zuhause verlassen würde.

Auch hier war das Wichtigste in diesem Prozess die Bereitschaft, unbedingt heilen zu wollen. Allein aus dieser Motivation heraus

ging ich über meine Ängste hinaus und versuchte, die Dinge loszulassen, die mich belasteten.
Ich hatte verstanden, dass nicht meine Essstörung das Problem war, und deswegen machte es auch keinen Sinn, nur hier etwas zu verändern. Ich war bereit zu erfahren, was hinter all dem stand. Ich wollte herausfinden, wieso ich all die Jahre dachte, etwas sein zu müssen oder etwas zu brauchen.
Wenn ich eine Sache in dem Prozess wirklich verinnerlicht habe, dann ist es diese: Jede Emotion ist unfassbar wertvoll. Jede Emotion hat ihre Daseinsberechtigung und möchte ausgelebt und gefühlt werden. Denn nur über diesen Prozess können die Emotionen ausheilen, die verdrängt wurden. Indem wir in die Beobachterperspektive gehen und lernen, uns emotional zu begleiten, werden wir ihnen auch nicht mehr schutzlos ausgeliefert sein und kommen wieder zurück in unsere Selbstermächtigung.
Um das zu verbildlichen, möchte ich eine Metapher benutzen:
Stell dir vor, du befindest dich inmitten einer starken Strömung eines Flusses. Solange du dich im Fluss befindest, wirst du keine Möglichkeit haben, selbst zu entscheiden, wohin du getrieben wirst. Denn die Strömung wird dich einfach mitreißen. Und wenn du dich schon sehr lange in diesem Fluss befindest, dann kann es sein, dass du das für den normalen Zustand hältst. Dabei hast du lediglich verlernt, was es bedeutet, wenn du selbst bestimmst, in welche Richtung du schwimmen möchtest. Diese Selbstbestimmtheit wird aber nicht von einem Kampf dominiert, indem du gegen den Fluss ankämpfst, sondern von einer gewissen Sanftheit. Diese Sanftheit steht auf dem Fundament deiner echten Bedürfnisse. Und wenn du wieder lernst, auf sie zu hören,

dann folgst du wieder deinen echten Gefühlen anstatt deinen Ängsten und deinen nicht aufgearbeiteten alten Verletzungen. Um wieder zurück zu deinen echten Bedürfnissen und Gefühlen zu kommen, ist es nötig, dass du aus dem Fluss herauskrabbelst und die Strömung beobachtest. Denn solange du dich im Fluss befindest, wirst du sie nicht sehen können und der Fluss wird dich dahin reißen, wohin er möchte.

Wenn du jetzt den Fluss und die Strömung auf deine Gefühle überträgst, die dich tagtäglich mitreißen, dann wirst du verstehen, wieso du dich oft so fremdgesteuert und machtlos in deinem Alltag fühlst. Denn du befindest dich tagtäglich mitten in diesem Fluss von Gefühlen, hast keine Distanz zu deinen alten Verletzungen und den heutigen, daraus resultierenden Gefühlen aufgebaut.

Wenn du beginnst, all das zu hinterfragen, zu untersuchen und zu beobachten, dann befindest du dich schon mal am Rand des Flusses, wo dich die Strömung zumindest nicht mehr mitreißen kann. Je mehr du nun in die Beobachterperspektive gehst und Distanz zu deinen alten Mustern aufbaust, umso ruhiger und friedlicher wird es in dir. Und je ruhiger und friedlicher du in dir wirst, umso weniger Kompensationen brauchst du noch im Außen, die dich runterholen und besänftigen.

Oft ist es schwer für uns zu begreifen, dass wir nur in unserem Inneren glücklich werden können. Aber genauso ist es! Und genauso sieht unser Weg zurück zu echter Verbundenheit mit uns selbst aus.

Die meisten von uns kämpfen ihr ganzes Leben gegen sich selbst. Und deshalb spüren sie tief in sich diese Sehnsucht nach Nähe und Verbundenheit. Der einzige Weg, dieses Gefühl und dieses Glück zu erfahren und dahin wieder zurückzukommen, liegt darin, diesen Weg mit sich selbst zu beschreiten.

Ursprungsarbeit statt Symptombehandlung

Die Lösung liegt darin, mit dem Ursprung der Verletzung zu arbeiten, anstatt zu versuchen, gegen die Symptome anzukämpfen. Nur wenn wir unser Fundament des Selbsthasses bearbeiten, können wir auch wirklich heilen und ein neues Fundament erschaffen.

Je mehr ich mich damit beschäftigte und anschaute, was ich alles auf meinem Fundament des Selbsthasses aufgebaut hatte, umso klarer wurde mir, wie instabil das Haus meines Lebens bisher war. Und je mehr ich die wackligen und brüchigen Dinge bearbeitete, indem ich meine alten Gewohnheiten und Glaubenssätze nach und nach losließ, umso mehr fand ich zu mir selbst. Durch diese neue Perspektive konnte ich ein stabiles Haus mit einem gesunden Fundament aufbauen, das auf echter Akzeptanz und echtem Selbstwertgefühl beruhte.

Meine Essstörung sehe ich heute als einen Wegweiser zu mir selbst. Denn dieser Weg zeigte mir auf, dass ich gegen mich selbst kämpfte. Im Laufe meines Heilungsprozesses konnte ich die Zusammenhänge der verschiedenen Lebensbereiche erkennen und verstehen. Dadurch konnte ich endlich den Kampf in jedem einzelnen Bereich und gegen mich selbst beenden und ein neues Leben beginnen, das sich heute leicht anfühlt. Ein Leben, in dem

- Nähe
- echte Beziehungen (vor allem zu mir selbst)
- bedingungslose Liebe
- Selbstvertrauen
- emotionale Selbstbegleitung
- Hingabe
- Selbstfürsorge
- Annahme

Selbstliebe/Selbstwert

Mein neues Haus basierte auf dem Fundament von echter Akzeptanz und Selbstliebe.

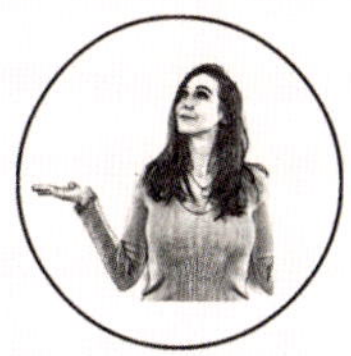

ich mir selbst vertrauen kann, mich selbst und meinen Körper fühle, meinen Wert kenne und auf meine Bedürfnisse höre. Ein Leben, in dem ich tiefe und echte Beziehungen zu anderen führen kann und an den Herausforderungen wachse, anstatt im Selbstmitleid zu versinken.

Heute bin ich so viel stärker als jemals zuvor, aber nicht, weil ich kämpfe, sondern weil ich den Kampf losgelassen habe. Und weil ich gelernt habe, mich dem Leben hinzugeben, zu vertrauen und meinen Gefühlen Raum zu geben. Ich weiß heute, dass jede Situation und jeder Mensch zu unserem größten Lehrer werden kann, wenn wir hineinfragen, was uns das Leben damit sagen möchte.

Für diese Lernaufgabe bin ich dem Leben so unglaublich dankbar!

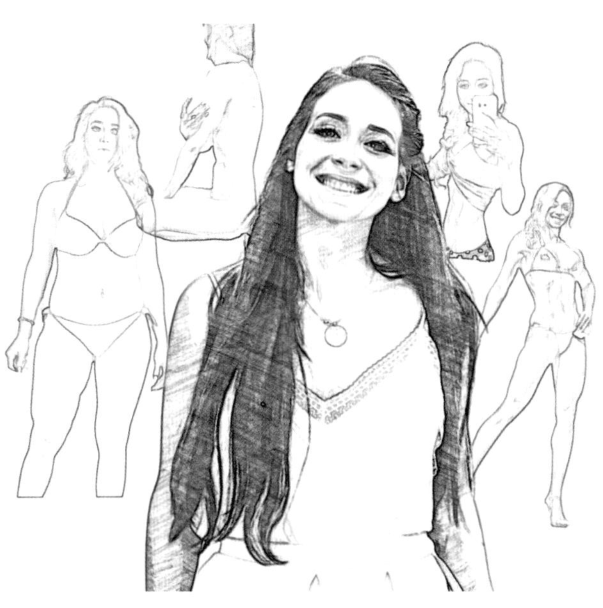

Nachwort

Meine letzten Zeilen möchte ich gerne speziell an DICH richten. Ich weiß nicht, warum du dieses Buch gerade in deinen Händen hältst, aber ich gehe in den folgenden Zeilen von der Annahme aus, dass auch du dich an einem der vielen Punkte befindest, über die ich aus meinem Leben erzählt habe. Vielleicht liest du dieses Buch aber auch, weil du dir Sorgen um einen Menschen machst, der dir nahesteht. Egal auf welche Weise dich dieses Buch gerade berührt, ich möchte dir noch ein paar Worte mit auf den Weg geben, die mir am Herzen liegen und wichtig sind.

Wahrscheinlich hast du gehört, dass eine Essstörung eine Krankheit ist, die niemals vollständig geheilt werden kann. Ich möchte mich gerne als lebenden Beweis nehmen, dass dem nicht so sein muss. Vielleicht bist du bisher nur noch nicht den richtigen Weg gegangen.

Ja, ich unterschreibe diese Aussage, solange wir ausschließlich gegen das Symptom kämpfen – aber wenn wir stattdessen die Ursache ausheilen lassen, behaupte ich das Gegenteil und bin der lebende Beweis dafür, ebenso tausende von Frauen, mit denen ich in den letzten Jahren zusammenarbeiten und sie aus dem Kreislauf herausbegleiten durfte.

Ich hatte die Ehre, dir meine Geschichte zu erzählen und dir dabei aufzeigen zu dürfen, wie sich 13 Jahre lang mein Leben auf einem Kampf aufbaute, in denen sich alles darum drehte, wie ich meinen Körper perfektioniere, wie viele Kalorien gewisse Lebensmittel haben und wie ich den Kontrollverlust von Essattacken wieder ausgleichen kann. Ich habe mich 13 Jahre lang niemals komplett angekommen gefühlt und war getrieben von dem ständigen Wunsch, endlich den Punkt zu erreichen, an dem ich zufrieden war. Ich habe mich rastlos gefühlt und dachte oft, niemals Frieden finden zu können. Wenn man über so viele Jahre probiert, Zufriedenheit zu erlangen, aber diesen Punkt niemals erreicht, verliert man irgendwann die Zuversicht und Hoffnung.

Deswegen fühle ich dich von ganzem Herzen, wenn du gerade so empfinden solltest, aber möchte dich gleichermaßen dazu ermutigen, den Funken Hoffnung, den du noch in dir trägst, wieder aufblühen zu lassen. Ich möchte dich liebevoll dazu aufrufen, alles, was du bisher probiert hast, loszulassen und einen neuen Weg einzuschlagen. Erst wenn wir einen neuen Weg gehen, kann sich auf dem neuen Weg auch ein neues Ziel befinden, und ich

verspreche dir, dass du hier das Ziel findest, nach dem du dich eigentlich die ganze Zeit über sehnst.
Dieser Weg gleicht keinem Kampf mehr, sondern einer inneren Reise, auf der du dir auf einer Weise begegnen wirst, wie du es vermutlich noch nie getan hast.
Sobald du beginnst, den Kampf loszulassen, und aufhörst zu denken, dass du erst glücklich wirst, wenn du den Wunschkörper erreicht hast, oder dass du erst einmal dein Essverhalten wieder klären musst – und stattdessen beginnst, über den Tellerrand zu blicken, kann sich echter Frieden einstellen. Sobald du beginnst, die Waffen, die du gegen dich selbst gerichtet hast, niederzulegen, und dich stattdessen in den Arm nimmst, kann sich tiefgreifend etwas verändern.
Erst wenn du beginnst hinzuhören, wieso und wie sich das Thema aufgebaut hat, und anfängst, die Informationen zu lesen, die sich hinter deinem Kampf befinden, hörst du auf, gegen etwas zu kämpfen, das nicht zu besiegen ist, und kannst es stattdessen ausheilen lassen.
Auch wenn es sich vielleicht für dich gerade noch komisch anhört und schwierig zu greifen ist, bin ich heute unendlich dankbar, dass ich eine Essstörung aufgebaut habe, weil ich sonst wahrscheinlich nie die Chance gehabt hätte, wirklich meine alten Themen ausheilen zu lassen, um echte Zufriedenheit zu erfahren. Die Essstörung ist für mich zu einem Geschenk geworden, das ich auspacken durfte und durch das ich mich selbst finden konnte.
Wenn du anfängst, den Kampf gegen dich selbst so zu betrachten, ist das deine Basis, um echten Frieden zu finden. Hierbei

spielt es keine Rolle, wie sich der Kampf ausdrückt, er kann sich auch in einer ewigen Unzufriedenheit ausdrücken.
Das einzig Wichtige ist, dass du anfängst, deine Augen für den Hilfeschrei deiner Seele zu öffnen. Ich wünsche dir unendlich viel Kraft und auch Freude dabei, denn diese Erfahrung kann die Reise deines Lebens werden.

In Liebe
Jackie

WAS MACHEN WIR HEUTE?

Heute ist es nicht nur mein Job, sondern auch meine leidenschaftliche Berufung, andere Frauen auf ihrem Weg zu begleiten, den Kampf gegen sich selbst zu beenden.
Ich habe heute ein wundervolles Team aus Psychologinnen, Ärztinnen, Coaches, Ernährungsberaterinnen und vor allem ehemaligen Betroffenen an meiner Seite, die mich täglich bei dieser wundervollen und ehrenwerten Arbeit unterstützen. Das Besondere an uns ist, dass jede Einzelne den Heilungsweg bereits selbst gegangen ist und aus ihren Erfahrungen, gepaart mit viel Expertise, helfen und unterstützen kann.
Aus diesem Grund durften wir allein in den letzten Jahren Tausenden von Frauen aus dem Kreislauf der Diäten, des Selbsthasses und des emotionalen Essens herausbegleiten, und es gibt kaum etwas, das uns mehr am Herzen liegt, als folgende Message zu verbreiten:

Jeder kann den Weg zu einem liebevollen Leben finden und den Kampf gegen sich selbst beenden!
Um dir Hoffnung und Mut zu schenken, möchte ich dir noch einige Rezensionen zeigen:

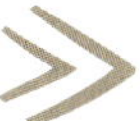

Ich hätte nie gedacht, dass ich meine Essstörung und den extremen Bewegungsdrang loswerden kann. Es ist zwar erst der Anfang einer noch tieferen Reise zu mir, aber selbst in diesen 12 Wochen hat sich mein Leben komplett geändert. Ich habe Menschen in mein Leben gezogen, die meine Ziele und Träume teilen und eine wundervolle Beziehung aufgebaut. — *Anna*

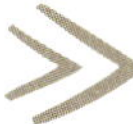

Ich kann mich jetzt selbst halten, ich kann mit meinen Emotionen liebevoll umgehen, und aktiv meine Gefühlslage beeinflussen. Das ist ein so unfassbar großes Geschenk. Ich habe zudem gelernt, in Verbundenheit mit anderen Frauen zu stehen, nicht im Kampf, sondern hin zu einem liebevollen, tragenden Miteinander. Ganz ehrlich: Sowas habe ich mir schon immer gewünscht! — *Brit*

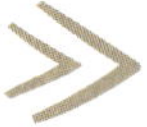

Ich werde nie in Worte fassen können, wie unglaublich dankbar ich dir und deinem Team bin! Du bist ein einzigartiges Geschenk auf dieser Welt und gibst so vielen Frauen das wahre Leben wieder zurück. Was du bewirkst, ist unvorstellbar und einfach magisch. — *Nicole*

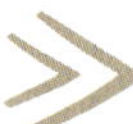

Die letzten zehn Jahre habe ich mich von Therapie zu Therapie geschleift, doch es ging mir immer schlechter und schlechter. Ich habe mich nicht verstanden und die Welt um mich herum schon gar nicht. Ich habe gelebt wie ein Schatten meiner selbst, eingesperrt in einem goldenen Käfig. Immer und immer wieder habe ich mir die Frage gestellt, warum ich weiterleben soll und für wen ich das eigentlich mache … Heute habe ich die Antwort bekommen: Ich habe für MICH nicht aufgegeben und gekämpft, weil ich erkennen darf, dass ich eine liebenswerte junge Frau bin, die so gern auf der Welt ist und es von Herzen liebt, Liebe zu schenken. Ich habe plötzlich Energie und Kraft, kann mich spüren und Gefühle wahrnehmen. Ich fühle mich so befreit und lebendig. Ich bin dir so unendlich dankbar, ich kann es nicht in Worte fassen. — *Tanja*

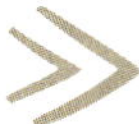

Ich bin 52 – aber so wie im Moment habe ich mich ewig nicht gefühlt. Es hat sich jetzt schon so vieles verändert. Es sah in mir sehr dunkel aus, aber durch Soulfood sehe ich wieder das Licht. Ihr macht das alles mit so viel Liebe, man merkt so sehr, dass es von Herzen kommt. Danke, dass es euch gibt! — *Sabine*

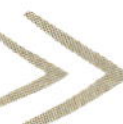

Danke, dass du den Weg der Heilung gegangen bist und ihn auch noch mit uns geteilt hast. Danke, dass du für so viele Frauen auf dieser Welt jeden Tag da bist, so unglaublich viel mit uns teilst und es ermöglichst, dass auch wir mit der Unterstützung von dir und deinem Team den Weg der Heilung gehen dürfen! — *Vanessa*

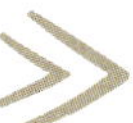

Ich bin der dankbarste Mensch und fühle mich wie ein Schmetterling, der nach jahrelangem Kampf endlich aus seinem Käfig aus Kontrolle und Zwang ausbrechen konnte und jetzt mit Leichtigkeit durchs Leben ‚fliegen' kann. — *Anna*

Du siehst also, es IST möglich, tiefen Frieden zu finden. Auch für DICH. Es ist an der Zeit, den Kampf endlich zu beenden und dich den wahren Gründen und Ursachen zu öffnen.

Wie genau deine nächsten Schritte auf DEINEM Heilungsweg aussehen könnten, sowie weitere Teilnehmerstimmen, möchte ich dir auf folgender Seite zeigen:

https://go.jackie-freitag.de/buch/

Ich danke Dir von Herzen für deine Zeit und dein Vertrauen und schicke Dir für deinen weiteren Weg alle Kraft und Liebe der Welt.

Deine Jackie